神经内科临床诊疗实践

SHENJINGNEIKE LINCHUANG ZHENLIAO SHIJIAN

主编 胡凡 周慧杰 李阳 张洁 石磊

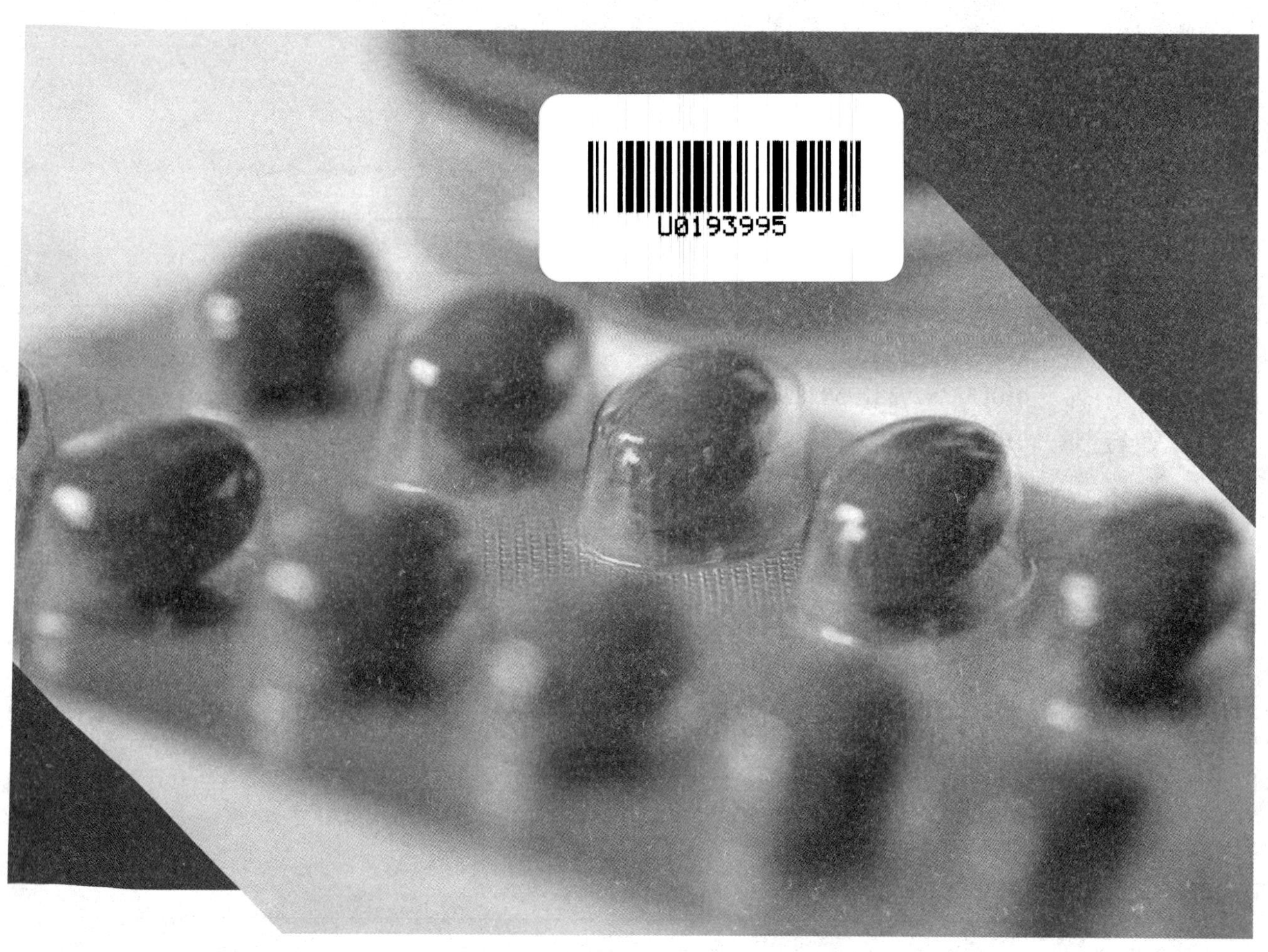

科学技术文献出版社
SCIENTIFIC AND TECHNICAL DOCUMENTATION PRESS
·北 京·

图书在版编目（CIP）数据

神经内科临床诊疗实践 / 胡凡等主编. — 北京：科学技术文献出版社, 2018.5
ISBN 978-7-5189-4420-0

Ⅰ. ①神… Ⅱ. ①胡… Ⅲ. ①神经系统疾病—诊疗 Ⅳ. ①R741

中国版本图书馆CIP数据核字(2018)第098988号

神经内科临床诊疗实践

策划编辑：曹沧晔　　责任编辑：曹沧晔　　责任校对：赵　瑗　　责任出版：张志平

出 版 者　科学技术文献出版社
地　　址　北京市复兴路15号　邮编 100038
编 务 部　(010) 58882938，58882087（传真）
发 行 部　(010) 58882868，58882874（传真）
邮 购 部　(010) 58882873
官方网址　www.stdp.com.cn
发 行 者　科学技术文献出版社发行　全国各地新华书店经销
印 刷 者　济南大地图文快印有限公司
版　　次　2018年5月第1版　2018年5月第1次印刷
开　　本　880 × 1230　1/16
字　　数　337千
印　　张　11
书　　号　ISBN 978-7-5189-4420-0
定　　价　148.00元

前言

神经系统是统率全身各系统器官的重要部分，对人们的生命和社会活动有重要的影响，近年来由于神经科学及临床神经科学的迅速发展，新的诊疗技术不断涌现，大大促进了神经内科学的发展，许多神经系统疾病治疗已经有了很大改善，各种疾病的治疗也更加规范化，对于临床医生不仅需要现代化的辅助诊断检测技术，还学要全面掌握神经内科基础知识和临床技能，本书正是在此背景下编写的。

本书重点讲述了神经内科常见疾病的诊断方法、神经内科常见疾病（脑血管病、中枢神经系统感染、中枢神经系统脱髓鞘疾病、脊髓疾病、运动障碍疾病、周围神经疾病）的诊疗。在编写过程中，作者们付出了大量的辛勤劳动，总结了近年来神经内科疾病的新进展、新技术，并融入了自己的临床经验和独特见解，从实际出发以满足广大医务工作者的要求，具有重要的学习参考价值。

由于编写的时间仓促加上编者自身水平有限，书中难免会有一些不尽人意的地方，请广大读者不吝赐教和批评指正。

编　者

2018 年 4 月

目 录

第一章

神经内科常见病的诊断方法

第一节　采集病史

一、意义和要求

（一）意义

诊断疾病的基础是准确而完整的采集病史。起病情况、首发症状、病程经过和目前患者的临床状况等全面、完整的病情资料配合神经系统检查，基本上能初步判定病变性质和部位。进一步结合相关的辅助检查，运用学习的神经内科学知识能做出正确的诊断，并制订出有效的治疗方案。

（二）要求

遵循实事求是的原则，不能主观臆断，妄自揣度。要耐心和蔼，避免暗示，注重启发。医生善于描述某些症状，分析其真正含义，如疼痛是否有麻木等，患者如有精神症状、意识障碍等不能叙述病史，需知情者客观地提供详尽的病史。

二、现病史及重点询问内容

现病史是病史中最重要的部分，是对疾病进行临床分析和诊断的最重要途径。

（一）现病史

1. 发病情况　如发病时间、起病急缓、病前明显致病因素和诱发因素。

2. 疾病过程　即疾病进展和演变情况，如各种症状自出现到加重、恶化、复发或缓解甚至消失的经过。症状加重或缓解的原因，症状出现的时间顺序、方式、性质，既往的诊治经过及疗效。

3. 起病急缓　为病因诊断提供基本的信息，是定性诊断的重要线索，如急骤起病常提示血液循环障碍、急性中毒、急性炎症和外伤等；缓慢起病多为慢性炎症变性、肿瘤和发育异常性疾病等。

4. 疾病首发症状　常提示病变的主要部位，为定位诊断提供了依据。

5. 疾病进展和演变情况　提供正确治疗依据和判断预后。

（二）重点加以询问

1. 头痛　头痛是指额部、顶部、颞部和枕部的疼痛，询问病史应注意。

（1）部位：全头痛或局部头痛。

（2）性质：如胀痛、隐痛、刺痛、跳痛、紧箍痛和割裂痛等。

（3）规律：发作性或持续性。

（4）持续时间及发作频率。

（5）发作诱因及缓解因素：与季节、气候、头位、体位、情绪、饮食、睡眠、疲劳及脑脊液压力暂时性增高（咳嗽、喷嚏、用力、排便、屏气）等的关系。

（6）有无先兆：恶心、呕吐等。

（7）有无伴发症状：如头晕、恶心、呕吐、面色潮红、苍白、视物不清、闪光、复视、畏光、耳鸣、失语、嗜睡、瘫痪、晕厥和昏迷等。

2. 疼痛　问询与头痛类似内容，注意疼痛与神经系统定位的关系，如放射性疼痛（如根痛）、局部性疼痛，或扩散性疼痛（如牵涉痛）等。

3. 抽搐　问询患者的全部病程或询问了解抽搐发作全过程的目睹发作者。

（1）先兆或首发症状：发作前是否有如感觉异常、躯体麻木、视物模糊、闪光幻觉、耳鸣和怪味等，目击者是否确证患者有失神、瞪视、无意识言语或动作等。

（2）发作过程：局部性或全身性，阵挛性、强直性或不规则性，意识有无丧失、舌咬伤、口吐白沫及尿失禁等。

（3）发作后症状：有无睡眠、头痛、情感变化、精神异常、全身酸痛和肢体瘫痪等，发作经过能否回忆。

（4）病程经过：如发病年龄，有无颅脑损伤、脑炎、脑膜炎、高热惊厥和寄生虫等病史；发作频率如何，发作前有无明显诱因，与饮食、情绪、疲劳、睡眠和月经等的关系；既往治疗经过及疗效等。

4. 瘫痪　如下所述。

（1）发生的急缓。

（2）瘫痪部位（单瘫、偏瘫、截瘫、四肢瘫或某些肌群）。

（3）性质（痉挛性或弛缓性）。

（4）进展情况（是否进展、速度及过程）。

（5）伴发症状（发热、疼痛、失语、感觉障碍、肌萎缩、抽搐或不自主运动）等。

5. 感觉障碍　如下所述。

（1）性质：痛觉、温度觉、触觉或深感觉缺失，完全性或分离性感觉缺失，感觉过敏，感觉过度等。

（2）范围：末梢性、后根性、脊髓横贯性、脊髓半离断性。

（3）发作过程。

（4）感觉异常：麻木、痒感、沉重感、针刺感、冷或热感、蚁走感、肿胀感、电击感和束带感等，其范围具有定位诊断价值。

6. 视力障碍　如下所述。

（1）视力减退程度或失明。

（2）视物不清是否有视野缺损、复视或眼球震颤；应询问复视的方向、实像与虚像的位置关系和距离。

7. 语言障碍　如发音障碍，言语表达、听理解、阅读和书写能力降低或丧失等。

8. 睡眠障碍　如嗜睡、失眠（入睡困难、早醒、睡眠不实）和梦游等。

9. 脑神经障碍　如口眼歪斜、耳鸣、耳聋、眼震、眩晕、饮水呛咳、构音障碍等。

10. 精神障碍　如焦虑、抑郁、惊恐、紧张等神经症，偏执及其他精神异常等。

三、既往史

指患者既往的健康状况和曾患过的疾病、外伤、手术、预防接种及过敏史等，神经系统疾病着重询问如下内容。

（一）感染

是否患过流行病、地方病或传染病，如脑膜炎、脑脓肿、脑炎、寄生虫病和上呼吸道感染、麻疹、腮腺炎或水痘等。

（二）外伤及手术

头部或脊柱有无外伤、手术史，有无骨折、抽搐、昏迷或瘫痪、有无后遗症状等。

（三）过敏及中毒

有无食物、药物过敏及中毒史，金属或化学毒物如汞、苯、砷、锰、有机磷等接触和中毒史，有无放射性物质、工业粉尘接触和中毒史。

（四）内科疾病

有无高血压、糖尿病、动脉硬化、血液病、癌症、心脏病、心肌梗死、心律不齐、大动脉炎和周围血管栓塞等病史。

四、个人史

详细了解患者的社会经历、职业及工作性质，个人的生长发育、母亲妊娠时健康状况，生活习惯与嗜好（烟酒嗜好及用量，毒麻药的滥用情况等）、婚姻史及治疗史，饮食、睡眠的规律和质量，右利、左利或双利手等；妇女需询问月经史和生育史。

五、家族史

询问家族成员中有无患同样疾病，如进行性肌营养不良症、癫痫、橄榄核脑桥小脑萎缩、遗传性共济失调症、周期性瘫痪、肿瘤、偏头痛等。

（胡　凡）

第二节　神经系统检查

神经系统检查所获得的体征是诊断疾病的重要临床依据。

一、一般检查

检查和评估患者的一般状况如意识、精神状态、脑膜刺激征、头部、颈部、躯干和四肢等。

（一）意识状态

通常将意识障碍的清醒程度分为 5 级。

1. 嗜睡　如下所述。

（1）意识障碍：早期表现，较轻。

（2）临床特征：精神萎靡，表情淡漠，动作减少，持续地处于睡眠状态；能被大声唤醒、能正确回答简单问题及配合身体检查，但刺激停止后又进入睡眠。

2. 昏睡　如下所述。

（1）意识障碍：较嗜睡严重。

（2）临床特征：需较强烈疼痛刺激或高声喊叫方能唤醒，醒后表情茫然，虽能简单含混地回答问话，但不能配合身体检查，刺激一旦停止，旋即进入熟睡。

3. 浅昏迷　如下所述。

（1）意识障碍：抑制水平达到皮层，较昏睡严重。

（2）临床特征：患者意识丧失，对强烈疼痛刺激如压眶可有反应，但高声喊叫不能唤醒；无意识的自发动作较少；腹壁反射消失，但角膜反射、光反射、咳嗽反射、吞咽反射、腱反射存在，生命体征无明显改变。

4. 中度昏迷　如下所述。

（1）意识障碍：抑制达到皮层下，较浅昏迷严重。

（2）临床特征：对强烈疼痛刺激无反应，四肢完全瘫痪，病理反射阳性，腱反射减弱；角膜反射、光反射、咳嗽反射和吞咽反射减弱，呼吸和循环功能尚稳定。

5. 深昏迷　如下所述。

（1）意识障碍：抑制达到脑干，意识障碍程度最严重。

（2）临床特征：四肢弛缓性瘫痪；腱反射、病理反射均消失；眼球固定，瞳孔散大，角膜反射、光反射、咳嗽反射和吞咽反射均消失；呼吸、循环和体温调节功能障碍。

（二）特殊意识障碍

（1）谵妄状态。

（2）模糊状态。

（三）精神状态

检查认知、意识、情感、行为等方面，如错觉、幻觉、妄想、情感淡漠和情绪不稳等；通过检查理解力、定向力、记忆力、判断力、计算力等，判定是否有智能障碍。

（四）脑膜刺激征

检查颈强、克匿格（Kernig）征、布鲁津斯基（Brudzinski）征等，脑膜刺激征常见于脑膜炎、脑炎、蛛网膜下隙出血、脑水肿及颅内压增高等情况，深昏迷时脑膜刺激征可消失。

检查方法包括以下几种。

1. 屈颈试验　不同程度的颈强表现、被动屈颈受限，应排除颈椎疾病方可确认为脑膜刺激征。

2. 克匿格（Kernig）征　仰卧位，检查者先将大腿与膝关节屈曲成直角，然后检查者由膝关节处试行伸直其小腿，若出现疼痛而伸直受限，大、小腿间夹角 $<135°$，称为 Kernig 征阳性。

颈强 - Kernig 征分离，即颈强阳性而 Kernig 征阴性，见于后颅窝占位性病变如小脑扁桃体疝。

3. 布鲁津斯基（Brudzinski）试验　仰卧位，屈颈时出现双侧髋、膝部屈曲（颈部征）；叩击耻骨联合时双侧下肢屈曲和内收（耻骨联合征）；一侧下肢膝关节屈曲，检查者使该侧下肢向腹部屈曲，对侧下肢亦发生屈曲（下肢征），皆为 Brudzinski 征阳性。

（五）头部

1. 头颅部　如下所述。

（1）视诊：观察头颅大头、小头畸形；外形是否对称，有无尖头、舟状头畸形，有无凹陷、肿块、手术切口、瘢痕等；透光试验对儿童脑积水常有诊断价值。

（2）触诊：头部有无压痛、触痛、隆起、凹陷，婴儿囟门是否饱满，颅缝有无分离等。

（3）叩诊：有无叩击痛，脑积水患儿弹击颅骨可有空瓮音（Macewen 征）。

（4）听诊：颅内血管畸形、血管瘤、大动脉部分阻塞时，在病灶上方闻及血管杂音。

2. 面部　面部有无畸形、面肌萎缩或抽动、色素脱失或沉着，脑 - 面血管瘤病的面部可见血管色素斑痣，结节硬化症的面部可见皮脂腺瘤。

3. 五官　眼部眼睑有无下垂，眼球外凸或内陷，角膜有无溃疡，角膜缘有无黄绿色或棕黄色的色素沉积环（见于肝豆状核变性）等；口部有无唇裂、疱疹等，鼻部畸形、鼻窦区压痛。

（六）颈部

双侧是否对称，有无颈强、疼痛、活动受限、姿态异常（如强迫头位、痉挛性斜颈）等；后颅窝肿瘤、颈椎病变可见强迫头位及颈部活动受限；颈项粗短，后发际低。颈部活动受限可见颅底凹陷症和颈椎融合症；双侧颈动脉搏动是否对称。

（七）躯干和四肢

检查脊柱、骨骼、四肢有无叩痛、压痛、畸形、强直等；肌肉有无萎缩、疼痛、握痛等；肌营养不良见于肌肉萎缩、翼状肩胛及腰椎前凸等；脊髓型共济失调和脊髓空洞症可见脊柱侧凸。

二、脑神经检查

（一）嗅神经（Ⅰ）

1. 有无主观嗅觉障碍　如嗅幻觉等。

2. 检查嗅觉障碍　患者闭目，闭塞一侧鼻孔，用牙膏或香烟等置于受检者的鼻孔，令其说出是何气味。醋酸、乙醇和甲醛等刺激三叉神经末梢，不能用于嗅觉检查；鼻腔如有炎症或阻塞时不做此检查。

3. 嗅觉减退或消失　嗅神经和鼻本身病变时出现。幻嗅见于嗅中枢病变。

（二）视神经（Ⅱ）

主要检查视力、视野和眼底。

1. 视力　分远视力和近视力，分别用国际远视力表或近视力表（读字片）进行检查。视力极其严重减退时，可用电筒检查光感，光感消失则为完全失明。

2. 视野　眼睛正视前方并固定不动时看到的空间范围称为视野。

检查时分别测试双眼，正常人均可看到向内约60°，向外90°～100°，向上50°～60°，向下60°～75°，外下方视野最大。

视野检查法：常用的手动法和较为精确的视野计法。临床上常粗略地用手动法（对向法）加以测试，患者背光于检查者对面而坐，相距60～100cm。测试左眼时，患者以右手遮其右眼，以左眼注视检查者的右眼，检查者以食指或其他试标在两人中间位置分别从上内、下内、上外和下外的周围向中央移动，直至患者看见为止，并与检查者本人的正常视野比较。

3. 眼底检查　无须散瞳，否则将影响瞳孔反射的观察。患者背光而坐，眼球正视前方。正常眼底的视神经乳头呈圆形或椭圆形、边缘清楚、颜色淡红。生理凹陷清晰；动脉色鲜红，静脉色暗红，动静脉管径比例正常为2∶3。注意视乳头的形态、大小、色泽、边缘等，视网膜血管有无动脉硬化、充血、狭窄、出血等，视网膜有无出血、渗出、色素沉着和剥离等。

（三）动眼、滑车和外展神经（Ⅲ、Ⅳ、Ⅵ）

由于共同支配眼球运动，故可同时检查。

1. 外观　上眼睑是否下垂，睑裂是否对称，眼球是否前突或内陷、斜视、同向偏斜，以及有无眼球震颤。

2. 眼球运动　手动检查是最简便的复视检查法，患者头面部不动，眼球随检查者的手指向各个方向移动；检查集合动作，注意眼球运动是否受限及受限的方向和程度，观察是否存在复视和眼球震颤。

3. 瞳孔　注意瞳孔的大小、形状、位置及是否对称，正常人瞳孔呈圆形、边缘整齐、位置居中，直径3～4mm，直径<2mm为瞳孔缩小，>5mm为瞳孔扩大。

4. 瞳孔反射　如下所述。

（1）瞳孔光反射光线刺激瞳孔引起瞳孔收缩。直接光反射是指光线刺激一侧瞳孔引起该侧瞳孔收缩；间接光反射是指光线刺激一侧瞳孔引起该侧瞳孔收缩的同时，对侧瞳孔亦收缩。如受检侧视神经损害，则直接及间接光反射均迟钝或消失。

（2）调节反射：两眼注视远处物体时，突然注视近处物体引起两眼会聚、瞳孔缩小的反射。

（四）三叉神经（Ⅴ）

属于混合神经。

1. 感觉功能　分别采用圆头针（痛觉）、棉签（触觉）及盛有冷热水（温觉）的试管检测面部三叉神经分布区域的皮肤，进行内外侧和左右两侧对比。若面部呈葱皮样分离性感觉障碍为中枢性（节段性）病变：若病变区各种感觉均缺失为周围性感觉障碍。

2. 运动功能　患者用力做咀嚼动作时，检查者以双手压紧颞肌，咬肌，感知其紧张程度，观察是否肌无力、萎缩及是否对称等。然后嘱患者张口，以上下门齿中缝为标准判定其有无偏斜，如一侧翼肌瘫痪时，下颌则偏向病侧。

3. 反射　如下所述。

（1）角膜反射：将棉絮捻成细束，轻触角膜外缘，正常表现为双侧的瞬目动作。直接角膜反射是指受试侧的瞬目动作发生；间接角膜反射为受试对侧发生瞬目动作。

（2）角膜反射径路：角膜－三叉神经眼支－三叉神经感觉主核－双侧面神经核－面神经－眼轮匝肌；如受试侧三叉神经麻痹，则双侧角膜反射消失，健侧受试仍可引起双侧角膜反射。

（3）下颌反射：患者略张口，叩诊锤轻轻叩击放在其下颌中央的检查者的拇指，引起下颌上提现象，脑干的上运动神经元病变时呈增强表现。

（五）面神经（Ⅶ）

属于混合神经，主要支配面部表情肌的运动和舌前2/3的味觉。

1. 运动功能　注意额纹、眼裂、鼻唇沟和口角是否对称及有无瘫痪，嘱患者做皱额、皱眉、瞬目、示齿、鼓腮和吹哨等动作。一侧中枢性面神经瘫痪时引起对侧下半面部表情肌瘫痪；一侧周围性面神经麻痹则引起同侧面部的所有表情肌瘫痪。

2. 味觉检查　以棉签蘸取少量食盐、食糖等溶液，嘱患者伸舌，涂于舌前部的一侧，识别后用手指出事先写在纸上的甜、咸等字之一，其间不能讲话、不能缩舌、不能吞咽。每次试过一种溶液后，需用温水漱口，并分别检查舌的两侧以对照。

（六）位听神经（Ⅷ）

包括蜗神经和前庭神经。

1. 蜗神经　是传导听觉的神经，损害时出现耳鸣和耳聋。使用表声或音叉进行检查，声音由远及近，测量患者单耳时（另侧塞住），辨别能够听到声音的距离。再同另一侧耳相比较，并和检查者比较。如使用电测听计进行检测可获得准确的资料。

传导性耳聋：主要是低频音的气导被损害；感音性耳聋：主要是高频音的气导和骨导均下降；通过音叉测试 Rinne 试验和 Weber 试验鉴别传导性耳聋和感音性耳聋。

（1）Rinne 试验（骨导气导比较试验）：将震动音叉（128Hz）置于患者一侧后乳突上，当骨导（BC）不能听到声音后，将音叉置于该侧耳旁，直至患者的气导（AC）听不到声音为止，再测另一侧；正常时气导约为骨导 2 倍；Rinne 试验阳性即感音性耳聋时，气导长于骨导；Rinne 试验阴性即传导性耳聋时，骨导长于气导。

（2）Weber 试验（双侧骨导比较试验）：放置震动的音叉于患者的颅顶正中，正常时感觉音位于正中。Weber 试验阳性即传导性耳聋时声响偏于病侧；Weber 试验阴性即感音性耳聋时声响偏于健侧。传导性耳聋与感音性耳聋的鉴别见表 1－1。

表 1－1　传导性耳聋与感音性耳聋的音叉试验结果

音叉试验	正常耳	传导性耳聋	感音性耳聋
Rinne	AC > BC	BC > AC	AC > BC（两者均缩短或消失）
Weber	居中	偏患侧	偏健侧

2. 前庭神经　损害时眩晕、眼震、平衡障碍、呕吐等出现。

注意观察有无自发性症状，前庭功能还可通过诱发实验观察诱发的眼震加以判定，常用的诱发实验有。

（1）温度刺激（Baranuy）试验：用热水或冷水灌注外耳道，引起两侧前庭神经核接受冲动的不平衡即产生眼震。测试时患者仰卧，头部抬起 30°，灌注冷水时快相向对侧，热水时眼震的快相向同侧；正常时眼震持续 1.5～2s，前庭受损时该反应减弱或消失。

（2）转椅试验（加速刺激试验）：患者坐在旋转椅上，闭目，头前屈 80°，快速向一侧旋转后突然停止，然后让患者睁眼注视远处。正常时快相与旋转方向一致的眼震，持续大约 30s，＜15s 时提示有前庭功能障碍。

（七）舌咽神经、迷走神经（Ⅸ、Ⅹ）

二者的解剖和功能关系密切，常同时受累，故常同时检查。

1. 运动功能检查　观察说话有无鼻音，或声音嘶哑，或失声，询问有无吞咽困难、饮水发呛等，观察悬雍垂是否居中，双侧腭咽弓是否对称；嘱患者发“啊”音，观察双侧软腭抬举是否一致，悬雍垂是否偏斜等。

一侧麻痹时，病侧腭咽弓低垂，软腭不能上提，悬雍垂偏向健侧；双侧麻痹时，悬雍垂仍居中，但双侧软腭抬举受限甚至完全不能。

2. 感觉功能检查 用压舌板或棉签轻触两侧软腭或咽后壁，观察感觉情况。

3. 味觉检查 舌后1/3味觉由舌咽神经支配，检查方法同面神经味觉。

4. 反射检查 如下所述。

（1）咽反射：张口，用压舌板分别轻触两侧咽后壁，正常时咽部肌肉收缩和舌后缩出现，伴有恶心等反应。

（2）眼心反射：该反射由三叉神经眼支传入，迷走神经心神经支传出，迷走神经功能亢进者此反射加强（脉搏减少12次以上），迷走神经麻痹者此反射减退或缺失，交感神经亢进者脉搏不减慢甚至加快（称倒错反应）。检查方法：检查者使用食指和中指对双侧眼球逐渐施加压力，20～30s，正常人脉搏减少10～12次/min。

（3）颈动脉窦反射：一侧颈总动脉分叉处被检查者以食指和中指按压可使心率减慢，此反射由舌咽神经传入，由迷走神经传出；按压部分患者如颈动脉窦过敏者时引起心率过缓、血压降低、晕厥甚至昏迷，须谨慎行之。

（八）副神经（Ⅺ）

检查方法：检查者加以阻力让患者向两侧分别做转颈动作，比较两侧胸锁乳突肌收缩时的坚实程度和轮廓。斜方肌的功能是将枕部向同侧倾斜，抬肩和旋肩并协助臂部的上抬，双侧收缩时导致头部后仰。检查时在耸肩或头部向一侧后仰时加以阻力。

损害一侧副神经时同侧胸锁乳突肌及斜方肌萎缩、垂肩和斜颈，无力或不能耸肩（病侧）及转颈（向对侧）。

（九）舌下神经（Ⅻ）

观察舌在口腔内的位置及形态，嘱伸舌，有无歪斜、舌肌萎缩和舌肌颤动。

一侧舌下神经麻痹时，伸舌向病侧偏斜；核下性损害时，病侧舌肌萎缩，核性损害见明显的肌束颤动，核上性损害则伸舌向病灶对侧偏斜；双侧舌下神经麻痹时，伸舌受限或不能。

三、运动系统检查

包括肌营养、肌力、肌张力、不自主运动、共济运动、姿势及步态等。

（一）肌营养

观察和比较双侧对称部位的肌肉外形及体积，及时发现肌萎缩及假性肥大。下运动神经元损害及肌肉疾病时发生肌萎缩，进行性肌营养不良症的假肥大型时，腓肠肌和三角肌多见假性肥大即肌肉外观肥大，触之坚硬，力量减弱。

（二）肌张力

1. 肌张力 在肌肉松弛状态下，做被动运动时检查者所遇到的阻力。

静止肌张力指患者静止状态下的肌肉力量。用手握其肌肉观察其紧张程度，肌肉柔软弛缓为肌张力低，肌肉较硬为肌张力高。用叩诊锤轻敲受检肌肉听其声音，声调低沉则肌张力低，声调高而脆则肌张力高。手持患者的肢体做被动屈伸运动并感受其阻力，阻力减低或消失、关节活动范围较大为肌张力降低；阻力增加、关节活动范围缩小则为肌张力增高。

轻微的肌张力改变可用辅助方法如头部下坠试验、肢体下坠试验和下肢摆动试验等。

2. 肌张力减低 见于下运动神经元病变、小脑病变及肌原性病变。

3. 肌张力增高 见于锥体束病变和锥体外系病变。

锥体束病变表现为痉挛性肌张力增高，即上肢屈肌及下肢的伸肌肌张力增高明显，开始做被动运动时阻力较大，然后迅速减小，称折刀样肌张力增高。锥体外系病变表现为强直性肌张力增高，即伸肌和屈肌的肌张力均增高，做被动运动时向各个方向的阻力呈均匀一致，称铅管样肌张力增高（不伴震颤），如伴有震颤则出现规律而断续的停顿，称齿轮样肌张力增高。

（三）肌力

指肢体随意运动时肌肉收缩的力量。

1. 上运动神经元病变及多发性周围神经损害　瘫痪呈肌群性分布，可对肌群进行检查，以关节为中心检查肌群的屈、伸、外展、内收、旋前、旋后等。

2. 周围神经损害和脊髓前角病变　瘫痪呈节段性分布，分别检查单块肌肉。检查者施予阻力，肌肉作相应的收缩运动，患者用力维持某一姿势，检查者用力使其改变，以判断肌力。

3. 肌力分级　神经内科学采用0～5级的6级记录法。

0级：完全瘫痪。

1级：肢体肌肉可收缩，但不能产生动作。

2级：肢体能在床面上移动，但不能抬起，即不能抵抗自身重力。

3级：肢体能离开床面，能抵抗重力。但不能抵抗阻力。

4级：肢体能做抗阻力的动作，但未达到正常。

5级：正常肌力。

4. 检查肌群的肌力　指关节、腕关节、肘关节、膝关节的屈、伸功能；肩关节的内收、外展功能；髋关节的屈、伸、内收、外展功能；趾关节、踝关节的背屈、距屈功能；颈部的后仰、前屈功能；检查躯干的肌肉可嘱患者仰卧位抬头并抵抗检查者的阻力，查其腹肌收缩力；或俯卧位抬头查其脊旁肌收缩力。

5. 主要肌肉的肌力检查　方法见表1－2。

表1－2　主要肌肉的肌力检查方法

肌肉	节段	神经	功能	检查方法
三角肌	$C_{5\sim6}$	腋	上臂外展	上臂水平外展位，检查者将肘部向下压
肱二头肌	$C_{5\sim6}$	肌皮	前臂屈曲、旋后	屈肘并使旋后，检查者加阻力
肱桡肌	$C_{5\sim6}$	桡	前臂屈曲、旋前	前臂旋前，之后屈肘，检查者加阻力
肱三头肌	$C_{7\sim8}$	桡	前臂伸直	肘部作伸直动作，检查者加阻力
腕伸肌	$C_{6\sim8}$	桡	腕背屈、外展、内收	检查者自手背桡侧或尺侧加阻力
腕屈肌	$C_7\sim T_1$	正中、尺	屈腕、外展、内收	检查者自掌部桡侧或尺侧加阻力
指总伸肌	$C_{6\sim8}$	桡	2～5指掌指关节伸直	屈曲末指节和中指节后，检查者在近端指节处加压
拇伸肌	$C_{7\sim8}$	桡	拇指关节伸直	伸拇指，检查者加阻力
拇屈肌	$C_7\sim T_1$	正中、尺	拇指关节屈曲	屈拇指，检查者加阻力
指屈肌	$C_7\sim T_1$	正中、尺	指关节伸直	屈指，检查者于指节处上抬
桡侧腕屈肌	$C_{6\sim7}$	正中	腕骨屈曲和外展	指部松弛，腕部屈曲，检查者在手掌桡侧加压
尺侧腕屈肌	$C_7\sim T_1$	尺	腕骨屈曲和内收	指部松弛，腕部屈曲，检查者在手掌尺侧加压
髂腰肌	$L_{2\sim4}$	腰丛、股	髋关节屈曲	屈髋屈膝，检查者加阻力
股四头肌	$L_{2\sim4}$	股	膝部伸直	伸膝，检查者加阻力
股收肌	$L_{2\sim5}$	闭孔、坐骨	股部内收	仰卧、下肢伸直，两膝并拢，检查者分开之
股展肌	$L_4\sim S_1$	臀上	股部外展并内旋	仰卧，下肢伸直，两膝外展，检查者加阻力
股二头肌	$L_4\sim S_2$	坐骨	膝部屈曲	俯卧，维持膝部屈曲，检查者加阻力
臀大肌	$L_5\sim S_2$	臀下	髋部伸直并外旋	仰卧，膝部屈曲90°，将膝部抬起，检查者加阻力
胫前肌	$L_{4\sim5}$	腓深	足部背屈	足部背屈，检查者加阻力
腓肠肌	$L_5\sim S_2$	胫	足部跖屈	膝部伸直，跖屈足部，检查者加阻力
踇伸肌	$L_4\sim S_1$	腓深	踇趾伸直和足部背屈	踇趾背屈，检查者加阻力
踇屈肌	$L_5\sim S_2$	胫	踇趾跖屈	踇趾跖屈，检查者加阻力

续　表

肌肉	节段	神经	功能	检查方法
趾伸肌	$L_4 \sim S_1$	腓深	足2~5趾背屈	伸直足趾，检查者加阻力
趾屈肌	$L_5 \sim S_2$	胫	足趾跖屈	跖屈足趾，检查者加阻力

6. 常用的轻瘫检查法　如下所述。

（1）上肢平伸试验：患者手心向下，平伸上肢，数分钟后轻瘫侧上肢逐渐下垂而低于健侧，同时轻瘫侧自然旋前，掌心向外，故亦称手旋前试验。

（2）Barre 分指试验：患者两手相对，伸直五指并分开，数秒钟后轻瘫侧手指逐渐并拢和屈曲。

（3）轻偏瘫侧小指征：手心向下，双上肢平举，轻瘫侧小指轻度外展。

（4）Jackson 征：患者仰卧，两腿伸直，轻瘫侧下肢呈外展外旋位。

（5）下肢轻瘫试验：患者仰卧，将两下肢膝、髋关节均屈曲成直角，数秒钟后轻瘫侧下肢逐渐下落。

（四）不自主运动

是否存在不自主的异常动作，如震颤（静止性、姿势性、动作性）、舞蹈样动作、肌束颤动、肌阵挛、颤搐、手足徐动等，注意出现的部位、范围、规律、程度，其与情绪、动作、饮酒、寒冷等的关系，注意询问家族史和遗传史。

（五）共济运动

观察日常活动，如吃饭、取物、书写、穿衣、系扣、讲话、站立及步态等，因瘫痪、不自主动作和肌张力增高也可导致随意动作障碍，故应先予排除然后检查。

1. 指鼻试验　患者上肢伸直，用食指指尖以不同速度和方向反复触及自己的鼻尖，比较睁眼闭眼，比较左右两侧，共济运动障碍时，动作笨拙，越接近目标时，动作越迟缓及/或手指出现动作性震颤（意向性震颤），指鼻不准，常超过目标或未及目标即停止（辨距不良）。感觉性共济失调者睁眼做此试验时正常或仅有轻微障碍，闭眼时则明显异常。

2. 对指试验　患者上肢向前伸直，用食指指尖指向检查者伸出的食指，进行睁眼、闭眼对比，左右两侧对比。正常人睁眼、闭眼相差不超过2~5cm，小脑性共济失调者病侧上肢常向病侧偏斜；感觉性共济失调者睁眼时尚可，闭眼时偏斜较大，但无固定的偏斜方向；前庭性共济失调者两侧上肢均向病侧偏斜。

3. 快复轮替试验　嘱患者反复做快速的重复性动作，如前臂的内旋和外旋，或足趾反复叩击地面，或一侧手掌、手背快速交替连续拍打对侧手掌等。共济失调者动作不协调、笨拙、快慢不一，称快复轮替运动不能。

4. 跟-膝-胫试验　分3个步骤完成该试验：仰卧，伸直抬起一侧下肢；然后将足跟置于对侧下肢的膝盖下方；接着足跟沿胫骨前缘直线下移。小脑性共济失调者抬腿触膝时出现辨距不良（意向性震颤），向下移时常摇晃不稳；感觉性共济失调者闭眼时常难以寻到膝盖。

5. 反跳试验　患者用力屈肘，检查者用力握其腕部使其伸直，然后突然松手。小脑性共济失调者因不能正常控制拮抗肌和主动肌的收缩时限和幅度，使拮抗肌的拮抗作用减弱，在突然松手时，屈曲的前臂可反击到自己的身体，称反跳试验阳性。

6. 闭目难立（Romberg）征　平衡性共济失调的检查方法，患者双足并拢站立，双手向前平伸，然后闭目。共济失调者摇摆不稳或倾斜。有临床意义。

（1）后索病变：睁眼站立较稳，闭眼时不稳，即通常的 Romberg 征阳性。

（2）小脑病变：睁眼闭眼均不稳，闭眼更明显，蚓部病变时易向后倾倒，小脑半球病变向病侧倾倒。

（3）前庭迷路病变：闭眼后身体不立即摇晃或倾倒，经过一段时间后出现身体摇晃，身体多两侧倾倒，摇晃的程度逐渐加强。

7. 无撑坐起试验　仰卧，不用手臂支撑而试行坐起时，正常人躯干屈曲同时下肢下压；小脑性共济失调者髋部和躯干同时屈曲，双下肢抬离床面，坐起困难，称联合屈曲征。

（六）姿势及步态

1. 痉挛性偏瘫步态　如下所述。

（1）特征：病侧上肢旋前、内收，肘、腕、指关节屈曲，下肢伸直、外旋，足尖着地，行走时病侧上肢的协同摆动动作消失，病侧骨盆抬高，呈向外的划圈样步态。

（2）常见疾病：急性脑血管病后遗症。

2. 痉挛性截瘫步态　如下所述。

（1）特征：肌张力增高，引起双下肢强直内收，行走时呈交叉到对侧的剪刀样步态。

（2）常见疾病：双侧锥体束损害和脑性瘫痪等。

3. 慌张步态　如下所述。

（1）特征：行走时起步及止步困难，步伐细小，双足擦地而行，碎步前冲，躯干僵硬前倾，双上肢协同摆动动作消失。

（2）常见疾病：帕金森综合征或帕金森病。

4. 醉酒步态　如下所述。

（1）特征：步态蹒跚、前后倾斜、摇晃，似乎随时失去平衡而跌倒。

（2）常见疾病：酒精中毒或巴比妥类中毒。醉酒步态与小脑性步态的区别：醉酒严重者行走时向许多不同方向摇晃，极少或根本不能通过视觉来纠正其蹒跚步态，小脑性或感觉性共济失调者可通过视觉来纠正其步态。醉酒者可在短距离的狭窄基底平面上行走并保持平衡。

5. 小脑性步态　如下所述。

（1）特征：行走时双腿分开较宽，走直线困难，左右摇晃，常向病侧方倾斜，状如醉汉，易与醉酒步态混淆，但绝非醉酒步态。

（2）常见疾病：小脑性共济失调如多发性硬化、小脑肿瘤（如成神经管细胞瘤累及蚓部的病变）、脑卒中及遗传性小脑性共济失调、橄榄－脑桥－小脑萎缩、迟发性小脑皮质萎缩症等。

6. 感觉性共济失调步态　如下所述。

（1）特征：表现为踵步即下肢动作粗大沉重，高抬足而后突然抛出，足踵坚实地打在地面上，可听到踏地声，长短高低不规则的步伐，闭目时或黑夜里行走更明显，甚至依靠拐杖支撑着体重。

（2）常见疾病：见于累及脊髓后索的疾病，如脊髓亚急性联合变性、脊髓结核、多发性硬化、Friedreich 共济失调、脊髓压迫症（如脑脊膜瘤和强直性椎关节炎等）。

7. 跨阈步态　如下所述。

（1）特征：足下垂，行走时高抬患肢，如跨越门槛样，患者平衡不失调，但常被脚下的小物体绊倒。

（2）常见疾病：腓总神经麻痹、腓骨肌萎缩症、慢性获得性轴索神经病、进行性脊肌萎缩症和脊髓灰质炎等。

8. 肌病步态　如下所述。

（1）特征：行走时臀部左右摇摆，故称摇摆步态或鸭步。

（2）常见疾病：进行性肌营养不良因盆带肌无力而致脊柱前凸。

9. 癔症步态　如下所述。

（1）特征：奇形怪状的步态，下肢肌力正常，但步态蹒跚，或摇摆步态，似欲跌倒而罕有跌倒自伤者。

（2）常见疾病：心因性疾病，如癔症等。

四、感觉系统检查

（一）浅感觉检查

1. 痛觉　使用叩诊锤的针尖或大头针轻刺皮肤，询问有无疼痛感觉。

2. 温度觉　使用玻璃试管分别装热水（40～50℃）和冷水（0～10℃），交替接触患者皮肤，让其辨出冷、热感觉。

3. 触觉　使用软纸片或棉签轻触皮肤，询问有无感觉。

（二）深感觉检查

1. 运动觉　嘱患者闭目，检查者的手指夹住患者手指或足趾两侧，上下活动，让患者辨别出移动的方向。

2. 位置觉　嘱患者闭目，检查者将其肢体摆成某一姿势，请患者描述该姿势或用对侧肢体模仿。

3. 振动觉　将振动的128Hz音叉柄置于骨隆起处，如手指、尺骨茎突、鹰嘴、锁骨、脊椎棘突、髂前上棘、内外踝、胫骨等处，询问并两侧对比有无振动感和持续时间。

（三）复合感觉（皮质感觉）检查

1. 定位觉　患者闭目，用手指或棉签轻触患者皮肤后，请患者指出受触的部位，正常误差手部 $<$ 3.5mm，躯干部 $<$ 1cm。

2. 两点辨别觉　患者闭目，使用分开一定距离的叩诊锤的两尖端或钝角双角规接触其皮肤，如感觉为两点，则缩小其间距，直至感觉为一点为止、两点须用力相等，同时刺激；正常时指尖为2～8mm，手背为2～3cm，躯干为6～7cm。

3. 图形觉　患者闭目，用钝针在患者皮肤上画出圆形或三角形，或写出1、2、3等数字，请患者辨出，亦应双侧对照进行。

4. 实体觉　患者闭目，令其用单手触摸常用物品，如钥匙、钢笔、纽扣、硬币等，说出物品形状和名称，亦需两手比较。

五、反射检查

反射检查包括深反射、浅反射、阵挛和病理反射等。

（一）深反射

1. 肱二头肌反射　如下所述。

神经支配：反射中心为 $C_{5\sim6}$，经肌皮神经传导。

检查方法：患者肘部屈曲约成直角，检查者右手持叩诊锤叩击置于肘部肱二头肌腱上的左拇指甲或左中指指甲，出现因肱二头肌收缩引起的屈肘动作。

2. 肱三头肌反射　如下所述。

（1）神经支配：反射中心为 $C_{6\sim7}$，经桡神经传导。

（2）检查方法：患者上臂外展，肘部半屈，检查者用左手托持患者前臂，右手持叩诊锤叩击鹰嘴上方的肱三头肌腱，反射为肱三头肌收缩而致前臂伸直。

3. 桡反射　如下所述。

（1）神经支配：反射中心为 $C_{5\sim6}$，经桡神经传导。

（2）检查方法：患者肘部半屈，前臂半旋前，检查者持叩诊锤叩击其桡骨下端，反射为肱桡肌收缩引起肘部屈曲、前臂旋前。

4. 膝反射　如下所述。

（1）神经支配：反射中心为 $L_{2\sim4}$，经股神经传导。

（2）检查方法：患者坐位，小腿自然放松下垂与大腿呈90°；卧位检查时，检查者左手托起两膝关节使小腿与大腿呈120°，用叩诊锤叩击髌骨上的股四头肌腱，表现为股四头肌收缩引起膝关节伸直、小腿突然前伸。

5. 踝反射　如下所述。

（1）神经支配：反射中心为 S_{1-2}，经胫神经传导。

（2）检查方法：患者仰卧位或俯卧位时，膝部屈曲约 90°，检查者用左手使其足部背屈约 90°，叩击跟腱；或让患者跪于床边，使足悬于床外，叩击跟腱，反射为腓肠肌和比目鱼肌收缩而致足跖屈。

6. 阵挛　腱反射极度亢进时出现。

（1）髌阵挛：检查方法：仰卧，下肢伸直，检查者用手指捏住患者髌骨上缘，突然和持续向下推动，引起髌骨连续交替性上下颤动。

（2）踝阵挛：检查方法：检查者用左手托住患者腘窝，以右手握其足前部，突然使足背屈并维持此状态，引起足跟腱发生节律性收缩，足部呈现交替性屈伸动作。

7. 霍夫曼征　如下所述。

（1）神经支配：反射中心为 $C_7 \sim T_1$，经正中神经传导。

（2）检查方法：患者手指微屈，检查者左手握患者腕部，右手食指和中指夹住其中指，以拇指快速地向下拨动其中指甲，阳性反应为蹲指屈曲内收，其他指屈曲。

该征与 Rossolimo 征过去认为是病理反射，目前亦可认为是牵张反射，是腱反射亢进的表现，腱反射活跃的正常人可出现。

8. 罗索利毛征　如下所述。

（1）神经支配：反射中心为 $C_7 \sim T_1$，经正中神经传导。

（2）检查方法：患者手指微屈，检查者左手握患者腕部，用右手指快速向上弹拨其中间 3 个手指的指尖，阳性反应同 Hoffmann 征。

（二）浅反射

为刺激黏膜、皮肤、角膜引起肌肉快速收缩反应。咽反射、软腭反射和角膜反射参见脑神经检查。

1. 腹壁反射　如下所述。

（1）神经支配：反射中心为 T_{7-12}。传导神经是肋间神经。

（2）检查方法：患者仰卧，屈曲双下肢使腹肌松弛，使用竹签、钝针或叩诊锤尖端分别由外向内轻划两侧腹壁皮肤，引起一侧腹肌收缩，脐孔向该侧偏移，上腹壁反射（T_{11-12}）沿肋弓下缘、中腹壁反射（T_{9-10}）系沿脐孔水平、下腹壁反射（T_{11-12}）沿腹股沟上的平行方向轻划。肥胖患者或经产妇可引不出。

2. 提睾反射　如下所述。

（1）神经支配：反射中心为 L_{1-2}，传导神经是生殖股神经。

（2）检查方法：使用钝针自上向下轻划大腿内侧皮肤，正常时该侧提睾肌收缩，睾丸上提。年老或体衰者可消失。

3. 跖反射　如下所述。

（1）神经支配：反射中心为 S_{1-2}，传导神经是胫神经。

（2）检查方法：患者下肢伸直，检查者用钝器轻划足底外侧，由足跟向前至小趾根部足掌时转向内侧，此时各足跖屈。

4. 肛门反射　如下所述。

（1）神经支配：反射中心为 S_{4-5}，传导神经是肛尾神经。

（2）检查方法：用钝器轻划肛门附近皮肤，引起肛门外括约肌收缩。

（三）病理反射

1. 巴彬斯基（Babinski）征　如下所述。

（1）检查方法：同跖反射，阳性反应为蹲趾背屈，有时可见其他足趾呈扇形展开。它是最经典的病理反射。

（2）临床意义：锥体束损害。

2. Babinski 等位征 阳性反应均为蹲趾背屈，包括以下。

（1）Haddock 征：由外踝下方向前划至足背外侧。

（2）Oppenheim 征：用拇指和食指自上而下用力沿胫骨前缘下滑。

（3）Gordon 征：用手挤压腓肠肌。

（4）Schaeffer 征：用手挤压跟腱。

（5）Gonda 征：向下紧压第 4、第 5 足趾，数分钟后突然放松。

（6）Pussep 征：轻划足背外侧缘。

3. 强握反射 如下所述。

（1）检查方法：检查者用手指触摸患者手掌时，患者立即强直性地握住检查者的手指。

（2）临床意义：新生儿为正常反射，成人为对侧额叶运动前区病变。

4. 脊髓自主反射 包括三短反射、总体反射。

（1）三短反射：当脊髓横贯性病变时，针刺病变平面以下的皮肤导致单侧或双侧髋、膝、踝部屈曲称三短反射。

（2）总体反射：脊髓横贯性病变时，针刺病变平面以下的皮肤引起双侧下肢屈曲并伴有腹肌收缩，膀胱和直肠排空，以及病变以下竖毛、出汗、皮肤发红等称为总体反射。

六、自主神经功能检查

（一）一般观察

1. 皮肤黏膜 色泽如潮红、苍白、发绀、有无色素沉着、红斑等，质地如脱屑、光滑、变硬、变薄、增厚、潮湿、干燥等，温度如发凉、发热，有无溃疡、水肿和褥疮等。

2. 毛发和指甲 少毛、多毛、局部脱毛、指或趾甲变形松脆等。

3. 出汗 局部或全身出汗过少、过多和无汗等。

（二）内脏及括约肌功能

注意有无胃下垂，胃肠功能如便秘、腹胀等；排尿、排便障碍及其性质如排尿困难、尿急、尿频、尿失禁、尿潴留等，下腹部膀胱区膨胀程度。

（三）自主神经反射

（1）竖毛试验：搔划或寒冷刺激皮肤，引起交感神经支配的竖毛肌收缩，局部出现毛囊处隆起，状如鸡皮的竖毛反应，并向周围逐渐扩散，至脊髓横贯性损害平面处停止，刺激后 7 ~ 10s 反射最明显，以后逐渐消失。

（2）皮肤划纹试验：在胸腹壁两侧皮肤上使用竹签适度加压划一条线，数秒钟后出现白线条，稍后变为红条纹，为正常反应；交感神经兴奋性增高则划线后白线条持续较久；副交感神经兴奋性增高或交感神经麻痹则红条纹持续较久且明显增宽，甚至隆起。

（3）卧立位实验：分别数直立位和平卧位的 1min 脉搏，如平卧至直立位每分钟脉率加快超过 10 ~ 12 次，或直立变为卧位每分钟脉率减少超过 10 ~ 12 次，提示自主神经兴奋性增高。

（4）发汗试验（碘淀粉法）：少用。

（胡 凡）

第三节 常用辅助检查方法

一、脑脊液检查

脑脊液（CSF）是无色透明液体，存在于脑室和蛛网膜下隙内，主要由侧脑室脉络丛分泌，经室间孔进入第三脑室、中脑导水管、第四脑室，最后经第四脑室的中间孔和两个侧孔，流到脑和脊髓表面的蛛网膜下隙和脑池。大部分 CSF 经脑穹隆面的蛛网膜颗粒吸收至上矢状窦，小部分经脊神经根间隙吸收。

成人 CSF 总量为 110 ~ 200mL，平均 130mL，生成速度为 0.35mL/min，每天约生成 500mL。即人体的 CSF 每天可更新 3 ~ 4 次。在急性或慢性炎症、脑水肿和脉络丛乳头瘤时，CSF 分泌明显增多，可达到5 000 ~ 6 000mL/d。正常情况下血液中的各种化学成分有选择性地进入 CSF 中，此功能称为血脑屏障（BBB）。在病理情况下，BBB 破坏和其通透性增高可使 CSF 成分发生改变。通常经腰椎穿刺取 CSF 了解病变情况；特殊情况下也可行小脑延髓池穿刺或侧脑室穿刺；诊断性穿刺还可注入显影剂和空气等进行造影，以观察脊髓蛛网膜下隙、脑蛛网膜下隙和脑室系统的结构情况；治疗性穿刺主要是注入药物等。在神经系统疾病诊断、鉴别诊断及治疗中具有重要意义。

（一）腰椎穿刺

1. 适应证　如下所述。

（1）中枢神经系统炎症：①脑膜炎、脑炎、脱髓鞘疾病、脑膜癌、中枢神经系统血管炎及颅内转移瘤的诊断和鉴别诊断。②脑血管疾病：如脑出血、脑栓塞、蛛网膜下隙出血，特别是怀疑蛛网膜下隙出血而头颅 CT 尚不能证实时，以观察 CSF 鉴别病变为出血性或缺血性。③颅耻损伤：经腰穿做脊髓液动力学检查了解颅压，便于对脊髓病变和多发忆神经根病变做出诊断及鉴别诊断。④了解蛛网膜下隙有无阻塞。

（2）还用于脊髓造影或气脑造影、腰椎麻醉或鞘内注射药物及减压引流治疗等。

2. 禁忌证　如下所述。

（1）颅内压升高并有明显的视神经盘水肿者。

（2）怀疑后颅窝有占位性病变者（如肿瘤），有脑干症状或已有早期脑疝迹象者，腰椎穿刺易促使或加重脑疝形成，引起呼吸骤停甚至死亡。

（3）穿刺部位有化脓性感染或脊椎结核者，穿刺易将感染带入中枢神经系统。

（4）脊髓压迫症的脊髓功能已处于即将丧失的临界状态者，病情危重、衰竭或处于休克、濒于休克期者，开放性颅脑损伤或有 CSF 漏者。

（5）血液系统疾病出血倾向者、使用肝素等药物导致的出血倾向者，以及血小板 $<5\times10^4$ 个/mm^3 者。

3. 操作方法　如下所述。

（1）腰椎穿刺除作气脑或脊髓空气造影时采取坐位外，一般均采用侧卧位。

（2）患者侧卧在平坦的硬板床上或检查台上，背部与床板垂直，头向前胸屈曲，两手抱膝，使其紧贴腹部或由助手在术者对面一手挽住患者的头部；另一手挽住两下肢腘窝处并抱紧使脊柱尽量后突以增宽脊柱间隙，便于进针。

（3）确定穿刺点，两髂后上棘的连线与后正中线的交会处为最适宜（为第 3 ~ 4 腰椎棘突间隙，有时还可以在上一或下一腰椎间隙进行）。

（4）用 3% 碘酊或 75% 酒精常规消毒局部皮肤，戴手套、铺消毒洞巾，用 1% ~ 2% 普鲁卡因自皮下到椎间韧带作局部麻醉；待麻醉生效后，用左手固定穿刺点皮肤，右手持穿刺针，于穿刺点刺入皮下，使针体垂直于脊柱或略向头端倾斜，慢慢刺入（进针深度成年人为 4 ~ 5cm，儿童为 2 ~ 3cm），当针头穿过韧带与硬脑膜时感到阻力突然降低或消失（落空感），转动针尾缓慢抽出针芯，可见 CSF 流出。若无 CSF 流出可缓慢将针退出少许，略加调节深度即可见 CSF 流出。个别患者因压力过低需用针筒轻轻抽吸一下才有 CSF 流出。

（5）穿刺成功后，要求患者双下肢半屈曲，头略伸、全身放松、平静呼吸，抽出针芯，接上测压玻璃管即可看到液面慢慢上升，到一定平面后液面不再上升且随呼吸，脉搏有微小波动，此时玻璃刻度读数即为 CSF 压力数。正常侧卧位 CSF 压力为 0.79 ~ 1.77kPa（80 ~ 180mmH_2O）或每分钟为 40 ~ 50 滴。测压后如压力不高可移去测压管慢慢放出并收集 CSF 标本 2 ~ 5mL 分别装入两试管中送检。如需作培养时应用无菌操作法留标本，若要了解蛛网膜下隙有无阻塞，可做动力试验。

（6）术毕将针芯插入，拔出穿刺针。局部用拇指稍加按压防止出血，覆盖消毒纱布并用胶布固定。

（7）术后要求患者去枕平卧 4～6h 以免引起术后头痛。

4. 注意事项　如下所述。

（1）针头刺入皮下组织后进针要缓慢，以免用力过猛时刺伤马尾神经或血管，以致产生下肢疼痛或使 CSF 混入血液影响结果的判断。如系外伤出血，须待 5～7d 后才能重复检查（过早 CSF 中仍可有陈旧性血液成分）。

（2）穿刺时如患者出现呼吸、脉搏、面色异常等症状应立即停止手术，并做相应处理。

（3）鞘内给药时，应先放出同量 CSF，然后再注入药物。做气脑检查时先缓慢放液 10mL，并注入滤过空气 10mL，如此反复进行达所需要量时再行摄片。

5. 并发症　最常见为腰穿后低颅压头痛，可持续 2～8d。头痛以额、枕部为著，可伴有颈部、后背及腰部痛，咳嗽、喷嚏或站立时症状加重，严重者还可伴有恶心、呕吐和耳鸣，平卧位可使头痛减轻，应大量饮水，必要时可静脉输入生理盐水。

（二）常规检查

1. 压力　如下所述。

（1）常规压力测定：通常用测压管进行检查。侧卧位的正常压力为 0.79～1.77kPa（80～180mmH_2O），坐位为 3.43～4.41kPa（350～450mmH_2O）。每次放出 CSF 0.5～1mL，压力降低约 0.98kPa（10mmH_2O）。侧卧位 >1.96kPa（200mmH_2O）提示颅内压增高［极度肥胖者压力 >2.16kPa（220mmH_2O）为增高］。CSF 压力测定应包括初压（取 CSF 之前）和终压（取 CSF 之后）。

（2）压颈试验：试验前应先做压腹试验，用手掌深压腹部，CSF 压力迅速上升，解除压迫后，压力迅速下降，说明穿刺针头确实在椎管内。压颈试验可分指压法和压力计法，指压法是用手指压迫颈静脉然后迅速放松，观察其压力的变化。压力汁法是将血压计气带轻缚于患者的颈部，测定初压后，可迅速充气至 2.7kPa（20mmHg），5.3kPa（40mmHg）和 8.0kPa（60mmHg），记录 CSF 压力变化直至压力不再上升为止，然后迅速放气，记录 CSF 压力至不再下降为止。正常情况下，在测定初压后，助手压迫一侧颈静脉 10 秒钟 GSF 压力即可迅速上升 1 倍左右（0.98～1.96kPa）。解除压颈后 10～20s 压力迅速下降至初压水平。如在穿刺部位以上有椎管梗阻，压颈时压力不上升（完全梗阻）或上升、下降缓慢（部分梗阻）称为履颈试验阳性。如压迫一侧颈静脉，CSF 压力不上升，但压迫对侧上升正常，表示压迫试验阴性，常提示该梗阻侧的横窦闭塞。如横窦内血栓形成或脑出血，有颅内压升高或怀疑后颅窝肿瘤者，禁止行压颈试验，也不应再放 CSF，以免发生脑疝。

（3）临床意义：压力高可见于脑水肿、颅内占位性病变、感染、急性脑卒中、静脉窦血栓形成、良性颅内压增高，也可见于心力衰竭、肺功能不全及肝昏迷等。压力低主要见于低颅压、脱水、脊髓蛛网膜下隙梗阻、CSF 漏等。

2. 性状　正常 CSF 是无色透明的液体，如 CSF 为血性或粉红色，可用三管试验法鉴别，用三管连续接取 CSF，前后各管为均匀一致的血色为新鲜出血，可见于蛛网膜下隙出血、脑室及其附近出血、肿瘤出血、外伤等。前后各管的颜色依次变淡可能为穿刺损伤出血；血性 CSF 离心后颜色变为无色，可能为新鲜出血或副损伤；如液体为黄色提示为陈旧性出血 CSF 如云雾状，通常是由于细菌感染引起细胞数增多所致，见于各种化脓性脑膜炎，严重可如米汤样；CSF 放置后有纤维蛋白膜形成，见于结核性脑膜炎，此现象称为蛛网膜样凝固。CSF 呈黄色，离体后不久自动凝固如胶样称为弗洛因综合征：CSF 同时具有黄变症、胶样凝固及蛋白细胞分离现象 3 种特征时称为 Froin－Nome 综合征，是因 CSF 蛋白质过多所致，常见于椎管梗阻、脊髓肿瘤等。

3. 显微镜检查　正常 CSF 白细胞数为 0～5 个/mm^3，多位单核细胞。白细胞增多见于脑脊髓膜和脑实质的炎性病生，结核性、真菌性及病毒性脑膜炎等以单核细胞增加为上，化脓性脑膜炎则以多核细胞增多为主，中枢神经系寄生虫病以嗜酸细胞为主。涂片检查如发现致病的细菌、真菌及脱落的瘤细胞等，有助于病原的诊断。

4. Pandy 试验　CSF 定性试验方法：利用 CSF 中球蛋白能与饱和苯酚结合形成不溶性蛋白盐的原

理，球蛋白含量越高、阳性反应越明显，通常作为蛋白定性的参考试验，正常情况下（Pandy）蛋白定性试验阴性，偶可出现假阳性反应。

（三）生化检查

1. 蛋白质　正常人 CSF 蛋白质含量为 0.15 ~ 0.45g/L（15 ~ 45mg/dl），脑池液为 0.1 ~ 0.25g/L（10 ~ 25mg/dl），脑室液为 0.05 ~ 0.15g/L（5 ~ 15mg/dl）。蛋白质包含清蛋白及球蛋白，蛋白质增高见于中枢神经系统感染、脑肿瘤、脑出血、脊髓压迫症、吉兰 - 巴雷综合征、听神经瘤、糖尿病性神经根神经病、黏液性水肿和全身性感染等。蛋白质降低（ < 0.15g/L）见于腰穿或硬膜损伤引起 CSF 丢失，身体极度虚弱和营养不良者。

2. 糖　CSF 糖含量取决于血糖的水平、血脑屏障的渗透性和 CSF 中糖的酵解程度。正常价为 2.5 ~ 4.4mmol/L（50 ~ 75mg/dl），为血糖的 50% ~ 70%。糖增高可见于糖尿病、糖尿病昏迷、脊髓前角灰质炎，癫痫时也有增高。通常 CSF 中糖 < 2.25mmol/L（45mg/dl）为异常。糖明显减少见于化脓性脑膜炎，轻至中度减少见于结核性脑膜炎、真菌性脑膜炎（特别是隐球菌性脑膜炎）、脑膜癌病。

3. 氯化物　CSF 中氯化物的含量取决于血氯浓度、血液酸碱度和 pH 值；正常 CSF 含氯化物 120 ~ 130mmol/L（700 ~ 750mg/dl），较血氯水平高。细菌性和真菌性脑膜炎均可使氯化物含量减低，尤以结核性脑膜炎最为明显。还可见于全身性疾病引起的电解质紊乱、低氯血症、肾上腺皮质功能不足等。氯化物增高见于病毒性脑炎、脑脊髓炎、高氯血症和尿毒症。

（四）特殊检查

1. 细胞学检查　通常采用玻片离心法。取 1 ~ 2mL 的 CSF，经细胞离心沉淀仪使细胞沉淀在带滤纸孔的玻片上，干燥后以 Wright - Giemsa（瑞 - 姬）染色镜检。该法克服了 CSF 细胞数少和易破坏等困难，可进行细胞分类和发现肿瘤细胞、细菌和真菌等。CNS 化脓性感染可见中性粒细胞增多；病毒性感染可见淋巴细胞增多；结核性脑膜炎呈混合性细胞反应。蛛网膜下隙出血早无菌性炎性反应和红细胞引起的单核吞噬细胞反应，4 ~ 5d 后出现含有含铁血黄素的巨噬细胞，后者在出血后数周甚至数月仍可能查到，可推算出血时间和有无内出血。

2. 蛋白电泳　CSF 蛋白电泳的正常值（滤纸法）：前清蛋白 2% ~ 6%，清蛋白 44% ~ 62%，球蛋白 48%（α_1 球蛋白 4% ~ 8%，α_2 球蛋白 5% ~ 11%，β 球蛋白 8% ~ 13%，γ 球蛋白 7% ~ 18%），电泳带的质和量分析对神经系统疾病的诊断有一定帮助。前清蛋白在神经系统炎症时降低，在脑萎缩及中枢神经变性性疾病时升高。清蛋白减少多见于 γ 球蛋白增高，α 球蛋白升高主要见于中枢神经系统感染早期及急性炎症。α_1 与 α_2 球蛋白的比例倒置对严重的动脉硬化有诊断意义，也可见于脑干及颈髓部的胶质瘤。β 球蛋白增高见于肌萎缩侧索硬化和退行性病变，β 球蛋白降低见于脑与脊髓脑膜瘤等；γ 球蛋白增高见于脱髓鞘疾病和中枢神经系统感染、多发性硬化、麻痹性痴呆、白质脑炎等。

3. 免疫球蛋白（Ig）　正常 CSF - Ig 含量极少，来源于血中通过血脑屏障透过和神经本身合成。IgG 为 10 ~ 40mg/L，IgA 为 1 ~ 6mg/L，IgM 含量极微。CSF - IgG 增高见于中枢神经系统炎性反应（细菌、病毒，螺旋体及真菌等感染），对多发性硬化、其他原因所致的脱髓鞘病变和中枢神经系统血管炎等诊断有所帮助；结核性脑膜炎和化脓性脑膜炎时 IgG 和 IgA 均上升，前者更明显，结核性脑膜炎时 IgM 也升高。乙型脑炎急性期 IgG 基本正常，恢复期 IgG、IgA、IgM 均轻度增高。CSF - IgG 指数及中枢神经细胞 24h 合成率的测定（正常值 3 ~ 9mg/24h）以及 CSF 寡克隆 IgG 带（OB）检测，作为中枢神经系统内自身合成的免疫球蛋白标志，在多发性硬化患者中 IgG 合成率增高，是多发性硬化重要的辅助诊断指标。

4. 酶　正常 CSF 中谷草转氨酶（GOT）、谷丙转氨酶（GPT）、乳酸脱氢酶（LDH）和肌酸磷酸激酶（CPK）明显低于血清中含量。谷草转氨酶（GOT）的正常值为 0 ~ 9U，乳酸脱氢酶（LDH）含量为 8 ~ 32U。在中枢神经系统疾病中，急性颅脑损伤、脑梗死、癫痫大发作、颅内肿瘤等 CSF 酶含量可升高，其活力相应增大。但酶的检查尚缺乏诊断的特异性，有待进一步研究。

二、神经影像学检查

（一）头颅平片和脊柱平片

1. 头颅平片　检查简便安全，患者无痛苦和任何不适。头颅平片包括正位和侧位、颅底、内听道、视神经孔、舌下神经孔及蝶鞍像等。头颅平片主要观察颅骨的厚度、密度及各部位结构，颅底的裂和孔，蝶鞍及颅内钙化斑等。目前很多适应头颅平片的检查已被 CT 和 MRI 等检查手段取代。

2. 脊柱平片　包括前后位、侧位和斜位。可观察脊柱的生理弯曲度，椎体结构有无发育异常，骨质有无破坏，骨折、脱位、变形和骨质增生等，以及椎弓根的形态、椎间孔和椎间隙的改变，椎板和脊突有无破坏或脊柱裂，椎旁有无软组织阴影和钙化等。

（二）脊髓造影和脊髓血管造影

1. 脊髓造影　将造影利碘苯酯或甲泛葡胺经腰穿注入蛛网膜下隙后，改变体位在 X 射线下观察其流动有无受阻，以及受阻的部位和形态，然后在病变部位摄片。脊髓碘水造影后也可行 CT 扫描，有助于诊断。

脊髓造影的适应证为脊髓压迫症，如脊髓肿瘤、椎间盘脱出、椎管狭窄、慢性粘连性蛛网膜炎等。但有炎症、出血者应延迟手术，椎管无阻塞者应慎重。

2. 脊髓血管造影　是将含碘的水溶性造影剂注入脊髓的动脉系统，显示脑血管形态，分布、位置的情况，了解颅内病变的位置、性质称为动脉造影，有助于诊断脊髓血管畸形、动脉瘤、血管闭塞和脊髓动静脉瘘等。

（三）数字减影血管造影

脑血管造影是应用含碘显影剂如泛影葡胺注入颈动脉或椎动脉内，然后在动脉期、毛细血管期和静脉期分别摄片。使其血管系统显影，借以了解血管本身及血管位置改变的情况作为颅内占位性病变的定位。目前脑血管造影已被数字减影血管造影（DSA）所取代，该技术是应用电子计算机程序将组织图像转变成数字信号输入并储存，然后经动脉或静脉注入造影剂，将所获得的第 2 次图像也输入计算机，然后进行减影处理，使充盈造影剂的血管图像保留下来，而骨骼、脑组织等影像均被减影除去，保留下的血管图像经过洱处理后转送到监视器上，得到清晰的血管影像。优点为简便快捷，血管影像清晰，并可作选择性拍片。

脑血管造影的方法通常采用股动脉或肱动脉插管法，可做全脑血管造影，观察脑血管的走行、有无移位、闭塞和血管畸形等。主要适应证是头颈部血管病变，如动脉瘤和血管畸形、闭塞，脑供血不足等，而且是其他检查方法所不能取代的。

（四）电子计算机体层扫描

1. CT 扫描及临床应用　电子计算机体层扫描（CT）是由英国设计成功，首先用于颅脑疾病的诊断，使神经影像学诊断进入了一个崭新的时期。CT 诊断的原理是利用各种组织对 X 射线的不同吸收系数，通过电子计算机处理，可显示不同平面的脑实质、脑室和脑池的形态及位置等图像；对 X 射线吸收高于脑实质则表现为增白的高密度阴影，如钙化和脑出血等；对 X 射线吸收低于脑实质则表现为灰黑色的低密度阴影，如坏死、水肿、囊肿及脓肿等。由于 CT 无创伤、无痛苦，简便迅速、分辨率高、图像清晰、解剖关系清楚、定位准确、敏感性较常规 X 射线检查提高 100 倍以上，可较确切地显示病变，已被广泛地用于各种神经疾病的诊断。

目前常规 CT 主要用于颅内血肿、脑外伤、脑出血、蛛网膜下隙出血、脑梗死、脑肿瘤、脑积水、脑萎缩、脑炎症性疾病及脑寄生虫病（如脑囊虫）等的诊断，还可以用于脊髓和脊柱的检查，了解脊髓和脊柱的病变。有些病变可通过静脉注射造影剂（甲泛葡胺或泛影葡胺）增强组织的密度，提高诊断的阳性率。

造影前应注意下列情况：

（1）造影前必须做碘过敏试验。

（2）造影后30min密切观察患者的反应，随时做好抢救。

（3）对有过敏史、肝肾损害、甲状腺病、急性胰腺炎、急性血栓性静脉炎、多发性骨质瘤、恶病质等病应注意。

（4）对高血压、动脉硬化、过敏体质者应慎重。

2. CT血管造影　CT血管造影（CTA）指静脉注射含碘造影剂后，利用螺旋CT或电子束CT，在造影剂充盈受检血管的高峰期进行连续薄层体积扫描，然后经计算机对图像进行处理后，重建血管的立体影像。CTA可清楚显示Willis动脉环，以及大脑前、中、后动脉及其主要分支，对闭塞性血管病变可提供重要的诊断依据。

（五）磁共振成像

磁共振成像（MRI）是临床的一项新的影像学检查技术，是诊断颅内和脊髓病变最重要的检查手段。

1. MRI的基本原理　MRI是利用人体内H质子在主磁场和射频场中被激发产生的共振信号经计算机放大、图像处理和重建后得到MRI。MRI检查时，患者被置于磁场中，接受一序列的脉冲后，打乱组织内的质子运动。脉冲停止后，质子的能级和相位恢复到激发前状态，这个过程称为弛豫、弛豫分为纵向弛豫（简称T_1）和横向弛豫（简称T_2）。CT影像的黑白对比度足以人体组织密度对X射线的衰减系数为基础，而MRI的黑白对比度则来源于体内各种组织MR信号的差异。以T_1参数成像时，T_1短的组织（如脂肪）产生强信号呈白色，而T_1长的组织（如体液）为低信号呈黑色；反之，T_2参数成像时，T_1长的组织（如体液）信号强呈白色，而T_2短的组织（脑白质）信号较弱呈灰黑色。空气和骨皮质无论在T_1或T_2加权图像上均为黑色。T_1图像可清晰显示解剖细节，T_2图像有利于显示病变。液体、肿瘤、梗死病灶和炎症在T_1加权像上呈低信号，在T_2加权像上则为极易识别的高信号：而心腔和大血管由于血流极快，使发出脉冲至接收信号时，被激发的血液已从原部位流走，信号不复存在，因此，心腔及大血管在T_1和T_2加权图像上均呈黑色，此现象称流空效应。

2. MRI的优势及临床应用　如下所述。

（1）与CT比较，MRI能提供多方位和多层面的解剖学信息，图像清晰度高，对人体无放射性损害；且不出现颅骨的伪影，可清楚地显示脑干及后颅窝病变。MRI通过显示冠状、矢状和横轴三位像，可清晰地观察病变的形态、位置、大小及其与周围组织结构的关系；尤其在神经系统更为突出。对脑灰质与脑白质可以产生更明显的对比度，因此常用于诊断脱髓鞘疾病、脑变性疾病和脑白质病变等；通过波谱分析还可提供病变组织的代谢功能及生化方面的信息。

（2）在神经系统疾病的诊断方面，MRI主要应用于脑血管疾病，脱髓鞘疾病、脑白质病变、脑肿瘤、脑萎缩、颅脑先天发育畸形、颅脑外伤、各种原因所致的颅内感染及脑变性病等；MRI显示脊髓病变更为优越，对脊髓病变的诊断的诊断具有明显优势，如用于脊髓肿瘤、脊髓空洞症、椎间盘脱出、脊椎转移瘤和脓肿等的诊断。

（3）顺磁性造影剂钆（DTPA）通过改变氢质子的磁性作用，改变其弛豫时间而获得高MR信号，产生有效的对比作用，以此增加对肿瘤和炎症诊断的敏感性，为肿瘤的手术和放射治疗范围的确定提供重要信息；DTPA剂量一般为0.1mmol/kg，静脉注射后即刻至1h内可见明显的增强效果。

（4）必须注意：体内有金属置入物如义齿、脑动脉瘤手术放置银夹以及安装心脏起搏器的患者均不能使用MRI检查。对于急性颅脑损伤、颅骨骨折、钙化病灶、出血性病变急性期等MRI检查不如CT。

3. 磁共振成像血管造影　磁共振成像血管造影（MRA）是利用血液中运动质子为内在流动的标志物，使血管与周围组织形成对比，经计算机处理后显示血管形态及血流特征的一种磁共振成像技术。

MRA优点：不需插管、方便省时、无放射损伤及无创性，可显示成像范围内所有血管，也可显示侧支血管。

MRA缺点：其分辨率不适宜大范围检查，信号变化复杂，易产生伪影。临床主要用于颅内动脉瘤、脑血管畸形、大血管闭塞性疾病和静脉窦闭塞等。

三、神经电生理检查

（一）脑电图

脑电图（EEG）是脑生物电活动的检查技术，所记录的节律性脑电活动是大脑皮质锥体细胞及其顶树突突触后电位同步综合而成，并且由丘脑中线部位的非特异性核（中央内侧核、中央中核等）起调节起前作用。通过测定自发的有节律的生物电活动以了解脑功能状态。

1. 检测方法　电极安放采用国际 10～20 系统，参考电极通常置于双耳垂；电极可采用单极和双极的连接方法。开颅手术时电极可直接置于暴露的大脑皮质表面，也可将电极插入颞叶内侧的海马及杏仁核等较深部位。进行脑电图检查时，还可以通过一些特殊的手段诱发不明显的异常电活动，最常用的方法，如睁闭眼、过度换气、闪光刺激，睡眠诱发等，还有戊四氮或贝美格静脉注射等。

2. 正常脑电图　如下所述。

（1）正常成人脑电图：正常人大脑发放的基本节律为 α 波及 β 波，其波幅、波形及频率两侧均对称，频率恒定不变。在清醒、安静和闭眼放松状态下，脑电的 α 节律为 8～12Hz，波幅 20～100μV，主要分布在枕部和顶部；β 节律为 13～25Hz，波幅为 5～20μV，主要分布在额叶和颞叶；部分正常人在两半球前部可见少量 4～7Hz 的 θ 波；频率 4Hz 以下为 δ 波，清醒状态下几乎没有，但入睡可出现，而且由浅入深逐渐增多、时间延长、两侧对称；8Hz 以下的波均为慢波。

正常成人脑电图可分为以下 4 型：①α 型脑电图：除两半球前部外，脑电活动以。节律为主，频率两侧对称。②β 型脑电图：以 β 波为主，两半球后部有 β 节律，睁眼时变为不明显，闭眼后又恢复出现时为快 α 节律。③低电压脑电图：脑电活动的波幅偏低似乎呈低平的曲线：在睁闭眼后或深呼吸时可出现短程的 α 节律。④不规则脑电图：脑电活动的 α 波频率不规则，调幅不明显，前部可有 θ 波。

（2）儿童脑电图：与成人不同，儿童的脑电图以慢波为主，随着年龄增加，慢波逐渐减少，而 θ 波逐渐增多，但节律仍然很不稳定。14～18 岁时枕部 α 节律的波幅变得低，而调幅更好，额部的 θ 波变低，且有 β 波出现。

（3）睡眠脑电图：根据眼球运动可分为：①非快速眼动相或慢波相：第 1 期困倦期，α 节律消失，被低波幅慢波取代；在顶部可出现短暂的高波幅、双侧对称的负相波称为“V”波。往往不规则地反复出现，但很少超过 2Hz。第 2 期浅睡期，出现睡眠纺锤波（12～14Hz），两半球同步出现，中央区最明显，极相也相同，时程较长。第 3、4 期深睡期，广泛分布的高波幅 75μV 以上；慢波 2Hz 以下。②快速眼动相：出现低电压、去同步、快波型脑电，快速眼球活动、肌电活动减少及混合频率的电活动。

3. 常见的异常脑电图　如下所述。

（1）弥漫性慢波：背景活动为弥漫性慢波，是最常见的异常表现，无特异性。可见于各种原因所致的弥漫性脑病、缺氧性脑病、中枢神经系统变性病及脱髓鞘性脑病等。

（2）局灶性慢波：是局灶性脑实质功能障碍所致。见于局灶性癫痫、脑脓肿，局灶性硬膜下或硬膜外血肿等。

（3）三相波：一般为中至高波幅、频率为 1.3～2.6Hz 的负－正－负波或正－负－正波。主要见于肝性脑病和其他中毒代谢性脑病。

（4）癫痫样放电：包括棘波、尖波、棘－慢波综合、多棘波、尖－慢波综合及多棘－慢波综合等。棘波指从开始到结束的时程或波宽为 20～70ms 的一种放电，可单、双或三相，以双相为多，主要为负相。尖波是指时程为 70～200ms 可达 300ms，电位相以双相负相，上升相较陡、下降相较缓慢。50% 以上患者发作间期也可见到有异常的电活动统称癫痫样放电，特点是基本电活动的背景上突然发生的高波幅的电活动或突然发生的易于与基本电活动相区别的高幅放电。放电的不同类型通常提示不同的癫痫综合征，如多棘波和多棘慢波综合通常伴有肌阵挛，见于全身性癫痫和光敏感性癫痫等。高波幅双侧同步对称，每秒 3 次重复出现的棘慢波综合提示失神小发作。

（5）弥漫性、周期性尖波：通常指在弥漫性慢活动的基础上出现周期性尖波，可见于脑缺氧和 Cretzfeldt－Jakob 病。

4. 脑电图的临床应用 脑电图检查对区别脑部器质性或功能性病变、弥漫性或局限性损害，对于癫痫的诊断及病灶定位、脑炎的诊断、中毒性和代谢性等各种原因引起脑病等的诊断均有辅助诊断价值，特别癫痫的诊断意义更大。

5. 脑电地形图（BEAM） 是脑电图输入电子计算机进行处理后，将脑电信号转换成一种能够定位和定量分析，并用不同颜色的图像进行显示的一项较新的检查技术。包括自发和诱发，其优点是能将脑的功能变化与形态定位结合起来，图像直观、形象、定位较准确，但不能反映脑电波形及各种波形出现的方式等，因此不能将脑电图取而代之，两者结合更有意义。BEAM 最主要的临床应用价值在于脑血管病的早期诊断、疗效及预后评价，也可用于癫痫、痴呆、偏头痛、脑肿瘤等。

（二）脑诱发电位

诱发电位（EPs）是中枢神经系统在感受体内外各种特异性刺激所产生的生物电活动，该项检查也是脑的电活动测定技术，用以了解脑的功能状态。

1. 躯体感觉诱发电位（SEPs） 指刺激肢体末端粗大感觉纤维，在躯体感觉上行通路不同部位记录的电位，主要反映周围神经、脊髓后束和有关神经核、脑干、丘脑、丘脑放射及皮层感觉区的功能。

（1）检测方法：表面电极置于周围神经干，刺激部位是正中神经、尺神经、胫后神经或腓总神经等。上肢记录部位是锁骨上 Erb 点，即 N_9 系臂丛感觉神经动作电位，C_7 棘突及头部相应的感觉区；下肢记录部位通常是臀点、胸$_{12}$、颈部棘突及头部相应的感觉区。

（2）波形的命名：极性 + 潜伏期（波峰向下为 P，向上为 N）。正中神经刺激对侧顶点记录（头参考）的主要电位是 $P_{14}N_2O$、P_{25}和 N_{36}；周围电位是 Erb 点（N_9）和 C_7（N_{11}，N_{13}）。胫后神经刺激顶点（Cz）记录的主要电位是 N_{31}、P_{40}、N_{50}和 P_{50}；周围电位是臀点（N_{16}）和 T_{12}（N_{24}）。异常的判断标准是潜伏期延长和波形消失等。

（3）SEP 各波的起源：N_9 为臂丛电位，N_{11}可能来源于颈髓后索，N_{13}。可能为颈髓后角突触后电位，N_{14}/P_{14}可能来自高颈髓或延髓，N_{20}。来自顶叶后中央回（S）等，P_{40}可能来自同侧头皮中央后回，Nso 可能来自顶叶 S_1 后方，P_{60}可能来自顶叶偏后凸面。

（4）SEP 的临床应用：用于检测周围神经、神经根、脊髓、脑下、丘脑及大脑的功能状态。主要应用于吉兰 - 巴雷综合征（GBS）、颈椎病、腰骶神经根病变、脊髓空洞症，肿瘤、后侧索硬化综合征、多发性硬化（MS）及脑血管病等。还可用于外伤后脊髓损伤程度、范围及预后，脑死亡的判断和脊髓手术的监护等。

2. 视觉诱发电位（VEP） 是视觉冲动经外侧膝状体投射到枕叶距状裂与枕后极头皮记录的枕叶皮层对视觉刺激产生的电活动。

（1）检测方法：通常在光线较暗的条件下进行，检测前应粗测视力并行矫正。临床上最常用黑 C 棋盘格翻转刺激 VEP（PRVEP），其优点是波形简单易于分析、阳性率高和重复性好。记录电极置于枕骨粗隆上（左 01、中 0、右 02），参考电极通常置于前额 Fz。

（2）波形命名及正常值：PRVEP 是一个由 NPN 组成的三相复合波，分别按各自的平均潜伏期命名为 N75、P100、N145。正常情况下 P100 潜伏期最稳定而且波幅高，是很可靠的成分。异常的判断标准是潜伏期延长、波幅降低或消失。

（3）VEP 的临床应用：视通路病变，脱髓鞘病变、肿瘤、视神经炎，特别对 MS 患者可提供早期视神经损害的客观依据。

3. 脑干听觉诱发电位（BAEP） 指经耳机传出的声音刺激外周听觉器经听神经传到通路，脑干、中央核团区在头顶记录的电位。检测时通常不需要患者的合作，婴幼儿和昏迷患者均可进行测定。

（1）检测方法：多采用短声刺激，刺激强度 50 ~ 80dB，刺激频率 10 ~ 15Hz，持续时间 10 ~ 20ms，叠加 1 000 ~ 2 000 次。记录电极通常置于 Cz，参考电极置于耳垂或乳突，接地电极置于 FPZ。

（2）波形命名：正常 BAEP 通常由 5 个波组成，依次以罗马数字命名为Ⅰ、Ⅱ、Ⅲ、Ⅳ和Ⅴ。特别是Ⅰ、Ⅲ和Ⅴ波更有价值。

（3）BAEP 各波的起源：Ⅰ波起于听神经；Ⅱ波耳蜗核，部分为听神经颅内段；Ⅲ波上橄榄核；Ⅳ

波外侧丘系及其核团（脑桥中、上部分）；V波中脑、下丘的中央核团区。

BAEP异常的主要表现为：①各波潜伏期延长；②波间期延长；③波形消失；④波幅I/V值>200%。

（4）BAEP的临床应用：可客观评价听觉检查不合作者、婴幼儿和歇斯底里患者有无听觉功能障碍；有助于多发性硬化的诊断，特别是发现临床下病灶或脑干隐匿病灶；动态观察脑干血管病时脑干受累的情况，帮助判断疗效和预后；桥小脑角肿瘤手术的术中监护；监测耳毒性药物对听力的影响；脑死亡诊断和意识障碍患者转归的判断等。

4. 运动诱发电位（MEP）　指电流或磁场经颅或椎骨磁刺激人大脑皮质运动细胞、脊髓及周围神经运动通路，在相应的肌肉上记录的复合肌肉动作电位。该技术是Barker等建立的，克服了以往电刺激所致剧痛等缺点，近年来被广泛应用于临床。为运动通路中枢传导时间的测定提供了客观依据。上肢磁刺激的部位通常是大脑皮质相应运动区、C_7棘突和Erb点等，记录部位是上肢肌肉；下肢刺激部位为大脑皮质运动区、胸$_{12}$和L_1及腘窝等，记录部位多为屈跗短肌和胫前肌等。磁刺激MEP的主要检测指标为各段潜伏期和中枢运动传导时间均延长，可见MEP波幅降低及波形离散或消失。临床应用于运动通路病变，如多发性硬化、运动神经元病、脑血管病等疾病的诊断。

5. 事件相关电位（ERP）　也称内源性事件相关电位，是人对外界或环境刺激的心理反应，潜伏期在100ms以上，因此为长潜伏期电位，目前对其起源和确切的解剖定位尚不完全清楚。ERP主要研究认知过程中大脑的神经电生理改变，亦即探讨大脑思维的轨迹。ERP包括P1、N1和P2（外源性成分）及N2和P3（内源性成分）。ERP中应用最广泛的是P3（P300）电位。ERP可通过听觉、视觉、体感刺激，从头皮上记录到一组神经元所发出的电活动，但与SEP、BAEP及VEP有着本质的不同。要求受试者对刺激进行主动反应，受心理状态的影响明显，主要反应大脑皮质认知功能状况，用于各种大脑疾病引起的认知功能障碍的评价，目前还有学者将P300电位用于测谎等研究。

（三）肌电图

狭义肌电图（EMG）指同心圆针电极插入肌肉后，记录的肌肉安静状态下和不同程度收缩状态下的电活动。广义EMG指记录肌肉在安静状态、随意收缩及周围神经受刺激时判定神经和肌肉功能状态的各种电生理特性的技术，包括神经传导速度，重复神经电刺激、单纤维肌电图及巨肌电图等。

常规EMG检查的适应证：①脊髓前角细胞及其以下病变部位的定位诊断和鉴别诊断；②确定病变性质、损伤程度、范围及再生恢复情况；③选择神经再植、端-端吻合和神经松解术；④了解神经传导速度。

1. EMG检测步骤及正常所见　如下所述。

（1）肌肉静息状态：包括插入电位和自发电位。插入电位指针电极插入时引起的电活动，正常人变异较大，时程为1～25ms，持续约1s后消失。自发电位指终板噪声和终板电位，后者波幅较高，时程为0.5～2.0ms，振幅≤100μV的高频负相电位，通常伴有疼痛，动针后疼痛消失。

（2）肌肉小力自主收缩状态：测定运动单位动作电位的时限、波幅、波形及多相波百分比，不同肌肉有其不同的正常值范围。一般以大于或小于正常值20%为异常，时限增宽为神经源性损害，缩短为肌源性损害。波幅大于或小于40%为异常，神经源性增高，肌源性降低。

（3）肌肉大力收缩状态：观察募集现象，指肌肉在大力收缩时运动单位的多少及其发放频率的快慢。肌肉在轻收缩时只有阈值较低的Ⅰ型纤维运动单位发放，其频率为5～15Hz；在大力收缩时，原来已经发放的运动单位频率加快，同时阈值高的Ⅱ型纤维参与发放，肌电图上呈密集的相互重叠的难以分辨基线的许多运动单位电位，即为干扰相。

2. 异常EMG所见及其意义　如下所述。

（1）插入电位的改变：插入电位减少或消失见于严重的肌肉萎缩、肌肉纤维化和脂肪组织浸润以及肌纤维兴奋性降低等；插入电位增多或延长见于神经源性和肌源性损害。

（2）异常自发电位：①纤颤电位：是由于失神经支配肌纤维运动终板对血中乙酰肌碱的敏感性升高引起的去极化，或失神经支配的肌纤维静息电位降低所致的自动去极化产生的动作电位；波形多为双相或三相，起始为正相，随之为负相，波幅较低，时限1～5ms，波幅一般为20～200μV，但不规则，失神经病变愈重，纤颤电位振幅愈小，频率愈大，见于神经源性损害和肌源性损害。②正锐波：其产生机制及临床意义同纤颤电位；但出现较纤颤电位早。波形特点为双相，起始为正相，时限较宽、波幅较低的负向波，形状似“V”字形，时限为10～100ms。③束颤电位：指一个或部分运动单位支配的肌纤维自发放电，在肌松弛状态下出现的束颤电位有2种：a. 单纯束颤电位，呈单、双或三相，时限2～10ms、振幅100～200μV见于低钙血症、甲状腺功能亢进等神经肌肉兴奋性增高状态；b. 复合束颤电位，呈多相波，时限5～20ms、振幅100～500μV，见于神经源性损害。

（3）肌强直放电：肌肉自主收缩或受机械刺激后出现的节律性放电。有较大的棘波和正相波，波幅通常为10μV～1mV，频率为25～100Hz。特点：波幅忽大忽小、频率忽快忽慢。放电过程中波幅和频率反复发生、逐渐衰减，扩音器可传出类似“飞机俯冲或摩托车减速”的声音。见于萎缩性肌强直、先天性肌强直，副肌强直及高钾型周期性瘫痪等。

（4）异常运动单位动作电位：①神经源性损害：表现为动作电位时限增宽，波幅增高及多相波百分比增高，见于脊髓前角细胞病变、神经根病变和周围神经病等。②肌源性损害：表现为MUAPs时限缩短，波幅降低及多相波百分比增高，见于进行性肌营养不良，炎性肌病和其他原因所致的肌病。

（5）大力收缩募集电位的异常改变：①单纯相和混合相：前者指肌肉大力收缩时，参加发放的运动单位数量明显减少，肌电图上表现为单个独立的电位；后者是运动单位数量部分减少，表现为单个独立的电位和部分难以分辨的电位同时存在，见于神经源性损害。②病理干扰相：肌纤维变性坏死使运动单位变小，在大力收缩时参与的募集运动单位数虽明显增加，表现为低波幅干扰相，又被称为病理干扰相。

3. EMG测定的临床意义　主要是诊断及鉴别诊断神经源性损害、肌源性损害和神经肌肉接头病变；发现临床下病灶或容易被忽略的病灶，如早期运动神经元病，深部肌肉萎缩、肥胖儿童的肌肉萎缩，以及对病变节段进行定位诊断。

（四）神经传导速度和重复神经电刺激

1. 神经传导速度（NCV）　神经纤维具有高度的兴奋性和传导性，外刺激产生兴奋，神经冲动从一个部位传播到整个神经发生反应，效应器兴奋收缩。NCV测定是用于评定周围运动神经和感觉神经传导功能的一项诊断技术。通常包括运动神经传导速度（MCV）、感觉神经传导速度（SCV）和F波的测定。

（1）测定方法：①MCV测定：电极放置：阴极置于神经远端，阳极置于神经近端，两者相隔2～3cm；记录电极置于肌腹，参考电极置于肌腱，地线置于刺激电极和记录电极之间。测定方法及MCV的计算超强刺激神经干远端和近端，在该神经支配的肌肉上记录复合肌肉动作电位（CMAPs），测定其不同的潜伏期，用刺激电极远端和记录电极近端之间的距离除以两点间潜伏期差，即为神经的传导速度。计算公式为：神经传导速度（m/s）＝两点间距离（cm）×10/两点间潜伏期差（ms），波幅的测定通常取峰－峰值。②SCV测定：电极放置：刺激电极置于表面或套在手指或脚趾末端，阴极在阳极的近端；记录电极置于神经干的远端（靠近刺激端），参考电极置于神经干的近端（远离刺激部位），地线固定于刺激电极和记录电极之间。测定方法及计算：顺行测定法是将刺激电极置于感觉神经远端，记录电极置于神经干的近端，然后测定其潜伏期和记录感觉神经动作电位（SNAPs）；刺激电极与记录电极之间的距离除以潜伏期为SCV。③F波测定：原理：F波是超强电刺激神经干在M波后的一个晚成分，由运动神经回返放电引起，因首先在足部小肌肉上记录而得名，F波的特点是其波幅不随刺激量变化而改变，重复刺激时F波的波形和潜伏期变异较大；电极放置：同MCV测定，不同的是阴极放在近端；潜伏期的测定：通常连续测定10～20个F波，然后计算其平均值，F波的出现率为80%～100%。

（2）异常NCV及临床意义：MCV和SCV的主要异常所见是传导速度减慢和波幅降低，前者主要反映髓鞘损害，后者为轴索损害，严重的髓鞘脱失也可继发轴索损害。NCV的测定主要用于周围神经病的诊断，结合EMC可鉴别前角细胞、神经根、周围神经及肌源性疾病等。F波的异常表现为出现率低、潜伏期延长或传导速度减慢及无反复等；通常提示周围神经近端病变，补充MCV的不足。

2. 重复神经电刺激　如下所述。

（1）原理：重复神经电刺激（RNS）指超强重复刺激神经干在相应肌肉记录复合肌肉动作电位，是检测神经肌肉接头功能的重要手段。正常情况下，神经干连续受刺激，CMAPs的波幅可有轻微的波动，而降低或升高均提示神经肌肉接头病变。RNS可根据刺激的频率分为低频RNS（5Hz）和高频RNS（10～30Hz）。

（2）方法：①电极放置：刺激电极置于神经干，记录电极置于该神经所支配的肌肉，地线置于两者之间。②测定方法：通常选择面神经支配的眼轮匝肌、腋神经支配的三角肌、尺神经支配的小指展肌及副神经支配的斜方肌等；近端肌肉阳性率高，但不易固定；远端肌肉灵敏压低，但结果稳定，伪差小；高频刺激患者疼痛较明显，通常选用尺神经。③正常值的计算：确定波幅递减是计算第4或第5波比第1波波幅下降的百分比；而波幅递增是计算最高波幅比第1波波幅上升的百分比；正常人低频波幅递减在10%～15%，高频刺激波幅递减在30%以下，而波幅递增在50%以下。

（3）异常RNS及临床意义：低频波幅递减>15%和高频刺激波幅递减>30%为异常，见于突触后膜病变如重症肌无力；高频刺激波幅递增> 57%为可疑异常；>100%为异常波幅递增，见于Lambert－Eaton综合征。

四、经颅超声血流图检查

超声诊断是多普勒超声技术对脑血管疾病的诊断，有颅外段血管的血流速度、方向和状态，进而对颅内血管的血流动力学观察检测。

（一）检测方法和检测指标

1. 检测方法　超声多普勒（TCD）检查部位是颞、枕和眶3个窗口。

（1）颞窗位于颧弓上方的眼眶外缘和耳屏之间，经颞窗可检测大脑中动脉、颈内动脉终末端，大脑前动脉、大脑后动脉及前交通动脉。

（2）枕窗可检测椎动脉颅内段、小脑后下动脉和基底动脉。

（3）眶窗可检测眼动脉和颈内动脉虹吸段。TCD检查中对各个有关血管的识别主要是通过探头的位置、超声束的角度、血流方向的变化、血流速度、信号的音频特点、波形变化及压颈试验等。也可将探头直接置于两侧颈内动脉处描记波形。

2. TCD检测指标、正常范围和异常所见　如下所述。

（1）血流速度参数：包括收缩期峰流速（Vs），舒张期末峰流速（Vd）和平均流速（Vm）；Vm代表搏动性血液的供应强度，很少受心率、心肌收缩力、外周阻力和主动脉顺应性等心血管因素的影响，生理意义最大。

（2）动脉参数：包括收缩/舒张比值（SD）、阻力指数（RI）：收缩峰速度—舒张期末速度/收缩峰速度（是衡量脑血管舒缩状况指标）、动脉指数（PI）＝收缩峰速度－舒张期末速度/平均速度（是评价动脉顺应性和弹性的指标）和动脉传递指数（PTI）。血流速度和PI是TCD检测中最常用和最有意义的参数。

（3）大脑血管血液速度正常范围：大脑中动脉（MCA）60～115cm/s，大脑前动脉（ACA）80～105cm/s，大脑后动脉（PCA）30～60cm/s，基底动脉（ICA）40～80cm/s，椎动脉（VA）40～70cm/s。

（4）异常TCD所见：①血流信号消失，表现为脑底动脉发育不全、血管变异和脑血管闭塞等；②血流速度增高或降低，增高提示脑血管痉挛、动静脉畸形，降低示脑动脉狭窄或闭塞；③两侧血流不对称，左右两侧相应动脉的血流速度不对称，血流方向、频谱形态异常；④PI增高或降低；⑤杂音；⑥血流方向异常提示病理性改变和侧支循环的存在；⑦频谱异常等。

（二）临床应用

在临床上，TCD主要用于下列疾病的辅助诊断、监护、评价血管机制和预防保健。

1. 颅内外段脑动脉狭窄或闭塞　主要表现为血流速度增高和频谱形态增宽、湍流、涡流的改变。颈内动脉颅外段闭塞或50%以上狭窄的确诊率可达95%以上，和血管造影比较，符合率达96%。

2. 脑血管畸形　有助于深部脑动静脉畸形（AVM）的定位、供养血管和引流静脉的确定。也可用于术中或术后监测，避免损伤供血动脉，判断有无畸形血管的残留。表现为供血动脉血流速度增高，搏动指数降低。

3. 脑动脉瘤　TCD诊断<1cm的动脉瘤比较困难，其检测的意义在于观察和研究动脉瘤破裂出血后脑血管痉挛的发生、发展和转归。表现为低血流速度，周围阻力增加的频波，并出现多峰收缩期频波。

4. 脑血管痉挛及蛛网膜下隙出血　是导致脑血管痉挛最常见的原因。TCD可代替脑血管造影通过血流速度的变化，动脉参数的变化及血流杂音等检测是否存在脑血管痉挛。TCD的随访观察对评价蛛网膜下隙出血的预后很有意义。

5. 锁骨下动脉盗血综合征　锁骨下动脉起始部有阻塞时，此方法可观察到对侧椎动脉血流速度增高、同侧椎动脉血流逆转、基底动脉血流降低等，甚至血流方向也逆转，以上发现有助于该综合征的明确诊断。

6. 脑动脉血流中微栓子的监测　可通过多通道TCD微栓子检测仪对颅内外及以侧脑底动脉进行连续和同步检测，以确定栓子的数量、性质及来源。

五、放射性同位素检查

（一）单光子发射计算机断层脑显像

单光子发射计算机断层（SPECT）脑显像与正电子发射断层扫描（PET）均为放射性同位素断层显像技术。将常用的^{99m}Tc标记的放射性药物，如^{99m}Tc－六甲基丙烯胺肟（^{99m}Tc－HM－PAO）注入血液循环，通过正常的血脑屏障，快速进入脑组织，在脑内的分布与局部脑血流量成正比，因此聚集在血流丰富的脑组织中发射单光子，利用断层扫描和影像重建，获得与PET类似的结果。用于SPECT检测的放射性示踪剂有碘、铊和锝，最常用的是^{99m}Tc－HM－PAO，其优点是放射剂量低、价格便宜及物理性能理想等。

SPECT临床意义如下：

（1）检查脑血流不足、脑梗死灶和脑代谢情况，弥补了脑动脉造影和CT所显示不出的病灶，而SPECT能显示病灶。

（2）颅内占位性病变诊断的阳性率为80%左右，脑膜瘤及血管丰富的或恶性度高的脑瘤阳性率在90%以上。原因主要表现为肿瘤区和周围的水肿区放射性聚集低下。

（3）对急性脑血管病、癫痫、帕金森病、痴呆分型及脑生理功能的研究均有重要的价值。

（二）正电子发射断层扫描

正电子发射断层扫描（PET）是应用于临床的一种无创性的探索人脑生化过程的技术，是局部放射性活性浓度的体层图像。可客观地描绘出人脑生理和病理代谢活动：其原理是用回旋或线型加速器产生正电子发射同位素（^{12}C、^{13}N、^{15}O、^{18}F－脱氧葡萄糖和^{18}F－多巴），经吸入和静脉注射能顺利通过血脑屏障进入脑组织，具有生物学活性，参与脑的代谢并发出放射线。用体外探测仪可测定脑不同部位示踪剂的浓度，经与CT和MRI相似的显像技术处理后获得脑切面组织的图像，并可计算出脑血流、氧摄取、葡萄糖利用和^{18}F－多巴的分布情况，也可在彩色图像上显示不同部位示踪剂量的差别。

PET在神经系统中用于正常人脑部活动的功能检查，也可在疾病中用于脑肿瘤的分级、肿瘤组织与放射性坏死组织的鉴别、癫痫病灶的定位，以及各种痴呆的鉴别及帕金森病与帕金森综合征的鉴别诊断等。在癫痫发作期表现癫痫灶的代谢增加，而在癫痫发作间歇期表现为代谢降低。多巴胺受体及转运蛋白的PET研究，对帕金森病的诊断具有较高的敏感性和特异性，即使对于症状较轻的帕金森患者，在黑质－纹状体系统也可有一些异常发现。目前PET还用于缺血性脑血管病的病理生理研究及治疗中脑血流，脑代谢的检测以及脑功能的研究，如脑内受体、递质、生化改变及临床药理学研究等。

（三）脊髓腔和脑池显像神

脊髓腔和脑池显像也称 CSF 显像，方法是将某些放射性药物经 CSF 缓稀释后注入蛛网膜下隙，它将沿 CSF 循环路径运，1h 进入颈部蛛网膜下隙，3～4h 显示大部分脑池轮廓，最后到达大脑凸面时被蛛网膜颗粒吸收而进入血液循环中。通常在患者注药后 1h、3h、6h、24h 做头部后位、前位和侧位扫描（γ 照相机），必要时加作 48h、72h 显像观察扫描图像中有无缺损或局部不正常的放射性聚集，以了解 CSF 循环有无梗阻等病理性改变。临床主要用于显示交通性脑积水、梗阻性脑积水、CSF 漏、脑穿通畸形、蛛网膜囊肿及脊髓压迫症所致的椎管阻塞等。

（四）局部脑血流量测定

以往采用的颈内动脉注入，^{133}Xe 测定局部脑血流量（rCBF）的方法，近年已被吸入或静脉注入 ^{133}Xe的方法所取代。注入药物后可用探头测定皮层 rCBF，该检查可在床旁、手术室或 ICU 进行，操作简单。但图像远不如 PET 和 SPECT 清晰，而且不能反映皮层下的血流灌注情况。该检查主要用于高碳酸血症或低血压时阻力血管自主调节能力的测定。

六、脑、神经和肌肉活组织检查

脑、神经和肌肉活组织检查是对神经系统疾病的活组织进行光镜、电镜、生化、组织化学和病毒检查，主要目的是为了明确病因，得出特异性的诊断。也可以通过病理检查的结果进一步解释临床和神经电生理的改变。随着病理诊断技术的不断发展，如组织化学、免疫组化及 DNA 等技术的应用，病理诊断的阳性率不断提高。但活组织检查也有一定的局限性，如受取材的部位和大小的限制，散在病变的病理结果可以是阴性的，但并不能排除诊断。部分病变较轻以至于与正常组织鉴别有困难时，应慎下结论。

（一）脑活组织检查

脑活组织检查远不如肌肉或神经活检应用得广泛。适应证为疑诊为亚急性硬化性全脑炎，遗传代谢性脑病如脂质沉积病、黏多糖沉积病和脑白质营养不良等，Alzheimer 型老年性痴呆，Creutzfeld－Jakob 病、Canavan 病和 Alexander 病，以及经 CT 或 MRI 检查证实的占位性病变，但性质不能肯定者等。

脑活检取材在大脑“静区”（额叶、枕叶）或病变部位。①较浅的、靠近皮层的病变采用颅骨环钻钻孔后切开脑膜，锥形切取脑组织；或小颅钻钻孔，穿刺采取脑标本。②脑深部病变由神经外科开颅手术切取标本或在 CT 下行立体定向穿刺活检。③在 MRI 定向引导下行脑组织穿刺活检。

脑活检标本根据需要进行特殊处理，可制成冷冻切片和石蜡切片等，经过不同的染色技术显不病变；还可从脑活检组织中分离病毒或检测病毒抗原，应用聚合酶链反应（PCR）检测病毒特异性 DNA，是病变早期可靠的诊断方法。但脑活检毕竟是一种创伤性检查，有可能造成严重的后果，因此必须权衡利弊后再做决定，特别是脑功能区更应慎重。

（二）神经活组织检查

神经活组织检查有助于周围神经病的定性诊断和病变程度的判断。主要适应证是各种原因所致的周围神经病，如慢性周围神经炎、糖尿病神经病等，儿童的适应证包括异染性白质营养不良、肾上腺脑白质营养不良和 Krabbe 病等。

神经活检应取走行表浅、易于寻找、后遗症轻微（仅为足背外侧皮肤麻木或感觉丧失）的神经，如腓肠神经，腓浅神经的分支等。

神经活检的临床意义如下：

（1）发现一些特异性改变，是目前其他检查所不能取代的。

（2）帮助诊断血管炎，如结节性多动脉炎，原发性淀粉样变性、麻风性神经炎、多葡聚糖体病、蜡样脂褐质沉积病感觉性神经束膜炎、恶性血管内淋巴瘤及一些遗传代谢性周围神经病。

（3）帮助鉴别以髓鞘脱失为主的周围神经病（如吉兰－巴雷综合征）和以轴索损害为主的周围神

经病（如糖尿病性周围神经病和酒精中毒性周围神经病）等。

（三）肌肉活组织检查

肌肉活组织检查有助于进一步明确病变的性质，并可鉴别神经源性和肌源性肌萎缩损害。主要适用于多发性肌炎、皮肌炎、包涵体肌炎、进行性肌营养不良、先天性肌病、脊髓性肌萎缩、代谢性肌病、内分泌肌病和癌性肌病等。肌肉活检的最后结论应参考病史，特别是家族遗传史、临床特点、血清肌酶谱的测定和肌电图检查结果。

肌肉活检部位为肱二头肌、三角肌、股四头肌和腓肠肌等。通常选择临床和神经电生理均受累的肌肉，但应避免在肌电图部位附近取材、慢性进行性病变时应选择轻，中度受累的肌肉；而急性病变时应选择受累较重甚至伴有疼痛的肌肉；切忌选择严重萎缩的肌肉。

肌肉活检标本可根据需要进行标本的处理和染色，可制成冷冻切片和石蜡切片等，经过不同的染色技术，组织学、组织化学、生物化学及免疫组化等染色体显示病变。

（四）临床意义

（1）组织学帮助鉴别神经源性损害和肌源性损害，提供肌纤维坏死，再生，肌浆糖原聚集、结缔组织淋巴细胞浸润等。

（2）有助于皮肌炎、多发性肌炎和包涵体肌炎的诊断。

（3）组织化学染色，可测定肌肉中各种酶的含量，有助于糖原沉积病等诊断。

（4）免疫组化染色，可发现 Duchenne 型肌营养不良患者中 Dystrophin 缺乏及线粒体肌脑病中线粒体 DNA 的异常等。

七、基因诊断

基因诊断是用分子生物学和分子遗传学方法检测基因结构及其表达功能，直接或间接判断致病基因的存在，从而对遗传病进行诊断。它标志着遗传病的诊断从表型（蛋白质）水平进入 DNA（基因）水平。

传统的神经系统遗传病的诊断主要依据临床表现、生化和血清学的改变，有些疾病通过生化或酶活性的测定即可确诊。随着分子生物学技术的发展和对基因异质性的认识，发现相同的生化改变或酶的异常可伴有不同的临床表现；而 DNA 分析发现，不同的点突变又可引起相同的生化异常，例如肌肉磷酸化酶基因目前已有 16 个点突变。基因诊断可以弥补临床（表型）诊断的不足，为遗传病的治疗寻求新的出路，并可能对遗传病的分类提供新的方法和依据。目前基因诊断不仅应用于遗传性疾病，而且还广泛应用于感染性疾病（如病毒性脑炎）和肿瘤等。

基因诊断的途径主要包括基因突变的检测、基因连锁分析和 mRNA 检测。基因诊断的基本原理是应用分子生物学和分子遗传学的方法检测基因的结构和表达功能是否异常。较早期应用 DNA 分子杂交的技术原理，建立了 DNA 探针技术，随后发展了 DNA 体外扩增技术（即聚合酶链反应 PCR），使基因诊断的方法学提高到了一个新的阶段。

神经系统遗传病常用的基因诊断方法和技术包括核酸分子杂交技术、PCR 扩增和 DNA 测序等。核酸杂交技术包括 Soudlern 印迹杂交、Noahem 印迹杂交、点杂交、原位杂交及等位基因特异性寡核苷酸探针杂交等。基因诊断是直接以病理基因为对象，属病因学诊断，针对性强，对于神经系统的遗传性疾病，不仅能对有表型出现的疾病做出明确的诊断，而且可用于产前的早期诊断，还可检测出携带者和纯合子等。

（周慧杰）

第四节　神经内科疾病的诊断原则

一、定位诊断

定位诊断主要是依据神经解剖学知识，以及生理学和病理学知识，对疾病损害的部位做出诊断。由于不同部位的损害有其自身的特点，一般情况下，依据患者的症状、体征及必要的有关辅助检查资料所提供的线索，是能够做出病变的定位诊断的。

（一）神经系统疾病定位诊断的原则

（1）在定位诊断的过程中，首先应明确神经系统病损的水平，即中枢性（脑部或脊髓）还是周围性（周围神经或肌肉），是否为其他系统疾病的并发症等。

（2）要明确病变的分布为局灶性、多灶性、播散性还是系统性。①局灶性是指中枢或周围神经系统某一局限部位的损害，如面神经麻痹、横贯性脊髓炎等；②多灶性是指病变分布于神经系统的 2 个或 2 个以上部位，如视神经脊髓炎的视神经和脊髓同时受累，多发性脑梗死的多数梗死灶等，多灶性病变通常具有不对称性；③播散性病变是指脑、脊髓、周围神经或肌肉等两侧对称的结构弥漫性损害，如缺氧性脑病、多发性神经病、周期性瘫痪等；④系统性是指病变选择性地损害某些功能系统或传导束，如运动神经元病。

（3）定位诊断时通常要遵循一元论的原则，尽量用一个局限性的病灶来解释患者的全部临床表现，其次才考虑多灶性或播散性病变的可能。

（4）在定位诊断中要特别重视疾病的首发症状，它常可提示病变的首发部位和主要部位，有时也可提示病变可能的性质。定位诊断还应注意以下的问题：①临床上有些定位体征并一定指示有相应的病灶存在，如颅内压增高时可出现一侧或两侧的外展神经麻痹，这可能是一个假性定位症状，并不具有定位意义。②亚临床病灶并无定位体征，需通过一些辅助检查，如 CT、MRI、诱发电位等来发现。③在病程之初，某些体征往往不能代表真正的病灶所在，如脊髓颈段压迫性病变可先出现胸段脊髓受损的症状和体征，感觉障碍平面可能还没有达到病灶的水平。④某些体征可能是先天性异常或既往病变遗留下来的，与本次疾病并无关联。

因此，对收集到的临床资料，必须认真地进行综合分析，加以去粗取精、去伪存真，明确疾病的定位诊断。

（二）不同部位神经病损的临床特点

1. 肌肉病变　肌肉病变可出现在肌肉或神经肌肉接头处。常见的症状和体征有：肌无力、肌萎缩、肌痛、假性肥大、肌强直等。腱反射改变可不明显，常无感觉障碍，往往近端重于远端，如为重症肌无力，还可有疲劳试验阳性。

2. 周围神经病变　周围神经多为混合神经，受损后常出现相应支配区的感觉、运动和自主神经障碍，表现为各种感觉减退、消失，下运动神经元瘫痪，腱反射减弱或消失，肌肉萎缩。由于不同部位的周围神经所含的 3 种神经纤维的比例不等、受损部位及严重程度不同，出现的症状和体征亦不尽相同，有的以运动症状为主，有的以感觉症状为主。多发性神经病则出现四肢远端对称性的感觉、运动和自主神经功能障碍，但运动重感觉轻。

3. 脊髓病变　一侧脊髓损害，可出现 Brown - Sequard 综合征；横贯性脊髓损害可出现受损平面以下运动、感觉及自主神经功能障碍，表现为完全或不完全性截瘫或四肢瘫、传导束型感觉障碍和大小便功能障碍。脊髓的选择性损害可仅有锥体束或（和）前角受损的症状和体征，如肌萎缩侧束硬化或原发性侧束硬化；亚急性联合变性常选择性损害脊髓的锥体束和后索；脊髓空洞症因后角或前连合受损可出现一侧或双侧节段性痛、温觉障碍；根据感觉障碍的最高平面、运动障碍、深浅反射改变和自主神经功能障碍可以大致确定脊髓损害平面。脊髓受损后出现的症状、体征和演进过程与病变的部位、性质及发病缓急等因素有关。

4. 脑干病变　一侧脑干损害，常出现病变侧的脑神经受损症状，表现为脑神经支配区的肌肉无力或（和）感觉障碍，病变对侧肢体瘫痪或感觉障碍（交叉性运动 - 感觉障碍）。双侧脑干损害，则表现为两侧脑神经、锥体束和感觉传导束受损的症状。

5. 小脑病变　小脑损害常有共济失调、眼球震颤、构音障碍和肌张力减低等。小脑蚓部病变主要引起躯干的共济失调，小脑半球病变引起同侧肢体的共济失调；急性小脑病变（血管性及炎性病变）

较慢性病变（变性病及肿瘤）的临床症状明显，因后者可发挥代偿机制。

6. 大脑半球病变　大脑半球的刺激性病损可出现痫性发作，破坏性病损易出现缺损性神经症状和体征。一侧病变可出现病灶对侧偏瘫（中枢性面、舌瘫及肢体瘫）及偏身感觉障碍等，额叶病变可出现强握反射、运动性失语、失写、精神症状和癫痫发作等症状；顶叶病变可出现中枢性感觉障碍、失读、失用等；颞叶病变可出现象限性盲、感觉性失语和钩回发作等；枕叶病变可出现视野缺损、皮层盲及有视觉先兆的癫痫发作等。大脑半球弥散性损害常表现为意识障碍、精神症状、肢体瘫痪和感觉障碍等。

7. 大脑半球深部基底节损害　主要表现为肌张力改变（增高或减低）、运动异常（增多或减少）和震颤等。旧纹状体（苍白球）病变可引起肌张力增高、运动减少和静止性震颤等；新纹状体（壳核、尾状核）病变可导致肌张力减低、运动增多综合征，如舞蹈、手足徐动和扭转痉挛等。

二、定性诊断

定性诊断是结合起病方式、疾病进展演变过程、个人史、家族史及临床检查资料，经过综合分析，筛选出可能的病因，即病因诊断或定性诊断，目的是确定疾病的病因和性质。由于不同类型的疾病有其各自不同的演变规律，依据患者主要症状的发展变化，结合神经系统检查和辅助检查结果，通常是能够对疾病的性质做出正确判断的。

（一）神经系统疾病的病因学分类

神经系统疾病从病因学上可分为以下几类：

1. 感染性疾病　多呈急性或亚急性起病，常于发病后数日至数周内发展到高峰，少数病例可呈暴发性起病，数小时至数十小时内发展到高峰。常有畏寒、发热、外周血白细胞增加或血沉增快等全身感染的症状和体征。神经系统症状较弥散，可同时出现脑、脑膜或脊髓损害，表现为头痛、呕吐、精神症状和颈项强直等。血液和脑脊液检查，可找到病原学证据，如病毒、细菌、寄生虫和螺旋体等。Prion病起病缓慢、隐性，有海绵样脑病的病理改变。

2. 外伤　多有明确的外伤史，神经系统症状和体征的出现与外伤有密切关系，X线、CT、MBI检查可发现颅骨骨折、脊柱损伤或内脏损伤的证据。部分老年人和酗酒者可无明确的外伤史或外伤轻微，较长时间才出现神经症状，例如外伤性癫痫、慢性硬膜下血肿等，在这种情况下很容易误诊。

3. 血管性疾病　脑和脊髓血管性疾病起病急剧，发病后数分钟至数天内神经缺损症状达到高峰。老年人多见，常有头痛、呕吐、意识障碍、肢体瘫痪和失语等症状和体征，多有高血压、糖尿病、心脏病、动脉炎、高脂血症和吸烟等卒中危险因素。颅内动脉瘤和动－静脉畸形患者多较年轻，未破裂前可无任何神经系统症状和体征，CT/MRI或DSA有助于确定诊断。

4. 肿瘤　大多起病缓慢，早期可无明显症状体征，病情逐渐加重后出现有头痛、呕吐、视盘水肿等颅内压增高等症状和体征，如癫痫发作、肢体麻木和瘫痪（单瘫、偏瘫或截瘫）。脑脊液检查可有蛋白含量增加，脑脊液细胞学检查可发现肿瘤细胞，及时进行颅脑CT及MRI检查可明确诊断。肿瘤卒中起病者临床易误诊为脑卒中。

5. 遗传性疾病　多在儿童和青春期起病，部分病例可在成年期起病，常呈缓慢进行性发展。可有家族遗传史，常染色体显性遗传病较易诊断，隐性遗传病或散发病例不易诊断，未发病的携带者或症状轻微者更不易发现，基因分析有助于诊断。

6. 营养和代谢障碍　常有引起营养及代谢障碍的原因，如胃肠切除术后，长期经静脉补充营养、饥饿、偏食、呕吐、腹泻和酗酒等，或者患有糖、脂肪、蛋白质、氨基酸和重金属代谢障碍性疾病。通常发病缓慢，病程较长，除神经系统损害外，常有其他脏器如肝、脾、视网膜、血液和皮肤等受损的证据。

7. 中毒及与环境有关的疾病　患者常有药物滥用或长期大量服用苯妥英钠、减肥药物史，有杀虫剂、灭鼠药、重金属（砷、铅、汞、铊等）接触史，以及癌症放疗和（或）化疗、一氧化碳中毒、毒虫叮咬、甲醇摄入、进食蕈类和海产品（贝类、毒鱼）史等。神经症状可表现为急性或慢性脑病、周围神经病、帕金森综合征、共济失调或维生素 B_{12} 缺乏性脊髓病等。急性中毒起病急或急骤，慢性中毒起病均较缓慢隐袭。神经系统功能缺失症状及病理改变均与药物或毒物的不良反应符合，多有全身其他脏器受损的证据。环境和体内的毒物或药物分析有助诊断。

8. 脱髓鞘性疾病　常呈急性或亚急性起病，病灶分布较弥散、对称，病程中多表现有缓解与复发的倾向。部分病例慢性起病，进行性加重。常见病为多发性硬化、急性播散性脑脊髓炎。

9. 神经变性病　也是神经系统的常见疾病，起病及进展缓慢，常主要侵犯某一系统，如肌萎缩侧索硬化主要累及上、下运动神经元，老年痴呆症、Pick 病主要侵犯大脑皮质，Lewy 体痴呆主要累及 Lewy 体，帕金森病主要损伤锥体外系等。

10. 产伤与发育异常　围产期损伤临床常见颅内出血、缺血及缺氧性脑病等。轻症病例可无任何症状；中到重度病例常于出生后即表现嗜睡、激惹、呼吸困难、心律失常、抽搐、姿势异常、角弓反张、瞳孔固定和无反应状态等。如果缺血、缺氧性损害发生于出生前数周或数月，出生时或出生后不久即出现慢性脑病的表现。许多发育异常或先天性神经疾病是引起脑瘫、智力发育迟滞的重要原因；先天性神经肌肉疾病，如婴儿型脊肌萎缩症、先天性强直性肌营养不良症、先天性或代谢性肌病和脑病等可出现松软婴儿综合征。

11. 系统性疾病伴发的神经损害　许多内分泌疾病，如甲状腺功能亢进或低下，甲状旁腺功能低下和糖尿病等；以及血液系统疾病、心血管系统疾病、肝脏和肾脏疾病、结缔组织疾病、呼吸系统疾病和恶性肿瘤等；某些疾病的外科治疗，如心、肺外科，脏器移植外科等都可并发神经系统损害。可呈急性、亚急性或慢性起病，神经系统症状分布广泛，演变过程与系统疾病有密切关系。可同时有脑、脊髓、周围神经、肌肉、关节和皮肤损害，出现不同的症状组合。

（二）定性诊断应注意的问题

（1）要重视疾病的起病方式：是急骤、急性起病，还是亚急性、慢性或隐匿性起病。脑血管疾病起病急或急骤，变性病和遗传病呈隐匿性或慢性起病。

（2）要高度重视疾病的演进过程：是进行性加重、逐渐好转、还是缓解 - 复发、周期性发病。如周期性麻痹、癫痫常周期性发病，肿瘤性疾病进行性加重，多发性硬化的特点是缓解 - 复发。

（3）要全面、客观地总结患者的临床特点，为证实临床初步诊断的正确性，排除其他疾病，还可选择某些必要的辅助检查。

（4）要注意询问可能与该病有关的基础疾病（如高血压、糖尿病、高脂血症等）、既往病史，发病的诱因、家族史、不良嗜好有时对疾病的定性诊断有重要的意义。

（5）如疾病暂时无法确诊，应按诊断可能性的大小进行排列，并进行动态追踪或门诊随诊，观察疾病的进展和变化，必要时对原有诊断进行修正。神经疾病的诊断是一个疾病认识的过程，在疾病的诊断和治疗的全过程中，要充分地重视并取得患者良好的配合，必须认真对待每一个患者，全面、认真、客观地分析各种临床及检查资料，始终遵循严谨、科学的原则，耐心细致的作风。

（周慧杰）

第二章

脑血管疾病

第一节　短暂性脑缺血发作

短暂性脑缺血发作（transient ischemi attack，TIA）指急性发作的短暂性、局灶性的神经功能障碍或缺损，病因是由于供应该处脑组织（或视网膜）的血流暂时中断所致。TIA 预示患者处于发生脑梗死、心肌梗死和其他致死性血管性疾病的高度危险中。TIA 症状持续时间越长，24h 内完全恢复的概率就越低，脑梗死的发生率随之升高。大于 1 ~2h 的 TIA 比多次为时短暂的发作更为有害。所以 TIA 的早期诊断以及尽早、及时的治疗是很重要的。TIA 是脑血管疾病中最有治疗价值的病种。随着医学的进步，对于 TIA 的认识得到了很大提高。

一、历史背景

1951 年美国神经病学家 Fisher 首次提出命名，1958 年提出“TIA 可能持续几分钟到几小时，最常见是几秒钟到 5 或 10min”；同年美国国立卫生研究所委员会（NIH）定义 TIA 为一种脑缺血发作，局限性神经功能障碍持续时间 <1h；1964 年 Acheson 和 Hutchinson 提出 1h 作为 TIA 和中风的时间界限；1975 年 NIH 委员会将持续时间确定为 <24h。目前随着对 TIA 认识的深入，为强调 TIA 的严重性和紧迫状态，有人建议改用“小中风”、“暂时性中风”、“暂时性脑发作” 和 “先兆性中风” 命名 TIA。最近更提出先兆脑梗死（threatening infarct of the brain，TIB）、迫近中风综合征（impending stroke syndrome）、紧急中风前综合征（emergency prestroke syndrome）等喻义准确和预示病情严重、紧急的名称。2002 年 Albers 提出“TIA 是由局部脑或视网膜缺血所引起的短暂的神经功能缺失发作，典型的临床症状持续不到 1h，且没有急性梗死的证据。相反，持续存在的临床症状或影像上有肯定的异常梗死就是卒中”。

二、定义

TIA 是由颅内血管病变引起的一过性或短暂性、局灶性脑或视网膜功能障碍；临床症状一般持续 10 ~15min，多在 1h 内，不超过 24h；不遗留神经功能缺损症状和体征；结构性（CT、MRI）检查无责任病灶。需要强调 TIA 指局部脑缺血，与全脑缺血所致的晕厥在病理生理上是完全不同的，症状学上也有一定的区别。

对于 24h 这个时间限定，目前越来越受到质疑。动物实验发现脑组织缺血 3h，局部的缺血损伤不可逆，出现选择性神经元坏死；大脑中动脉阻断缺血 30min，DWI 发现有异常，但病变是可逆的，2. 5h 后即不可逆。临床研究证实 70% TIA 在 10min 内消失，绝大多数 TIA <1h，典型的症状持续数秒到 10 ~15min。TIA >1 ~3h 神经功能缺损恢复的概率非常低。近年研究发现前循环 TIA 平均发作 14min，后循环平均 8min。影像学研究表明超过 1h 的 TIA 发作多发现有新的实质性脑病损，同样说明有脑梗死病理改变的 TIA 患者临床上可表现为暂时性的体征。所以有人提出若遇发作超过 1h 的患者，应按急性脑梗死处理。因此，有人提出急性缺血性脑血管综合征（Acute Ischemic Cerebrovascular Syndrome）的概念来描述基于脑缺血这个病理生理基础上的一组临床症状。

三、病因

1. 动脉粥样硬化　老年人 TIA 的病因主要是动脉粥样硬化。

2. 动脉栓子　常由大动脉的溃疡型粥样硬化释放出的栓子阻塞远端动脉所致。

3. 源性栓子　最多见的原因为：①心房纤颤。②瓣膜疾病。③左心室血栓形成。

4. 病因　如下所述。

（1）血液成分的异常（如真性红细胞增多症、血小板减少症、抗心磷脂抗体综合征等）。

（2）血管炎或者 Moyamoya 病是青少年和儿童 TIA 的常见病因。

（3）夹层动脉瘤。

（4）血流动力学的改变：如任何原因的低血压、心律不齐、锁骨下盗血综合征和药物的不良反应。

四、发病机制

不同年龄组，发病机制有所不同。

（1）源于心脏、颈内动脉系统和颅内某些狭窄动脉的微栓塞和血栓形成学说：以颈内动脉系统颅外段的动脉粥样硬化性病变最常见，也是导致脑血流量减少的主要原因之一。微栓子的产生与颈动脉颅外段管腔狭窄的程度无关，而决定于斑块易脱落的程度。多发斑块为主要的影响因素；微栓子物质常为血凝块和动脉粥样硬化斑块。老年人 TIA 要多考虑动脉硬化。

（2）低灌注学说：必须有动脉硬化的基础或有血管相当程度的狭窄前提下发生；血管无法进行自动调节来保持脑血流恒定；或者低灌注时狭窄的血管更缺血而产生 TIA 的临床表现。

一般而言，颈内动脉系统多见微栓塞，椎基底动脉系统多见低灌注。

五、临床表现

大部分患者就诊往往在发病间歇期，没有任何阳性体征，诊断通常是依靠病史的回顾。TIA 的症状是多种多样的，取决于受累血管的分布。

（一）视网膜 TIA（retinal transient ischemic attack，RTIA）

RTIA 也称为发作性黑蒙或短暂性单眼盲。短暂的单眼失明是颈内动脉分支眼动脉缺血的特征性症状，但是少见。患者主诉为短暂性视物模糊、眼前灰暗感或眼前云雾状。RTIA 的发作时间极短暂，一般 <15min，大部分为 1 ~5min，罕有超过 30min 的。阳性视觉现象如闪光、闪烁发光或城堡样闪光暗点一般为先兆性偏头痛的症状，但颈动脉狭窄超过 75% 的 RTIA 患者也可见此类阳性现象。短暂单眼失明发作时无其他神经功能缺损。患者就医前 RTIA 发作的次数和时间变化很大，从几天到 1 年，从几次到 100 次不等。RTIA 的预后较好，发作后出现偏瘫性中风和网膜性中风的危险性每年为 2% ~4%，较偏瘫性 TIA 的危险率低（12% ~13%）；当存在有轻度颈动脉狭窄时危险率为 2.3%；而存有严重颈动脉狭窄时前两年的危险率可高达 16.6%。

（二）颈动脉系统 TIA

亦称为短暂偏瘫发作（transient hemispheric attacks，THAs），最常见的症状群为偏侧肢体发作性瘫痪和感觉异常或单肢的发作性瘫痪，以面部和上肢受累严重；其次为对侧纯运动偏瘫、偏身纯感觉障碍，肢体远端受累较重，有时可是唯一表现。主侧颈动脉缺血可表现为失语，伴或不伴对侧偏瘫。偏盲也常发生于颈动脉缺血；认知功能障碍和行为障碍有时也可是其表现。THAs 的罕见形式是肢体摇摆（shaking），表现为反复发作的对侧上肢或腿的不自主和不规律的摇摆、颤抖、战栗、抽搐、拍打、摆动。这型 TIA 和癫痫发作难以鉴别。某些脑症状，如“异己手综合征”，岛叶缺血的面部情感表情的丧失，顶叶的假性手足徐动症等，患者难以叙述，一般医生认识不足，多被忽略。

（三）椎 - 基底动脉系统 TIA（vertebral basel transient ischemic attacks，VBTIAs）

孤立的眩晕、头晕和恶心多不是 TIA 所造成，VBTIAs 可造成发作性眩晕，但同时或其他时间多伴有其他椎-基底动脉的症状和体征发作：包括前庭小脑症状，眼运动异常（如复视），单侧或双侧或交叉的运动和感觉症状、共济失调等。大脑后动脉缺血可表现为皮质性盲和视野缺损。另外，还可以出现猝倒症，常在迅速转头时突然出现双下肢无力而倒地，意识清楚，常在极短时间内自行起立，此发作可能是双侧脑干内网状结构缺血导致机体肌张力突然降低而发生。

六、影像学与TIA

1. 头颅MRI　TIA发作后的DWMRI可以提示与临床症状相符脑区的高信号；症状持续时间越长，阳性率越高。

2. 经颅多普勒超声（TCD）　可以评价脑血管功能；可以发现颅外脑血管的狭窄或斑块。同时还可以根据血流检测过程中的异常信号血流，检测和监测有否栓子脱落及栓子的数量。对于颅内脑血管，多普勒超声检查仅仅可以间接反映颅内大血管的流速和流量，无法了解血管的狭窄，必须结合MRA或脑血管造影检查。

3. SPECT　TIA发作间期由于神经元处于慢性低灌注状态，部分神经元的功能尚未完全恢复正常，SPECT检查可以显示相应大脑区域放射性稀疏和（或）缺损。

4. 脑血管造影　MRA和CTA可以发现颅内或颅外血管的狭窄。选择性动脉血管造影是评估颅内外血管病最准确的方法，可以鉴别颅内血管炎、颈或椎动脉内膜分层等疾病。

七、诊断和鉴别诊断

TIA发作的特征为：①好发于60岁以上的老年人，男性多于女性。②突然发病，发作持续时间 < 1h。③多有反复发作的病史。④神经功能缺损不呈进展性和扩展性（march of symptoms）。见表2-1。

表2-1　TIAS的特征

持续时间（数分钟到数小时）
发作性（突然/逐渐进展/顿挫）
局灶性症状（正性症状/负性症状）
全脑症状（意识障碍）
单一症状，多发症状
刻板的，多变的
血管支配区域
伴随症状

若身体不同部分按顺序先后受累时，应考虑为偏头痛和癫痫发作。

鉴别诊断："类TIA"的病因：①颅内出血：小的脑实质血肿或硬膜下血肿。②蛛网膜下隙出血（SAH）：预兆性发作，可能是由于小的，所谓"前哨"警兆渗漏（sentinel warning leaks）所致，如动脉瘤扩展，压迫附近的神经、脑组织或动脉内栓子脱离至动脉。③代谢异常：特别是高血糖和低血糖，药物效应。④脑微出血。⑤先兆性偏头痛。⑥部分性癫痫发作合并Todd's瘫痪。⑦躯体病样精神障碍。⑧其他：前庭病变、晕厥、周围神经病或神经根病变、眼球病变、周围血管病、动脉炎、中枢神经系统肿瘤等。

八、治疗

TIA是卒中的高危因素，需对其积极进行治疗，整个治疗应尽可能个体化。治疗的目的是推迟或预防梗死（包括脑梗死和心肌梗死）的发生，治疗脑缺血和保护缺血后的细胞功能。

主要治疗措施：①控制危险因素。②药物治疗：抗血小板聚集、抗凝、降纤。③外科治疗，同时改善脑血流和保护脑细胞。

（一）危险因素的处理

寻找病因和相关的危险因子，同时进行积极治疗。其危险因素与脑卒中相同。

AHA 提出的 TIA 后危险因素干预方案：

合并糖尿病，血压 < 130/85mmHg（17.3kPa/11.3kPa）；LDL < 100mg/dl；fBG < 126；戒烟和酒；控制高血压；治疗心脏病；适量体育运动，每周至少 3 ~ 4 次，每次 30 ~ 60min。鉴于流行病和实验研究资料关于绝经后雌激素对于血管性疾病影响的矛盾性，AHA 不建议有 TIA 发作的绝经期妇女终止雌激素替代治疗。

（二）药物治疗

抗血小板聚集药物治疗：已证实对有卒中危险因素的患者行抗血小板治疗能有效预防中风。对 TIA 尤其是反复发生 TIA 的患者应首先考虑选用抗血小板药物。

《中国脑血管病防治指南》建议：

（1）大多数 TIA 患者首选阿司匹林治疗，推荐剂量为 50 ~ 150mg/d。

（2）有条件时，也可选用阿司匹林 25mg 和潘生丁缓释剂 200mg 的复合制剂，每天2 次，或氯吡格雷 75mg/d。

（3）如使用噻氯匹定，在治疗过程中应注意检测血常规。

（4）频繁发作 TIA 时，可选用静脉滴注抗血小板聚集药物。

AHA Stroke Council's Ad Hoc Committee 推荐：

（1）阿司匹林是一线药物，推荐剂量 50 ~ 325mg/d。

（2）氯吡格雷、阿司匹林 25mg 和双嘧达莫缓释剂 200mg 的复合制剂以及噻氯匹定也是可接受的一线治疗。

与 Ticlid（噻氯匹定）相比，更推荐 Plavix（氯吡格雷），因为不良反应少，Aggrenox（小剂量阿司匹林 + 潘生丁缓释剂）比 Plavix 效果更好，两者不良反应发生率相似。

（3）重申心房颤动患者 TIA 后抗凝预防心源性栓塞的重要性和有效性，建议 INR 在 2.5。

（4）非心源性栓塞卒中的预防，抗凝和抗血小板之间无法肯定。

最近发表的 WARSS 结果表明，华法林（INR 1.4 ~ 2.8）与 Aspirin（325mg/d）预防卒中再发和降低死亡上效果无统计学差异，但是因为不良反应轻、方便、经济，所以 Aspirin 在以后的治疗指南中似乎有更好的趋势。

（三）抗凝治疗

目前尚无有力的临床试验证据来支持抗凝治疗作为 TIA 的常规治疗。但临床上对心房颤动、频繁发作 TIA 或椎 - 基底动脉 TIA 患者可考虑选用抗凝治疗。

《中国脑血管病防治指南》建议：

（1）抗凝治疗不作为常规治疗。

（2）对于伴发心房颤动和冠心病的 TIA 患者，推荐使用抗凝治疗（感染性心内膜炎除外）。

（3）TIA 患者经抗血小板治疗，症状仍频繁发作，可考虑选用抗凝治疗。

（4）降纤治疗。

《中国脑血管病防治指南》建议 TIA 患者有时存在血液成分的改变，如纤维蛋白原含量明显增高，或频繁发作患者可考虑选用巴曲酶或降纤酶治疗。

（四）TIA（特别是频发 TIA）后立即发生的急性中风的处理

溶栓是首选（NIH 标准）：

（1）适用范围：①发病 < 1h。②脑 CT 示无出血或清晰的梗死。③实验室检查示血球容积、血小板、PT/PTT 均正常。

（2）操作：①静脉给予 tPA 0.9mg/kg，10% 于 1min 内给予，其余量于 60min 内给予；同时应用神经保护剂，以减少血管再通 - 再灌注损伤造成近一步的脑损伤。②每小时神经系统检查 1 次，共 6 次，以后每 2h 检查 1 次，共 12 次（24h）。③第二天复查 CT 和血液检查。

（3）注意事项：区别 TIA 发作和早期急性梗死的时间界线是 1 ~ 2h。

（五）外科治疗

1. 颈动脉内膜剥脱术（carotid endarterectomy，CEA） 1951 年美国的 Spence 率先开展了颈动脉内膜切除术。1991 年北美有症状颈动脉内膜切除实验协作组（NASCET）和欧洲颈动脉外科实验协作组（ECST）等多中心大规模地随机试验结果公布以后，使得动脉内膜切除术对颈动脉粥样硬化性狭窄的治疗作用得到了肯定。

（1）适应证：①规范内科治疗无效。②反复发作（在 4 个月内）TIA。③颈动脉狭窄程度 >70% 者。④双侧颈动脉狭窄者。⑤有症状的一侧先手术。⑥症状严重的一侧伴发明显血流动力学改变先手术。

（2）禁忌证：① <50% 症状性狭窄。② <60% 无症状性狭窄。③不稳定的内科和神经科状态（不稳定的心绞痛、新近的心梗、未控制的充血性心力衰竭、高血压或糖尿病）。④最近大的脑梗死、出血性梗死、进行性中风。⑤意识障碍。⑥外科不能达到的狭窄。

（3）CEA 的危险或合并症：CEA 的合并症降低至≤3%，才能保证 CEA 优于内科治疗。

CEA 的并发症包括围手术期和术后两部分并发症。围手术期并发症有脑卒中、心肌梗死和死亡；术后并发症有颅神经损伤、伤口血肿、高血压、低血压、高灌注综合征（hyperperfusion syndrome）、脑出血、癫痫发作和再狭窄。①颅神经损伤：舌下神经、迷走神经、面神经、副神经。②颈动脉内膜剥脱术后高灌注综合征（postendarterectomy hyperperfusion syndrome）：在高度狭窄和长期低灌注的患者，狭窄远端的低灌注区的脑血管自我调节功能严重受损或麻痹，此处的小血管处于极度扩张状态，以保证适当的血流供应。当正常灌注压或高灌注压再建后，由于血管自我调节的麻痹，自我血管收缩以保护毛血管床的功能丧失，可造成脑水肿和出血。脑血流的突然增加最常见的临床表现是严重的单侧头痛，特征是直立位时头痛改善。这些头痛患者的脑血流从术前的平均（43 ±16）mL/（100g · min）到术后的（83 ±39）mL/（100g · min）。③脑实质内出血：是继发于高灌注的最坏的情况，术后 2 周发生率为 0.6%。出血量大，后果严重，病死率高（60%）和预后不良（25%）。④癫痫发作：发生率为 3%，高灌注综合征造成的脑水肿是重要的原因，或为高血压脑病造成。

根据 NASCFT 结果，ICA 狭窄≥70% 手术可以长久获益；ICA 狭窄 50% ~69% 有症状的患者可从手术获益，但是益处较少。NASCET 和其他研究还发现男性患者、中风过的患者，症状为半球的患者分别与女性患者、TIA 患者和视网膜缺血的患者相比，手术获益大，内科治疗中风的危险大；同时提出糖尿病患者、血压偏高的患者、对侧血管有闭塞或者影像学已有明确病灶的患者手术期间发生中风的危险大。因此 AHA Stroke Council's Ad Hoc Committee 推荐如果考虑给存在 ICA 中度狭窄并发生过 TIA 或卒中的患者手术，需要认真评估患者的所有危险因子，比较一般内科治疗 2 ~3 年和手术后 2 ~3 年的中风危险性。

（4）血管介入治疗：相对于外科手术治疗而言，血管介入在缺血性脑血管病的应用历史较短。自 1974 年问世以来，经皮血管成形术（percutaneous transluminal angioplasty，PTA）成为一种比较成熟的血管再通技术被广泛应用于冠状动脉、肾动脉以及髂动脉等全身血管狭窄性病变。PTA 成功运用于颈动脉狭窄的最早报道见于 1980 年。1986 年作为 PTA 技术的进一步发展的经皮血管内支架成形术（percutaneous transluminal angioplasty and stenting，PTAS）正式运用于临床，脑血管病的血管介入治疗开始了迅速的发展。

颅内段颈内动脉以及分支的狭窄，手术困难，药物疗效差，介入治疗可能是较好的选择。但是由于颅内血管细小迂曲，分支较多，且血管壁的弹力层和肌层较薄，周围又缺乏软组织，故而手术操作困难，风险大，相关报道少。

大多数学者认为颅外段颈动脉狭窄患者符合下列条件可考虑实施 PTA 或 PTAS：①狭窄≥70%。②病变表面光滑，无溃疡、血栓或明显钙化。③狭窄较局限并成环行。④无肿瘤、疤痕等血管外狭窄因素。⑤无严重动脉迂曲。⑥手术难以抵达部位（如颈总动脉近端、颈内动脉颅内段）的狭窄。⑦非动脉粥样硬化性狭窄（如动脉肌纤维发育不良、动脉炎或放射性损伤）。⑧复发性颈动脉狭窄。⑨年迈体弱，不能承受或拒绝手术。

禁忌证：①病变严重钙化或有血栓形成。②颈动脉迂曲。③狭窄严重，进入导丝或球囊困难，或进入过程中脑电图监测改变明显。④狭窄 <70%。

椎动脉系统 TIA，应慎重选择适应证。

其他还有颈外 - 颈内动脉搭桥治疗初步研究患者可以获益，但仍需更多的随机临床研究证实，同时评价其远期疗效。

九、预防及预后

TIA 后第一个月内发生脑梗死者4% ~8%；3 月内为10% ~20%；50% 的脑梗死发生于 TIA 后 24 ~ 48h。1 年内 12% ~13%，较一般人群高 13 ~16 倍，5 年内增至 24% ~29%。故应予积极处理，以减少发生脑梗死的概率。频发性 TIA 更需要急诊处理。积极寻找病因，控制相关危险因素。使用抗血小板聚集药物治疗，必要时抗凝治疗。见表 2 -2。

表 2 -2 TIA 预后

高危险因素	低危险因素
CA 狭窄 >70% ~99%	CA 狭窄 <50%
同侧有溃疡样斑块	同侧无溃疡样斑块
高危心源性栓子	无或低心源性栓子来源
半球 TIA	TMB，非半球 TIA
年龄 >65 岁	年龄 <65 岁
男性	女性
上一次 TIA 发作时间 <24h	上一次 TIA 发作时间 >6 个月
其他的危险因子	少或无危险因子

注：CA：颈内动脉；TMB：短暂的单眼失明。

（李 阳）

第二节 脑梗死

一、脑血栓形成概述

脑血栓形成（CI）又称缺血性卒中（CIS），是指在脑动脉本身病变基础上，继发血液有形成分凝集于血管腔内，造成管腔狭窄或闭塞，在无足够侧支循环供血的情况下，该动脉所供应的脑组织发生缺血变性坏死，出现相应的神经系统受损表现或影像学上显示出软化灶，称为脑血栓形成。90% 的脑血栓形成是在脑动脉粥样硬化的基础上发生的。脑梗死约占全部脑卒中的 80%。

脑梗死包括：

1. 大面积脑梗死　通常是颈内动脉主干、大脑中动脉主干或皮质支的完全性卒中，患者表现为病灶对侧完全性偏瘫、偏身感觉障碍及向病灶对侧的凝视麻痹，可有头痛和意识障碍，并呈进行性加重。

2. 分水岭性脑梗死（CWSI）　是指相邻血管供血区之间分水岭区或边缘带的局部缺血。多由于血流动力学障碍所致。结合 CT 可分为皮质前型，为大脑前与大脑中动脉供血区的分水岭脑梗死；皮质后型，为大脑中动脉与大脑后动脉，或大脑前、中、后动脉皮质支间的分水岭区；皮质下型，为大脑前、中、后动脉皮质支与深穿支间或大脑前动脉回返支与大脑中动脉的豆纹动脉间的分水岭区梗死。

3. 出血性脑梗死　是由于脑梗死供血区内动脉坏死后血液漏出继发出血，常见于大面积脑梗死后。

4. 多发性脑梗死　是指两个或两个以上不同的供血系统脑管闭塞引起的梗死，多为反复发生脑梗死的后果。

（一）临床表现

本病好发于中年以后，60 岁以后动脉硬化性脑梗死发病率增高。男性较女性为多。起病前多有前驱症状，表现为头痛、眩晕、短暂性肢体麻木、无力，约25%的患者有短暂性脑缺血发作史。起病较缓慢。患者多在安静和睡眠中起病。

动脉硬化性脑梗死发病后意识常清醒，如果大脑半球较大面积梗死、缺血、水肿可影响间脑和脑干的功能，起病后不久出现意识障碍。如果发病后即有意识不清，要考虑椎－基底动脉系统梗死。动脉硬化性脑梗死可发生于脑动脉的任何一分支，不同的分支可有不同的临床特征，常见的有如下几种。

（1）颈内动脉闭塞：临床主要表现病灶侧单眼失明（一过性黑蒙，偶可为永久性视力障碍），或病灶侧 Horner 征，对侧肢体运动或感觉障碍及对侧同向偏盲，主侧半球受累可有运动性失语。颈内动脉闭塞也可不出现局灶症状，这取决于前、后交通动脉，眼动脉、脑浅表动脉等侧支循环的代偿功能。

（2）大脑中动脉闭塞：大脑中动脉是颈内动脉的延续，是最容易发生闭塞的血管。①主干闭塞时引起对侧偏瘫、偏身感觉障碍和偏盲，主侧半球主干闭塞可有失语、失写、失读症状；②大脑中动脉深支或豆纹动脉闭塞可引起对侧偏瘫，一般无感觉障碍或同向偏盲；③大脑中动脉各皮质支闭塞可分别引起运动性失语，感觉性失语、失读、失写、失用，偏瘫以面部及上肢为重。

（3）大脑前动脉闭塞：①皮质支闭塞时产生对侧下肢的感觉及运动障碍，伴有尿潴留；②深穿支闭塞可致对侧中枢性面瘫、舌瘫及上肢瘫痪，亦可发生情感淡漠、欣快等精神障碍及强握反射。

（4）大脑后动脉闭塞：大脑后动脉大多由基底动脉的终末支分出，但有5%～30%的人，其中一侧起源于颈内动脉。①皮质支闭塞：主要为视觉通路缺血引起的视觉障碍，对侧同向偏盲或上象限盲；②深穿支闭塞，出现典型的丘脑综合征，对侧半身感觉减退伴丘脑性疼痛，对侧肢体舞蹈样徐动症等。

（5）基底动脉闭塞：该动脉发生闭塞的临床症状较复杂，亦较少见。常见症状为眩晕、眼球震颤、复视、交叉性瘫痪或交叉性感觉障碍，肢体共济失调，若主干闭塞则出现四肢瘫痪、眼肌麻痹、瞳孔缩小，常伴有面神经、展神经、三叉神经、迷走神经及舌下神经的麻痹及小脑症状等，严重者可迅速昏迷，发热达41～42℃，以至死亡。基底动脉因部分阻塞引起脑桥腹侧广泛软化，则临床上可产生闭锁综合征，患者四肢瘫痪，不能讲话，但神志清楚，面无表情，缄默无声，仅能以眼球垂直活动示意。

在椎－基底动脉系统血栓形成中，小脑后下动脉血栓形成是最常见的，称延髓外侧部综合征，表现为眩晕、恶心、呕吐、眼震、同侧面部感觉缺失、同侧霍纳综合征、吞咽困难、声音嘶哑、同侧肢体共济失调及对侧面部以下痛、温觉缺失。

小脑后下动脉的变异性较大，故小脑后下动脉闭塞所引起的临床症状较为复杂和多变，但必须具备两条基本症状即一侧后组脑神经麻痹，对侧痛、温觉消失或减退，才可诊断。

根据缺血性卒中病程分为：①进展型：指缺血发作6h后，病情仍在进行性加重。此类患者占40%以上，造成进展的原因很多，如血栓的扩展，其他血管或侧支血管阻塞、脑水肿、高血糖、高温、感染、心肺功能不全，多数是由于前两种原因引起的。据报道，进展型颈内动脉系统占28%，椎－基底动脉系统占54%。②稳定型：发病后病情无明显变化者，倾向于稳定型卒中，一般认为颈内动脉系统缺血发作24h以上，椎－基底动脉系统缺血发作72h以上者，病情稳定，可考虑稳定型卒中。此类型卒中，CT所见与临床表现相符的梗死灶机会多，提示脑组织已经有了不可逆的病损。③完全性卒中：指发病后神经功能缺失症状较重较完全，常于数小时内（<6h）达到高峰。④可逆性缺血性神经功能缺损（RIND）：指缺血性局灶性神经障碍在3周之内完全恢复者。

（二）辅助检查

1. CT扫描　发病24～48h后可见相应部位的低密度灶，边界欠清晰，并有一定的占位效应。早期CT扫描阴性不能排除本病。

2. MRI　可较早期发现脑梗死，特别是脑干和小脑的病灶。T_1 和 T_2 弛豫时间延长，加权图像上 T_1 在病灶区呈低信号强度，T_2 呈高信号强度，也可发现脑移位受压。与CT相比，MRI显示病灶早，能早期发现大面积脑梗死，清晰显示小病灶及颅后窝的梗死灶，病灶检出率达95%，功能性MRI如弥散加权MRI可于缺血早期发现病变，发病半小时即可显示长 T_1、长 T_2 梗死灶。

3. 血管造影　DSA或MRA可发现血管狭窄和闭塞的部位，可显示动脉炎、Moyamoya病、动脉瘤和血管畸形等。

4. 脑脊液检查　通常脑脊液压力、常规及生化检查正常，大面积脑梗死者脑脊液压力可增高，出血性脑梗死脑脊液中可见红细胞。

5. 其他　彩色多普勒超声检查（TCD）可发现颈动脉及颈内动脉的狭窄、动脉粥样硬化斑或血栓形成。超声心动图检查有助于发现心脏附壁血栓、心房黏液瘤和二尖瓣脱垂。PET 能显示脑梗死灶的局部脑血流、氧代谢及葡萄糖代谢，并监测缺血半暗带及对远隔部位代谢的影响。

（三）诊断与鉴别诊断

1. 脑血栓形成的诊断　主要有以下几点。

（1）多发生于中老年人。

（2）静态下发病多见，不少患者在睡眠中发病。

（3）病后几小时或几天内病情达高峰。

（4）出现面、舌及肢体瘫痪，共济失调，感觉障碍等定位症状和体征。

（5）脑 CT 提示症状相应的部位有低密度影或脑 MRI 显示长 T_1 和长 T_2 异常信号。

（6）多数患者腰椎穿刺检查提示颅内压、脑脊液常规和生化检查正常。

（7）有高血压、糖尿病、高血脂、心脏病及脑卒中史。

（8）病前有过短暂性脑缺血发作者。

2. 鉴别诊断　脑血栓形成应注意与下列疾病相鉴别。

（1）脑出血：有 10% ~20% 脑出血患者由于出血量不多，在发病时意识清楚及脑脊液正常，不易与脑血栓形成区别。必须行脑 CT 扫描才能鉴别。

（2）脑肿瘤：有部分脑血栓形成患者由于发展至高峰的时间较慢，单从临床表现方面不易与脑肿瘤区别。脑肿瘤患者腰椎穿刺发现颅内压高，脑脊液中蛋白增高。脑 CT 或 MRI 提示脑肿瘤周围水肿显著，瘤体有增强效应，严重者有明显的占位效应。但是，有时做了脑 CT 和 MRI 也仍无法鉴别。此时，可做脑活检或按脑血栓进行治疗，定期复查 CT 或 MRI 以便区别。

（3）颅内硬膜下血肿：可以表现为进行性肢体偏瘫、感觉障碍、失语等，而没有明确的外伤史。主要鉴别依靠脑 CT 扫描发现颅骨旁有月牙状的高、低或等密度影，伴占位效应如脑室受压和中线移位，增强扫描后可见硬脑膜强化影。

（4）炎性占位性病变：细菌性脑脓肿、阿米巴性脑脓肿等炎性占位性病变可表现在短时间内逐渐出现肢体瘫痪、感觉障碍、失语、意识障碍等临床表现，尤其在无明显的炎症性表现时，难与脑血栓形成区别。但是，腰椎穿刺检查、脑 CT 和 MRI 检查有助于鉴别。

（5）癔症：对于以单个症状出现的脑血栓形成如突然失语、单肢瘫痪、意识障碍等，需要与癔症相鉴别。癔症可询问出明显的诱因，检查无定位体征及脑影像学检查正常。

（6）脑栓塞：临床表现与脑血栓形成相类似，但脑栓塞在动态下突然发病，有明确的栓子来源。

（7）偏侧性帕金森病：有的帕金森病患者表现为单侧肢体肌张力增高，而无震颤时，往往被误认为脑血栓形成。通过体格检查可发现该侧肢体有明显的强直性肌张力增高，无锥体束征及影像学上的异常，即可区别。

（8）颅脑外伤：临床表现可与脑血栓形成相似，但通过询问出外伤史，则可鉴别。但部分外伤患者可合并或并发脑血栓形成。

（9）高血压脑病：椎 - 基底动脉系统的血栓形成表现为眩晕、恶心、呕吐，甚至意识障碍时，在原有高血压的基础上，血压又急剧升高，此时应注意与高血压脑病鉴别。高血压脑病可以表现为突然头痛、眩晕、恶心、呕吐，严重者意识障碍。后者的舒张压均在 16kPa（120mmHg）以上，脑 CT 或 MRI 检查呈阴性时，则不易区别。有效鉴别方法是先进行降血压治疗，如血压下降后病情迅速好转者为高血压脑病，如无明显改善者，则为椎 - 基动脉血栓形成。复查 CT 或 MRI 有助于两者的鉴别。脑血栓形成的治疗原则是尽量解除血栓及增加侧支循环，改善缺血梗死区的血液循环；积极消除脑水肿，减轻脑组织损伤；尽早进行神经功能锻炼，促进康复，防止复发。

（四）治疗

治疗脑血栓形成的药物和方法有上百种，各家医院的用法大同小异。脑血栓形成的恢复程度取决于梗死的部位及大小、侧支循环代偿能力和神经功能障碍的康复效果。一般来讲，在进行性卒中即脑血栓形成在不断地加重时，应尽早进行抗凝治疗；在脑血栓形成的早期，有条件时，应尽早进行溶栓治疗；如果丧失上述机会或病情不允许，则进行一般性治疗。在药物治疗中，如果病情已经稳定，应尽早进行早期康复治疗。不论是完全恢复正常或留有后遗症者，应长期进行综合性预防，以防止脑血栓的复发。

急性期的治疗原则：①超早期治疗：提高全民的急救意识，为获得最佳疗效力争超早期溶栓治疗。②针对脑梗死后的缺血瀑布及再灌注损伤进行综合保护治疗。③采取个性化治疗原则。④整体化观念：脑部病变是整体的一部分，要考虑脑与心脏及其他器官功能的相互影响，如脑心综合征、多脏器功能衰竭，积极预防并发症，采取对症支持疗法，并进行早期康复治疗。⑤对卒中的危险因素及时给予预防性干预措施。最终达到挽救生命、降低病残及预防复发的目的。

1. 超早期溶栓治疗　如下所述。

（1）溶栓治疗急性脑梗死的目的：在缺血脑组织出现坏死之前，溶解血栓、再通闭塞的脑血管，及时恢复供血，从而挽救缺血脑组织，避免缺血脑组织发生坏死。在缺血脑组织出现坏死之前进行溶栓治疗，这是溶栓治疗的前提。只有在缺血脑组织出现坏死之前进行溶栓治疗，溶栓治疗才有意义。

（2）溶栓治疗时间窗：脑组织对缺血耐受性特别差。脑供血一旦发生障碍，很快就会出现神经功能异常；缺血达一定程度后，脑细胞就不可避免地发生缺血坏死。脑组织对局部缺血较全脑缺血的耐受时间要长。实际上，局部脑缺血中心缺血区很快发生坏死，只是缺血周边半暗带区对缺血的耐受时间较长。溶栓治疗的主要目的是挽救那些尚没有坏死的缺血周边半暗带脑组织。缺血性脑卒中可进行有效治疗的时间称为治疗时间窗。不同个体的溶栓治疗时间窗存在较大的个体差异。根据现有的研究资料，总的来看，急性脑梗死发病3h内绝大多数患者采用溶栓治疗是有效的；发病3～6h大部分溶栓治疗可能有效；发病6～12h小部分溶栓治疗可能有效，但急性脑梗死溶栓治疗时间窗的最后确定有待于目前正在进行的大规模、多中心、随机、双盲、安慰剂对照临床试验结果。

（3）影响溶栓治疗时间窗的因素：①种属：不同种属存在较大的差异。如小鼠局部脑梗死的治疗时间窗<2～3h，而猴和人一般认为至少为6h。②临床病情：当脑梗死患者出现昏睡、昏迷等严重意识障碍，眼球凝视麻痹，肢体近端和远端均完全瘫痪，以及脑CT已显示低密度改变时，均表明有较短的治疗时间窗，临床上几乎无机会可溶栓。而肢体瘫痪等临床病情较轻时，一般溶栓治疗的治疗时间窗较长。③脑梗死类型：房颤所致的心源性脑栓塞患者，栓子常较大，多堵塞颈内动脉和大脑中动脉主干，迅速造成严重的脑缺血，若此时患者上下肢体瘫痪均较完全，治疗时间窗通常在3～4h之内。而对于血管闭塞不全的脑血栓形成患者，由于局部脑缺血相对较轻，溶栓治疗时间窗常较长。④侧支循环状态：如大脑中动脉深穿支堵塞，因为是终末动脉，故发生缺血时侧支循环很差，其供血区脑组织的治疗时间窗常在3h之内；而大脑中动脉M_2或M_3段堵塞时，由于大脑皮质有较好的侧支循环，因而不少患者的治疗时间窗可以超过6h。⑤体温和脑组织的代谢率：低温和降低脑组织的代谢可提高脑组织对缺血的耐受性，可延长治疗时间窗，而高温可增加脑组织的代谢，治疗时间窗缩短。⑥神经保护药应用：许多神经保护药可以明显地延长试验动物缺血治疗的时间窗，并可减少短暂性局部缺血造成的脑梗死体积。因而，溶栓治疗联合神经保护药治疗有广阔的应用前景，但目前缺少有效的神经保护药。⑦脑细胞内外环境：脑细胞内外环境状态与脑组织对缺血的耐受性密切相关，当患者有水、电解质及酸碱代谢紊乱等表现时，治疗时间窗明显缩短。

（4）临床上常用的溶栓药物：尿激酶（UK）、链激酶（SK）、重组的组织型纤溶酶原激活药（rt－PA）。尿激酶在我国应用最多，常用量25万～100万U，加入5%葡萄糖溶液或生理盐水中静脉滴注，30min～2h滴完，剂量应根据患者的具体情况来确定，也可采用DSA监测下选择性介入动脉溶栓；rt－PA是选择纤维蛋白溶解药，与血栓中纤维蛋白形成复合体后增强了与纤溶酶原的亲和力，使纤溶作用局限于血栓形成的部位，每次用量为0.9mg/kg体重，总量<90mg；有较高的安全性和有效性，rt－PA溶栓治疗宜在发病后3h进行。

（5）适应证：凡年龄<70 岁；无意识障碍；发病在 6h 内，进展性卒中可延迟到 12h；治疗前收缩压<26.7kPa（200mmHg）或舒张压<16kPa（120mmHg）；CT 排除颅内出血；排除 TIA；无出血性疾病及出血素质；患者或家属同意，都可进行溶栓治疗。

（6）溶栓方法：上述溶栓药的给药途径有 2 种。①静脉滴注：应用静脉滴注 UK 和 SK 治疗诊断非常明确的早期或超早期的缺血性脑血管病，也获得一定的疗效。②选择性动脉注射：属血管介入性治疗，用于治疗缺血性脑血管病，并获得较好的疗效。选择性动脉注射有 2 种途径：a. 选择性脑动脉注射法，即经股动脉或肘动脉穿刺后，先进行脑血管造影，明确血栓所在的部位，再将导管插至颈动脉或椎－基底动脉的分支，直接将溶栓药注入血栓所在的动脉或直接注入血栓处，达到较准确的选择性溶栓作用。且在注入溶栓药后，还可立即再进行血管造影了解溶栓的效果。b. 颈动脉注射法，适用于治疗颈动脉系统的血栓形成。用常规注射器穿刺后，将溶栓药物注入发生血栓侧的颈动脉，达到溶栓作用。但是，动脉内溶栓有一定的出血并发症，因此，动脉内溶栓的条件是：明确为较大的动脉闭塞；脑 CT 扫描呈阴性，无出血的证据；允许有小范围的轻度脑沟回改变，但无明显的大片低密度梗死灶；血管造影证实有与症状和体征相一致的动脉闭塞改变；收缩压在 24kPa（180mmHg）以下，舒张压在 14.6kPa（110mmHg）以下；无意识障碍，提示病情尚未发展至高峰者。值得注意的是，在进行动脉溶栓之前一定要明确是椎－基底动脉系统还是颈动脉系统的血栓形成，否则，误做溶栓，延误治疗。

局部动脉灌注溶栓剂较全身静脉用药剂量小，血栓局部药物浓度高，并可根据 DSA 观察血栓溶解情况以决定是否继续用药。但 DSA 及选择性插管，治疗时间将延迟 45min～3h。目前文献报道的局部动脉内溶栓治疗脑梗死血管再通率为 58%～100%，临床好转率为53%～94%，均高于静脉内用药（36%～89%，26%～85%）。但因患者入选标准、溶栓剂种类、剂量、观察时间不一，比较缺乏可比性，故哪种用药途径疗效较好仍不清楚。故有人建议，先尽早静脉应用溶栓剂，短期无效者再进行局部动脉内溶栓。

应用溶栓药物治疗目前尚无统一标准，由于个体差异，剂量波动范围也大。不同的溶栓药物和不同的给药途径，用药的剂量也不同。①尿激酶：静脉注射的剂量分为 2 种：a. 大剂量，100 万～200 万 U 溶于生理盐水 500～1 000mL 中，静脉滴注，仅用 1 次。b. 小剂量，20 万～50 万 U 溶于生理盐水 500mL 中，静脉滴注，1 次/天，可连用 3～5 次。动脉内注射的剂量为 10 万～30 万 U。②rt－PA：美国国立卫生院的试验结果认为，rt－PA 治疗剂量 40.85mg/kg 体重、总剂量<90mg 是安全的。其中 10% 可静脉推注，剩余 90% 的剂量在 24h 内静脉滴注。

（7）溶栓并发症：脑梗死病灶继发出血，致命的再灌流损伤及脑组织水肿是溶栓治疗的潜在危险；再闭塞率可达 10%～20%。

所有溶栓药在临床应用中均有可能产生颅内出血的并发症，包括脑内和脑外出血。影响溶栓药物疗效与安全性的主要并发症是脑内出血。脑内出血分脑出血及梗死性出血。前者指 CT 检查显示在非梗死区出现高密度的血肿，多数伴有相应的临床症状和体征，少数可以没有任何临床表现；后者指梗死区的脑血管在阻塞后再通，血液外渗所致，CT 扫描显示出梗死灶周围有单独或融合的斑片状出血，一般不形成血肿。出血并发症可导致病情加重，但有的可能没有任何表现。溶栓后的脑内出血在尸检的发现率为 17%～65%，远低于临床上的表现率。溶栓导致脑内出血的原因可能系：①缺血后血管壁受损，易破裂；②继发性纤溶及凝血障碍；③动脉再通后灌注压增高；④软化脑组织对血管的支持作用减弱。脑外出血主要见于胃肠道及泌尿系。

迄今为止，仍无大宗随机双盲对比性的临床应用研究结果，大多为个案病例或开放性临床应用研究，尤其是对选择病例方面，有较多的差别，因此，溶栓治疗的确切效果各家报道不一样，差别较大。但较为肯定的是溶栓后的出血并发症较高。Grond 等、Chiu 等、Trouillas 等及 Tanne 等分别对 60 例、30 例、100 例及 75 例动脉血栓形成的患者行 rt－PA 静脉溶栓治疗，症状性脑出血的发生率为 6.6%、7%、7% 和 7%。rt－PA 静脉溶栓会增加脑出血的危险和脑出血死亡的机会。如果其他条件确实完全相同，治疗组的病死率只可能高于对照组。目前，溶栓治疗还只能作为研究课题，不能常规应用。因此，溶栓治疗的有效性和安全性必须依靠临床对照试验来进行回答。

2. 抗凝治疗　如下所述。

（1）抗凝治疗的目的：目的在于防止血栓扩展和新血栓形成。高凝状态是缺血性脑血管病发生和发展的重要环节，主要与凝血因子，尤其是第Ⅷ因子和纤维蛋白原增多及其活性增高有关。所以，抗凝治疗主要通过抗凝血，阻止血栓发展和防止血栓形成，达到治疗或预防脑血栓形成的目的。

（2）常用药物有肝素、低分子肝素及华法林等：低分子肝素与内皮细胞和血浆蛋白的亲和力低，其经肾排泄时更多的是不饱和机制起作用，所以，低分子肝素的清除与剂量无关，而其半衰期比普通肝素长2～4倍。用药时不必行试验室监测，低分子肝素对患者的血小板减少和肝素诱导的抗血小板抗体发生率下降。硫酸鱼精蛋白可100%中和低分子肝素的抗凝血因子活性，可以中和60%～70%的抗凝血因子活性。急性缺血性脑卒中的治疗，可用低分子肝素钙4 100U（单位）皮下注射，2次/天，共10d。口服抗凝药物：①双香豆素及其衍生物：能阻碍血液中凝血因子的形成，使其含量降低，其抗凝作用显效较慢（用药后24～48h，甚至72h），持续时间长，单独应用仅适用于发展较缓慢的患者或用于心房颤动患者脑卒中的预防。口服抗凝剂中，华法林和新抗凝片的开始剂量分别为4～6mg和1～2mg，开始治疗的10d内测定凝血因子时间和活动度应每日1次，以后每周3次，待凝血因子活动度稳定于治疗所需的指标时，则7～10d测定1次，同时应检测国际规格化比值（INF）。②藻酸双酯钠：又称多糖硫酸酯（多糖硫酸盐，PSS）。系从海洋生长的褐藻中提取的一种类肝素药物。但作用强度是肝素的1/3，而抗凝时间与肝素相同。主要作用是抗凝血、降低血液黏稠度、降低血脂及改善脑微循环。用法：按2～4mg/kg体重加入5%葡萄糖溶液500mL，静脉滴注，30滴/分钟，1次/天，10d为1个疗程。或口服，每次0.1g，1次/天，可长期使用。个别患者可能出现皮疹、头痛、恶心、皮下出血点。

（3）抗凝治疗的适应证：①短暂性脑缺血发作；②进行性缺血性脑卒中；③椎－基底动脉系统血栓形成；④反复发作的脑栓塞；⑤应用于心房颤动患者的卒中预防。

（4）抗凝治疗的禁忌证：①有消化道溃疡病史者；②有出血倾向者、血液病患者；③高血压［血压24/13.3kPa（180/100mmHg）以上］；④有严重肝、肾疾病者；⑤临床不能除外颅内出血者。

（5）抗凝治疗的注意事项：①抗凝治疗前应进行脑部CT检查，以除外脑出血病变，高龄、较重的脑动脉硬化和高血压患者采用抗凝治疗应慎重；②抗凝治疗对凝血因子活动度应维持在15%～25%，部分凝血活酶时间应维持在1.5倍之内；③肝素抗凝治疗维持在7～10d，口服抗凝剂维持2～6个月，也可维持在1年以上；④口服抗凝药的用量较国外文献所报道的剂量为小，其1/3～1/2的剂量就可以达到有效的凝血因子活动度的指标；⑤抗凝治疗过程中应经常注意皮肤、黏膜是否有出血点，小便检查是否有红细胞，大便潜血试验是否阳性，若发现异常应及时停用抗凝药物；⑥抗凝治疗过程中应避免针灸、外科小手术等，以免引起出血。

3. 降纤治疗　可以降解血栓蛋白质、增加纤溶系统活性、抑制血栓形成或促进血栓溶解。此类药物亦应早期应用（发病6h以内），特别适用于合并高纤维蛋白原血症者。降纤酶、东菱克栓酶、安克洛酶和蚓激酶均属这一类药物。但降纤至何种程度，如何减少出血并发症等问题尚待解决。有报道，发病后3h给予Ancrod可改善患者的预后。

4. 扩容治疗　主要是通过增加血容量，降低血液黏稠度，起到改善脑微循环作用。

（1）右旋糖酐－40：主要作用为阻止红细胞和血小板聚集，降低血液黏稠度，以改善循环。用法：10%右旋糖酐－40，500mL，静脉滴注，1次/天，10d为1个疗程。可在间隔10～20d后，再重复使用1个疗程。有过敏体质者，应做过敏皮试阴性后方可使用。心功能不全者应使用半量，并慢滴。患有糖尿病者，应同时加用相应胰岛素治疗。高血压患者慎用。有意识障碍或提示脑水肿明显者禁用。无论有无高血压，均需要观察血压情况。

（2）706代血浆（6%羟乙基淀粉）：作用和用法与右旋糖酐－40相同，只是不需要做过敏试验。

5. 扩血管治疗　血管扩张药过去曾被广泛应用，此法在脑梗死急性期不宜使用。原因为缺血区的血管因缺血、缺氧及组织中的乳酸聚集已造成病理性的血管扩张，此时应用血管扩张药，则造成脑内正常血管扩张，也波及全身血管，以至于使病变区的血管局部血流下降，加重脑水肿，即所谓“盗血”现象。如有出血性梗死时可能会加重出血，因此，只在病变轻、无水肿的小梗死灶或脑梗死发病3周后无脑水肿者可酌情使用，且应注意有无低血压。

（1）罂粟碱：具有非特异性血管平滑肌的松弛作用，直接扩张脑血管，降低脑血管阻力，增加脑局部血流量。用法：60mg 加入 5% 葡萄糖液 500mL 中，静脉滴注，1 次/天，可连用 3～5d；或 20～30mg，肌内注射，1 次/天，可连用 5～7d；或每次 30～60mg 口服，3 次/天，连用 7～10d。注意本药每日用量不应超过 300mg，不宜长期使用，以免成瘾。在用药时可能因血管明显扩张导致明显头痛。

（2）己酮可可碱：直接抑制血管平滑肌的磷酸二酯酶，达到扩张血管的作用；还能抑制血小板和红细胞的聚集。用法：100～200mg 加入 5% 葡萄糖液 500mL 中，静脉滴注，1 次/天，连用 7～10d。或口服每次 100～300mg，3 次/天，连用 7～10d。本药禁用于刚患心肌梗死、严重冠状动脉硬化、高血压者及孕妇。输液过快者可出现呕吐及腹泻。

（3）环扁桃酯：又名三甲基环己扁桃酸或抗栓丸。能持续性松弛血管平滑肌，增加脑血流量，但作用较罂粟碱弱。用法：每次 0.2～0.4g 口服，3 次/天，连用 10～15d。也可长期应用。

（4）氢化麦角碱：又称喜得镇或海得琴，系麦角碱的衍生物。其直接激活多巴胺和 5－HT 受体，也阻断去甲肾上腺素对血管受体的作用，使脑血管扩张，改善脑微循环，增加脑血流量。用法：每次口服 1～2mg，3 次/天，1～3 个月为 1 个疗程，或长期使用。本药易引起直立性低血压，因此，低血压患者禁用。

6. 钙离子拮抗药　其通过阻断钙离子的跨膜内流而起作用，从而缓解平滑肌的收缩、保护脑细胞、抗动脉粥样硬化、维持红细胞变形能力及抑制血小板聚集。

（1）尼莫地平：又称硝苯甲氧乙基异丙啶。为选择性地作用于脑血管平滑肌的钙离子拮抗药，对脑以外的血管作用较小，因此，不起降血压作用。主要缓解血管痉挛，抑制肾上腺素能介导的血管收缩，增加脑组织葡萄糖利用率，重新分布缺血区血流量。用法：每次口服 20～40mg，3 次/天，可经常使用。

（2）尼莫通：为尼莫地平的同类药物，只是水溶性较高。每次口服 30～60mg，3 次/天，可经常使用。

（3）尼卡地平：又称硝苯苄胺啶。系作用较强的钙离子通道拮抗药。选择性作用于脑动脉、冠状动脉及外周血管，增加心脑血流量和改善循环，同时有明显的降血压作用。用法：每次口服 20～40mg，3 次/天，可经常使用。

（4）桂利嗪（脑益嗪、肉桂苯哌嗪、桂益嗪）：为哌嗪类钙离子拮抗药，扩张血管平滑肌，能改善心脑循环。还有防止血管脆化作用。用法：每次口服 25～50mg，3 次/天，可经常使用。

（5）盐酸氟桂利嗪：与脑益嗪为同一类药物。用法：每次口服 5～10mg，1 次/天，连用 10～15d。因本药可增加脑脊液，故颅内压增高者不用。

7. 抗血小板药　主要通过失活脂肪酸环化酶，阻止血小板合成 TXA_2，并抑制血小板释放 ADP、5－HT、肾上腺素、组胺等活性物质，以抑制血小板聚集，达到改善微循环及抗凝作用。

（1）阿司匹林（阿斯匹林）：阿司匹林也称乙酰水杨酸，有抑制环氧化酶，使血小板膜蛋白乙酰化，并能抑制血小板膜上的胶原糖基转移酶的作用。由于环氧化酶受到抑制，使血小板膜上的花生四烯酸不能被合成内过氧化物 PGG_2 和 TXA_2，因而能阻止血小板的聚集和释放反应。在体外，阿司匹林可抑制肾上腺素、胶原、抗原－抗体复合物、低浓度凝血酶所引起的血小板释放反应。具有较强而持久的抗血小板聚集作用。成人口服 0.1～0.3g 即可抑制 TXA_2 的形成，其作用可持续 7～10d 之久，这一作用在阻止血栓形成，特别在防治心脑血管血栓性疾病中具有重要意义。

由于血管壁的内皮细胞存在前列环素合成酶，能促进前列环素（PGI_2）的合成，PGI_2 为一种强大的抗血小板聚集物质。试验证明，不同剂量的阿司匹林对血小板 TXA_2 与血管壁内皮细胞 PGI_2 形成有不同的影响。小剂量（2mg/kg 体重）即可完全抑制人的血小板 TXA_2 的合成，但不抑制血管壁内皮细胞 PGI_2 的合成，产生较强的抗血小板聚集作用，但大剂量（100～200mg/kg 体重）时血小板 TXA_2 和血管壁内皮细胞 PGI_2 的合成均被抑制，故抗血小板聚集作用减弱，有促进血栓形成的可能性。但大剂量长期服用阿司匹林的临床试验表明无血栓形成的增加。小剂量（3～6mg/kg 体重）或大剂量（25～

80mg/kg 体重）都能延长出血时间，说明阿司匹林对血小板环氧化酶的作用较对血管壁内皮细胞前列环素合成酶作用占优势。因此，一般认为小剂量（160～325mg/d）对多数人有抗血栓作用，中剂量（500～1 500mg/d）对某些人有效，大剂量（1 500mg/d 以上）才可促进血栓形成。1994 年抗血小板治疗协作组统计了 145 个研究中心 20 000 例症状性动脉硬化病变的高危人群，服用阿司匹林后的预防效果，与安慰剂比较，阿司匹林可降低非致命或致命血管事件发生率 27%，降低心血管病死率 18%。不同剂量的阿司匹林预防作用相同。国际卒中试验（1997 年）在 36 个国家 467 所医院的 19 435 例急性缺血性卒中患者中应用或不应用阿司匹林和皮下注射肝素的随机对照研究，患者入组后给予治疗持续 14d 或直到出院，统计 2 周病死率、6 个月病死率及生活自理情况。研究结果表明，急性缺血性卒中采用肝素治疗未显示任何临床疗效，而应用阿司匹林，病死率及非致命性卒中复发率明显降低。认为如无明确的禁忌证，急性缺血性卒中后应立即给予阿司匹林，初始剂量为 300mg/d，小剂量长期应用有助于改善预后，1998 年 5 月在英国爱丁堡举行的第七届欧洲卒中年会认为，阿司匹林在缺血性卒中的急性期使用和二级预防疗效肯定，只要无禁忌证在卒中发生后尽快使用。急性发病者可首次口服 300mg，而后每日 1 次口服 100mg；1 周后，改为每日晚饭后口服 50mg 或每次 25mg，1 次/d，可以达到长期预防脑血栓复发的效果。至今认为本药是较好的预防性药物，且较经济、安全、方便。阿司匹林的应用剂量一直是阿司匹林疗法的争论点之一，山东大学齐鲁医院神经内科通过观察不同剂量（25～100mg/d）对血小板积聚率、TXA_2 和血管内皮细胞 PGI_2 合成的影响，认为 50mg/d 为国人最佳剂量，并在多中心长期随访研究中证实了它的疗效。但长期使用即使小剂量阿司匹林也有一定的不良反应，长期服用对消化道有刺激性，发生食欲缺乏、恶心，严重时可致消化道出血。据统计，大约 17.5% 的患者有恶心等消化道反应，2.6% 的患者有消化道出血，3.4% 的患者有变态反应，因此，对有溃疡病者应注意慎用。

（2）噻氯匹定：噻氯匹定商品名 Ticnd，也称力抗栓，能抑制纤维蛋白原与血小板受体之间的附着，致使纤维蛋白原在血小板相互集中中不能发挥桥联作用；刺激血小板腺苷酸环化酶，使血小板内 cAMP 增高，抑制血小板聚集；减少 TXA_2 的合成；稳定血小板膜，抑制 ADP、胶原诱导的血小板聚集。因此，噻氯匹定药理作用是对血小板聚集的各个阶段都有抑制作用，即减少血小板的黏附，抑制血小板的聚集，增强血小板的解聚作用，以上特性表现为出血时间延长，对凝血试验无影响。服药后 24～48h 才开始起抗血小板作用，3～5d 后作用达高峰，停药后其作用仍可维持 3d。口服每次 125～250mg，每日 1 或 2 次，进餐时服用。可随患者具体情况而调整剂量。噻氯匹定对椎－基底动脉系统缺血性卒中的预防作用优于颈内动脉系统，并且效果优于阿司匹林，它同样可以预防卒中的复发。

噻氯匹定的不良反应有粒细胞减少，发生率约为 0.8%，常发生在服药后最初 3 周，其他尚有腹泻、皮疹（约 2%）等，停药后不良反应一般可消失。极个别患者有胆汁淤积性黄疸和（或）转氨酶升高。不宜与阿司匹林、非类固醇抗炎药和口服抗凝药合用。由于可产生粒细胞减少，服药后前 3 个月内每 2 周做白细胞数监测。由于延长出血时间，对有出血倾向的器质性病变如活动性溃疡或急性出血性卒中、白细胞减少症、血小板减少症等患者禁用。

（3）氯吡格雷：氯吡格雷的化学结构与噻氯匹定相近。活性高于噻氯匹定。氯吡格雷通过选择性不可逆地和血小板 ADP 受体结合，抑制血小板聚集防止血栓形成和减轻动脉粥样硬化。氯吡格雷 75mg/d 与噻氯匹定 250mg 2 次/天抑制效率相同。不良反应有皮疹、腹泻、消化不良，消化道出血等。

（4）双嘧达莫：又名双嘧达莫、双嘧哌胺醇。通过抑制血小板中磷酸二酯酶的活性，也有可能刺激腺苷酸环化酶，使血小板内环磷酸腺苷（cAMP）增高。从而抑制 ADP 所诱导的初发和次发血小板聚集反应。在高浓度下可抑制血小板对胶原、肾上腺素和凝血酶的释放反应。双嘧达莫可能还有增强动脉壁合成前列环素、抑制血小板生成 TXA_2 的作用。口服每次 50～100mg，3 次/天，可长期服用。合用阿司匹林更有效。不良反应有恶心、头痛、眩晕、面部潮红等。

8. 防治脑水肿　一旦发生脑血栓形成，很快出现缺血性脑水肿，其包括细胞毒性水肿和血管源性水肿。脑水肿进一步加剧神经细胞的坏死，严重大块梗死者，还可引起颅内压增高，发生脑疝致死。所以，缺血性脑水肿不仅加重脑梗死的病理生理过程，影响神经功能障碍的恢复，还可导致死亡。因此，脑血栓形成后，尤其梗死面积大、病情重或进展型卒中、意识障碍的患者应及时积极治疗脑水肿。防治脑水肿的方法包括使用高渗脱水药、利尿药和清蛋白，控制入水量等。

（1）高渗性脱水治疗：通过提高血浆渗透压，造成血液与脑之间的渗透压梯度加大，脑组织内水分向血液移动，达到脑组织脱水作用；高渗性血液通过反射机制抑制脉络丛分泌脑脊液，使脑脊液生成减少；由于高渗性脱水最终通过增加排尿量的同时，也加速排泄梗死区代谢产物。最后减轻梗死区及半暗带水肿，挽救神经细胞，防止脑疝发生危及生命。

缺血性脑水肿的发生和发展尽管是一个严重的并发症，但也是一个自然过程。在脑血栓形成后的10d以内脑水肿最重，只要在此期间在药物的协助下，加强脱水，经过一段时间后，缺血性脑水肿会自然消退。

甘露醇：是一种己六醇。至今仍为最好、最强的脱水药。其主要有以下作用：快速注入静脉后，因它不易从毛细血管外渗入组织，而迅速提高血浆渗透压，使组织间液水分向血管内转移，产生脱水作用；同时增加尿量及尿 Na^+、K^+ 的排出；还有清除各种自由基、减轻组织损害的作用。静脉应用后在10min开始发生作用，2～3h达高峰。用法：根据脑梗死的大小和心。肾功能状态决定用量和次数。一般认为最佳有效量是每次0.5～1g/kg体重，即每次20%甘露醇125～250mL静脉快速滴注，每日2～4次，直至脑水肿减轻。但是，小灶梗死者，可每日1次；或心功能不全者，每次125mL，每日2或3次。肾功能不好者尽量减少用量，并配合其他利尿药治疗。

甘油：甘油为丙三醇，其相对分子质量为92，有人认为甘油优于甘露醇，由于甘油可提供热量，仅10%～20%无变化地从尿中排出，可减少导致水、电解质紊乱与反跳现象，可溶于水和乙醇中，为正常人的代谢产物，大部分在肝脏内代谢，转变为葡萄糖、糖原和其他糖类，小部分构成其他酯类。甘油无毒性，是目前最常用的口服脱水药。其治疗脑水肿的机制可能是通过提高血浆渗透压，使组织水分（尤其是含水多的组织）转移到血浆内，因而引起脑组织脱水。最初曾用于静脉注射以降低颅压。现认为口服同样有效。用药后30～60min起作用，治疗作用时间较甘露醇稍晚，维持时间短，疗效不如前者。因此，有时插在上述脱水药2次用药之间给予，以防止“反跳现象”。口服甘油无毒，在体内能产生比等量葡萄糖稍高的热量，因此，尚有补充热量的作用，且无“反跳现象”。Contoce认为，甘油比其他高渗药更为理想，其优点有：迅速而显著地降低颅内压；长期重复用药无反跳现象；无毒性。甘油的不良反应轻微，可有头痛、头晕、咽部不适、口渴、恶心、呕吐、上腹部不适及血压轻度下降等。由于甘油可引起高血糖和糖尿，故糖尿病患者不宜使用。甘油过大剂量应用或浓度>10%时，可产生注射部位的静脉炎，或引起溶血、血红蛋白尿，甚至急性肾衰竭等不良反应。甘油自胃肠道吸收，临床上多口服，昏迷患者则用鼻饲，配制时将甘油溶于生理盐水内稀释成50%溶液，剂量每次0.5～2g/kg体重，每日总量可达5g/kg体重以上。一般开始剂量1.5g/kg体重，以后每3h 0.5～0.7g/kg体重，一连数天。静脉注射为10%甘油溶液500mL，成人每日10%甘油500mL，共使用5～6次。

（2）利尿药：主要通过增加肾小球滤过，减少肾小管再吸收和抑制。肾小管的分泌，增加尿量，造成机体脱水，最后使脑组织脱水。同时还可控制钠离子进入脑组织减轻水肿，控制钠离子进入脑脊液，以降低脑脊液生成率的50%左右。但是，上述作用必须以肾功能正常为前提。

呋塞米：又称利尿磺酸、呋喃苯胺酸、呋塞米灵、利尿灵等。是作用快、时间短和最强的利尿药，主要通过抑制髓襻升支 Cl^- 的主动再吸收而起作用。注射后5min起效，1h达高峰，并维持达3h。对合并有高血压、心功能不全者疗效更佳。如患者有肾功能障碍或用较大剂量甘露醇治疗后效果仍不佳时，可单独或与甘露醇交替应用本药。用法：每次20～80mg，肌内注射或静脉推注，4次/天。口服者每次20～80mg，每日2或3次。其不良反应为电解质紊乱、过度脱水、血压下降、血小板减少、粒细胞减少、贫血、皮疹等。

依他尼酸：又称利尿酸、Edecrin。作用类似于呋塞米。应用指征同呋塞米。用法：每次25～50mg加入5%葡萄糖溶液或生理盐水100mL中，缓慢滴注。3～5d为1个疗程。所配溶液在24h内用完。可出现血栓性静脉炎、电解质紊乱、过度脱水、神经性耳聋、高尿酸血症、高血糖、出血倾向、肝肾功能损害等不良反应。

清蛋白：对于严重的大面积脑梗死引起的脑水肿，加用清蛋白，有明显的脱水效果。用法：每次

10~15g，静脉滴注，每日或隔日 1 次，连用 5~7d。本药价格较贵，个别患者有变态反应，或造成医源性肝炎。

9. 神经细胞活化药　至今有不少这类药物试验报道有一定的营养神经细胞和促进神经细胞活化的作用，主要对于不完全受损的细胞起作用，个别报道甚至认为有极佳效果。但是，在临床实践中，并没有明显效果，而且价格较贵。

（1）脑活素：主要成分为动物脑（猪脑）水解后精制的必需和非必需氨基酸、单胺类神经介质、肽类激素和酶前体。据认为该药能通过血脑屏障，直接进入神经细胞，影响细胞呼吸链，调节细胞神经递质，激活腺苷酸环化酶，参与细胞内蛋白质合成等。用法：20~50mL 加入生理盐水 500mL 中，静脉滴注，1 次/天，10~15d 为 1 个疗程。

（2）胞磷胆碱：在生物学上，胞磷胆碱是合成磷脂胆碱的前体，胆碱在磷脂酰胆碱的生物合成中具有重要作用，而磷脂酰胆碱是神经细胞膜的重要组成部分。胞磷胆碱还参与细胞核酸、蛋白质和糖的代谢，促使葡萄糖合成乙酰胆碱，防止脑水肿。用法：500~1 000mg 加入 5% 葡萄糖液 500mL 中，静脉滴注，1 次/天，10~15d 为 1 个疗程。250mg，肌内注射，1 次/天，每个疗程为 2~4 周。少数患者用药后出现兴奋性症状，诱发癫痫或精神症状。

（3）丁咯地尔（活脑灵）：主要成分为 Buflomedil hydrochloride。主要作用：①阻断 α－肾上腺素能受体；②抑制血小板聚集；③提高及改善红细胞变形能力；④有较弱的非特异性钙拮抗作用。用法：200mg 加入生理盐水或 5% 葡萄糖液 500mL 中，静脉缓慢滴注，1 次/天，10d 为 1 个疗程。也可肌内注射，每次 50mL，2 次/天，10d 为 1 个疗程。但是，产妇和正在发生出血性疾病的患者禁用。少数患者可有肠胃不适、头痛、眩晕及肢体烧灼痛感。

10. 血塞通软胶囊治疗脑梗死患者脑卒中的临床效果观察　血塞通软胶囊的主要成分是从中药三七中提取的三七总皂苷，实验以及临床研究表明该药有众多的心脑血管药理作用，可直接扩张脑血管，增加脑血流量，改善脑部血液循环，减轻脑水肿，提高脑细胞能量代谢，降低缺血脑组织含钙量，对脑缺血后海马区 CAI 的迟发性神经元损伤有明显的保护作用。该药可抑制细胞及血小板聚集，降低血液黏度，改善血液循环，提高缺血部位血氧供应，促进神经细胞功能恢复，多个环节对抗脑缺血及其继发损伤，以达到治疗脑梗死目的。银杏叶内主要药用成分为黄酮类和内酯类，银杏酮酯能有效清除氧自由基，抑制脂质过氧化，保护细胞膜，防止脑细胞和脑功能受到损害，银杏内有一种天然血小板活化因子（PAF）受体拮抗剂，可以抑制血小板聚集而防止血栓形成，银杏叶胶囊促进血液循环，改善脑缺血，治疗脑梗死。

（1）一般资料：选取河北联合大学附属医院 2010 年 1~9 月就诊于神经内科门诊的缺血性脑卒中患者 112 例，男 62 例，女 50 例；年龄 39~76 岁，平均 64.5 岁，病程 2~24 周。采用随机双盲方法分为试验组 84 例和对照组 28 例。均符合 1995 年中华医学会第四次全国脑血管病学术会议修订的《各类脑血管病诊断要点》西医诊断标准及《中药新药临床研究指导原则》中医诊断标准。纳入标准：①符合中风病中经络恢复期瘀血阻滞证辩证标准。②符合动脉粥样硬化血栓性脑梗死诊断标准。③病程属恢复期（2~24 周），神经功能缺损程度积分 >6 分且 <23 分的轻、中型患者。④年龄 18~75 岁，男女均可。⑤本研究经医院伦理委员会通过，患者或家属均知情同意并签署知情同意书。排除标准：①短暂性脑缺血发作或脑出血者、腔隙性脑梗死、脑栓塞者。②合并造血系统等严重原发性疾病，精神病患者。③有出血倾向且凝血指标异常者。④严重肝肾功能不全者［ALT 或 AST≥正常值上限的 2 倍，或尿素氮（BUN）≥正常值上限 1.5 倍，或肌酐（Cr）异常］。⑤妊娠或哺乳期妇女；过敏体质者，或对多种药物过敏者。⑥近 4 周内使用过已知对主要脏器有损害的药物者。⑦近1 个月内参加过或正在参加其他药物临床试验者。

（2）治疗方法：采用随机双盲、双模拟的方法，试验组口服血塞通软胶囊（昆明制药集团股份有限公司生产，100mg/粒，批号：081209－01）每次 2 粒，3 次/天；同时口服银杏叶胶囊模拟剂（昆明制药集团股份有限公司生产，0.2g/粒，批号：20090204）每次 2 粒，3 次/天。对照组口服银杏叶胶囊（杭州康恩贝制药有限公司生产，0.2g/粒，批号：20081102）每次 2 粒，3 次/天，同时口服血塞通软胶囊模拟剂（昆明制药集团股份有限公司生产，100mg/粒，批号：20090115）每次 2 粒，3 次/天，两组服药疗程均为 28d。以符合方案数据集（PPS）和全数据分析集（FAS）分析和比较两组患者治疗 0d、14d、28d 时 NIHSS 脑卒中量表总分实测值历时性变化以及治疗前后的差值变化。

（3）观察指标：美国国立卫生研究院脑卒中评定量表（NIHSS）脑卒中量表总分实测值变化。在用药前、用药第 14d、28d 各观察记录 1 次。

（4）神经功能缺损程度评分评定标准：临床神经功能缺损程度评分标准：参照人民卫生出版社 2008 年出版《神经康复学》翻译的美国国立卫生研究院脑卒中评定量表（NIHSS）。

（5）统计学分析：以 Excle 2007 建立数据表，采用 SPSS13.5 软件包进行统计分析。计量资料采用 $x \pm s$ 进行统计描述，两组间比较采用 t 检验，不同治疗时间点的疗效比较采用方差分析方法。计数资料的统计分析采用 χ^2 检验。$P<0.05$ 为差异有统计学意义。

（6）结论：在治疗前，脑卒中评定量表基线得分（量表总体得分、总体生活能力得分、日常生活自理能力得分）比较差异均无统计学意义（$P>0.05$），提示基线均衡，具有可比性。试验组和对照组在治疗的各个时间段随着治疗时间的延长，NIHSS 脑卒中量表评分均有不同程度下降，疗效增加比较明显，NIHSS 脑卒中量表总分实测值组间比较，差异均无统计学意义（P 均 >0.05），说明血塞通软胶囊临床疗效肯定；而重复测量数据的方差分析结果表明：组内的 NIHSS 脑卒中量表总分实测变化值随着治疗时间的延长，评分显著下降，总体变化明显，差异均有统计学意义（$P<0.05$）。这与祁素英研究结论一致。

在临床试验中，FAS 方法虽然比较保守，但其分析结果更接近药物上市后的疗效。而应用 PPS 则可以显示试验药物按规定的方案使用的效果，但可能较以后实践中的疗效偏大。本研究通过两种分析方法来比较血塞通软胶囊和银杏叶胶囊的疗效，能更加全面地验证血塞通软胶囊治疗脑梗死的临床疗效，实验结果中 PPS 分析和 FAS 分析结论一致，说明血塞通软胶囊在改善脑梗死患者总体生活能力方面疗效确切。

本实验通过以银杏叶胶囊为对照药来验证血塞通软胶囊治疗脑梗死患者的临床疗效，为临床用药提供理论依据。实验证实，血塞通软胶囊能使患者运动能力和生活自理能力明显提高，疗效确切，可用于脑梗死的治疗，值得临床和社区推广使用。

11. 其他内科治疗　由于脑血栓形成的主要原因系高血压、高血脂、糖尿病、心脏病等内科疾病，或发生脑血栓形成时，大多合并许多内科疾病。但是，并发严重的内科疾病多见于脑干梗死和较大范围的大脑半球梗死。有时，患者由于严重的内科合并证如心力衰竭、肺水肿及感染、肾衰竭等致死。因此，除针对性治疗脑血栓形成外，还应治疗合并的内科疾病。

（1）调整血压：急性脑梗死患者一过性血压增高常见，因此，降血压药应慎用。国外平均血压 [MBP，（收缩压 + 舒张压 ×2）÷3] >17.3kPa（130mmHg）或收缩压（SBP）>29.3kPa（220mmHg），可谨慎应用降压药。一般不主张使用降压药以免减少脑血流灌注，加重脑梗死。如血压低，应查明原因是否为血容量减少，补液纠正血容量，必要时应用升压药。对分水岭梗死，则应对其病因进行治疗，如纠正低血压、治疗休克、补充血容量、对心脏病进行治疗等。

（2）控制血糖：临床和实验病理研究证实，高血糖加重急性脑梗死及局灶性缺血再灌注损伤，故急性缺血性脑血管病在发病 24h 内不宜输入高糖，以免加重酸中毒。有高血糖者要纠正，低血糖亦要注意，一旦出现要控制。

（3）心脏疾病的预防：积极治疗原发心脏疾病。但严重的脑血栓形成可合并心肌缺血或心律失常，严重者出现心力衰竭者，除了积极治疗外，补液应限制速度和量，甘露醇应半量应用，加用利尿药。

（4）保证营养与防治水、电解质及酸碱平衡紊乱：出现球麻痹或意识障碍的患者主要靠静脉输液和胃管鼻饲或经皮胃管补充营养。应该保证每日的水、电解质和能量的补给。在应用葡萄糖的问题上，尽管国内外的动物试验研究认为高血糖和低血糖对脑梗死有加重作用，但是，也应保证每日的需要量，如有糖尿病或反应性高血糖者，在应用相应剂量的胰岛素下补给葡萄糖。对于不能进食和长期大量使用脱水药者，每天检测血生化，如有异常，及时纠正。

（5）防治感染：对于严重瘫痪、球麻痹、意识障碍者，容易合并肺部感染，可常规使用青霉素320万U加入生理盐水100mL中，静脉滴注，2次/天。如果效果不理想，应根据痰培养结果及时改换抗生素。对于严重的球麻痹和意识障碍者，由于自己不能咳嗽排痰，应尽早做气管切开，以利于吸痰，这是防治肺部感染的最好办法。

（6）加强护理：由于脑血栓形成患者在急性期大多数不能自理生活，应每2h翻身1次，加拍背部协助排痰，防止压疮和肺部感染的发生。

12. 外科治疗　颈内动脉和大脑中动脉血栓形成者，可出现大片脑梗死，且在发病后3～7d期间，可因缺血性脑水肿，导致脑室受压、中线移位及脑疝发生，危及生命。此时，应积极进行颞下减压和清除梗死组织，以挽救生命。

13. 康复治疗　主张早期进行康复治疗，即使在急性期也应注意到瘫痪肢体的位置。病情稳定者，可以尽早开始肢体功能锻炼和语言训练。这既可明显地降低脑血栓形成患者的致残率，也可减少并发症和后遗症如肩周炎、肢体挛缩、失用性肌萎缩、痴呆等的发生。

二、脑栓塞概述

脑栓塞是指脑动脉被异常的栓子（血液中异常的固体、液体、气体）阻塞，使其远端脑组织发生缺血性坏死，出现相应的神经功能障碍。栓子以血液栓子为主，占所有栓子的90%；其次还有脂肪、空气、癌栓、医源物体等。脑栓塞发生率占急性脑血管病的15%～20%，占全身动脉栓塞的50%。

（一）临床表现

1. 发病年龄　本病起病年龄不一，若因风湿性心脏病所致，患者以中青年为主；若因冠心病、心肌梗死、心律失常所致者，患者以中老年人居多。

2. 起病急骤　大多数患者无任何前驱症状，多在活动中起病，局限性神经缺损症状常于数秒或数分钟发展到高峰，是发展最急的脑卒中，且多表现为完全性卒中，少数患者在数日内呈阶梯样或进行性恶化。50%～60%的患者起病时有意识障碍，但持续时间短暂。

3. 局灶神经症状　栓塞引起的神经功能障碍取决于栓子的数目、栓塞范围和部位。栓塞发生在颈内动脉系统特别是大脑中动脉最常见，临床表现突起的偏瘫、偏身感觉障碍和偏盲，在主侧半球可有失语，也可出现单瘫、运动性或感觉性失语等。9%～18%的患者出现局灶性癫痫发作。本病有10%的栓子达椎－基底动脉系统，临床表现为眩晕、呕吐、复视、眼震、共济失调、交叉性瘫痪、构音障碍及吞咽困难等。若累及网状结构则出现昏迷与高热，若阻塞了基底动脉主干可突然出现昏迷和四肢瘫痪，预后极差。

4. 其他症状　本病以心源性脑栓塞最常见，故有风湿性心脏病或冠心病、严重心律失常的症状和体征；部分患者有心脏手术、长骨骨折、血管内治疗史；部分患者有脑外多处栓塞证据，如皮肤、球结膜、肺、肾、脾和肠系膜等栓塞和相应的临床症状和体征。

（二）辅助检查

目的：明确脑栓塞的部位和病因（如心源性、血管源性及其他栓子来源的检查）。

1. 心电图或24h动态心电图观察　可了解有无心律失常、心肌梗死等。

2. 超声心动图检查　有助于显示瓣膜疾患、二尖瓣脱垂、心内膜病变等。

3. 颈动脉超声检查　可显示颈动脉及颈内外动脉分叉处的血管情况，有无管壁粥样硬化斑及管腔狭窄等。

4. 腰椎穿刺脑脊液检查　可以正常，若红细胞增多可考虑出血性梗死，若白细胞增多考虑有感染性栓塞的可能，有大血管阻塞、有广泛性脑水肿者脑脊液压力增高。

5. 脑血管造影　颅外颈动脉造影可显示动脉壁病变，数字减影血管造影（DSA）能提高血管病变诊断的准确性，有否血管腔狭窄、动脉粥样硬化溃疡、血管内膜粗糙等情况。新一代的MRA能显示血管及血流情况，且为无创伤性检查。

6. 头颅 CT 扫描　发病后 24 ~ 48h 后可见低密度梗死灶，若为出血性梗死则在低密度灶内可见高密度影。

7. MRI　能更早发现梗死灶，对脑干及小脑扫描明显优于 CT。

（三）诊断及鉴别诊断

1. 诊断　如下所述。

（1）起病急骤，起病后常于数秒内病情达高峰。

（2）主要表现为偏瘫、偏身感觉障碍和偏盲，在主侧半球则有运动性失语或感觉性失语。少数患者为眩晕、呕吐、眼震及共济失调。

（3）多数患者为心源性脑栓塞，故有风心病或冠心病、心律失常的症状和体征。

（4）头颅 CT 或 MRI 检查可明确诊断。

2. 鉴别诊断　在无前驱症状下，动态中突然发病并迅速达高峰，有明确的定位症状和体征；如询查出心脏病、动脉粥样硬化、骨折、心脏手术、大血管穿刺术等原因可确诊。头颅 CT 和 MRI 能协助明确脑栓塞的部位和大小。腰椎穿刺检查有助于了解颅内压、炎性栓塞及出血性梗死。脑栓塞应注意与其他类型的急性脑血管病区别。尤其是出血性脑血管病，主要靠头颅 CT 和 MRI 检查加以区别。

（四）治疗

积极改善侧支循环、减轻脑水肿、防治出血和治疗原发病。

1. 脑栓塞治疗　其治疗原则与脑血栓形成相同。但应注意：

（1）由于容易合并出血性梗死或出现大片缺血性水肿，所以，在急性期不主张应用较强的抗凝和溶栓药物如肝素、双香豆素类药、尿激酶；t - PA、噻氯匹定等。

（2）发生在颈内动脉末端或大脑中动脉主干的大面积脑栓塞，以及小脑梗死可发生严重的脑水肿，继发脑疝，应积极进行脱水、降颅压治疗，必要时需要进行颅骨骨瓣切除减压，以挽救生命。由心源性所致者，有些伴有心功能不全。在用脱水药时应酌情减量，甘露醇与呋塞米交替使用。

（3）其他原因引起的脑栓塞，要有相应的治疗。如空气栓塞者，可应用高压氧治疗。脂肪栓塞者，加用 5% 碳酸氢钠 250mL，静脉滴注，每日 2 次；也可用小剂量肝素 10 ~ 50mg，每 6h 1 次；或 10% 乙醇溶液 500mL，静脉滴注，以求溶解脂肪。

（4）部分心源性脑栓塞患者发病后 2 ~ 3h 内，用较强的血管扩张药如罂粟碱静脉滴注，可收到意想不到的满意疗效。

2. 原发病治疗　针对性治疗原发病有利于脑栓塞的恢复和防止复发。如先天性心脏病或风湿性心脏病患者，有手术适应证者，应积极手术治疗；有亚急性细菌性心内膜炎者，应彻底治疗；有心律失常者，努力纠正；骨折患者，减少活动，稳定骨折部位。急性期过后，针对血栓栓塞容易复发，可长期使用小剂量的阿司匹林、双香豆素类药物或噻氯匹定；也可经常检查心脏超声，监测血栓块大小，以调整抗血小板药物或抗凝药物。

（五）预后与防治

脑栓塞的病死率为 20%，主要是由于大块梗死和出血性梗死引起大片脑水肿、高颅压而致死；或脑干梗死直接致死；也可因合并严重心功能不全、肺部感染、多部位栓塞等导致死亡。多数患者有不同程度的神经功能障碍。有 20% 的患者可再次复发。近年内国外有报道通过介入的办法在心耳置入保护器（过滤器）可以减少心源性栓塞的发生。

三、分水岭脑梗死

分水岭脑梗死（CWSI）是指脑内相邻血管供血区之间分水岭区或边缘带的局部缺血。一般认为，CWSI 多由于血流动力学障碍所致；典型者发生于颈内动脉严重狭窄或闭塞伴全身血压降低时，亦可由心源性或动脉源性栓塞引起。占脑梗死的 10%。临床常呈卒中样发病，多无意识障碍，症状较轻，恢复较快。根据梗死部位的不同，重要的分水岭区包括：①大脑前动脉和大脑中动脉皮质支的边缘区，梗死位于大脑凸面旁矢状带，称为前分水岭区梗死；②大脑中动脉和大脑后动脉皮质支的边缘区，梗死位于侧脑室体后端的扇形区，称为后上分水岭梗死；③大脑前、中、后动脉共同供血的顶、颞、枕叶三角区，梗死位于侧脑室三角部外缘，称为后下分水岭梗死；④大脑中动脉皮质支与深穿支交界的弯曲地带，称为皮质下分水岭脑梗死；⑤大脑主要动脉末端的边缘区，称为幕下性分水岭梗死。这种分型准确地表达了 CWSI 在脑部的空间位置。

（一）临床表现

分水岭梗死临床表现较复杂，因其梗死部位不同而各异，最终确诊仍需要影像学证实。

根据临床和 CT 表现，各型临床特征如下。

1. 皮质前型　该病变主要位于大脑前、中动脉交界处，相当于额中回前部，相当于 Brodmann 8、9、10、45、46 区，向上向后累及 4 区上部。主要表现为以上肢为主的中枢性肢体瘫痪，舌面瘫少见，半数伴有感觉异常。病变在优势半球者伴皮质运动性失语。可有情感障碍、强握反射和局灶性癫痫；双侧病变出现四肢瘫、智能减退。

2. 皮质后型　病变位于大脑中、后动脉交界处，即顶枕颞交界区。此部位梗死常表现为偏盲，多以下象限盲为主，伴黄斑回避现象，此外，常见皮质性感觉障碍，偏瘫较轻或无，约 1/2 的患者有情感淡漠，可有记忆力减退和 Gerstmann 综合征（角回受损），优势半球受累表现为皮质型感觉性失语，偶见失用症，非主侧偶见体象障碍。

3. 皮质下型　病变位于大脑中动脉皮质支与穿通支的分水岭区。梗死位于侧脑室旁及基底节区的白质，基底节区的纤维走行较集中，此处梗死常出现偏瘫和偏身感觉障碍。

除前型有对侧轻瘫，或有类帕金森综合征外，其余各型之间在临床症状及体征上无明显特征性，诊断需要依靠影像学检查。

分水岭梗死以老年人多见，其特点为呈多灶型者多，常见单侧多灶或双侧梗死。合并其他缺血病变者多，如腔隙梗死、皮质或深部梗死、皮质下动脉硬化性脑病等，合并痴呆多见，复发性脑血管病多见，发病时血压偏低者多见。

（二）辅助检查

1. CT 扫描　脑分水岭梗死的 CT 征象与一般脑梗死相同，位于大脑主要动脉的边缘交界区，呈楔形，宽边向外、尖角向内的低密度灶。

2. MRI 表现　对病灶显示较 CT 清晰，新一代 MRI 可显示血管及血液流动情况，可部分代替脑血管造影。病灶区呈长 T_1 与长 T_2。

（三）诊断与鉴别诊断

诊断主要依靠临床表现及影像学检查。头颅 CT 或 MRI 可发现典型的梗死病灶。

（四）治疗

（1）病因治疗：对可能引起脑血栓形成病因的处理，积极治疗颈动脉疾病和心脏病，注意医源性低血压的纠正，注意水与电解质紊乱的调整等。

（2）CWSI 的治疗与脑血栓形成相同：可应用扩血管、改善脑微循环、抗血小板凝聚的药物和钙拮抗药。对于严重颈动脉狭窄、闭塞的患者可考虑做颈动脉内膜切除术或颈动脉成形术。

（3）注意防止医源性的分水岭脑梗死，如过度的降压治疗、脱水治疗等。尤其是卒中的患者，急性期血压的管理特别重要。现在有很多卒中以后血压管理的指南。尽管这些指南各异，但是基本的观点是相同的，主要的内容有：①卒中后血压的增高常常是一种脑血管供血调节性的，是一种保护性的调节，不可盲目地进行干预；②除非收缩压 > 29.3 ~ 30.1kPa（220 ~ 230mmHg），或舒张压 > 16 ~ 17.3kPa（120 ~ 130mmHg），或者患者的平均动脉压 > 17.3kPa（130mmHg），才考虑降压治疗，降压治疗通常不选用长效的、快速的降压制剂；③降压治疗过程中要密切观测患者神经系统的症状及体征变化。

四、腔隙性脑梗死

腔隙性脑梗死占所有卒中病例的15%～20%，是指发生在大脑半球深部白质及脑干的缺血性脑梗死，多因动脉的深穿支闭塞致脑组织缺血、坏死、液化并由吞噬细胞移走而形成腔隙，其形状与大小不等，直径多在0.05～1.5cm。腔隙主要位于基底节，特别是壳核、丘脑、内囊及脑桥，偶尔也可位于脑回的白质。病灶极少见于脑表面灰质、胼胝体、视辐射、大脑半球的半卵圆中心、延髓、小脑及脊髓。大多数腔隙梗死发生在大脑前、中动脉的豆纹动脉分支、大脑后动脉的丘脑穿通动脉及基底动脉的旁正中分支的支配区。是最常见的一种高血压性脑血管病变。病变血管可见透明变性、玻璃样脂肪变、玻璃样小动脉坏死、血管壁坏死和小动脉硬化。

（一）临床表现

本病起病突然，也可渐进性亚急性起病，出现偏身感觉或运动障碍等局限症状，多数无意识障碍，症状在12h～3d发展至高峰，少数临床无局灶体征或仅表现有头痛、头晕、呃逆、不自主运动或心情不稳定。1/5～1/3的患者病前有TIA表现，说明本病与TIA有一定关系，临床表现呈多种多样，但总的来说，相对的单一性和不累及大脑的高级功能例如语言、行为，非优势半球控制的动作、记忆和视觉。症状轻而局限，预后也佳。

1. 腔隙综合征　腔隙性脑梗死的临床表现取决于腔隙的独特位置，Fisher等将它分为21种综合征。①纯运动性轻偏瘫（PMH）；②纯感觉卒中或TIA；③共济失调性轻偏瘫；④构音障碍手笨拙综合征；⑤伴运动性失语的PMH；⑥无面瘫型PMH；⑦中脑丘脑综合征；⑧丘脑性痴呆；⑨伴水平凝视麻痹的PMH；⑩伴动眼神经瘫的交叉PMH；⑪伴展神经麻痹的PMH；⑫伴精神紊乱的PMH；⑬伴动眼神经麻痹的交叉小脑共济失调；⑭感觉运动性卒中；⑮半身投掷症；⑯基底动脉下部分支综合征；⑰延髓外侧综合征；⑱脑桥外侧综合征；⑲记忆丧失综合征；⑳闭锁综合征（双侧PMH）；㉑其他包括下肢无力易于跌倒、纯构音障碍、急性丘脑肌张力障碍。临床上以1～（5、10）较多，占腔隙性梗死的80%。

其中较常见的有以下几种。

（1）纯运动性轻偏瘫（PMH）：病变损伤皮质脊髓束脑中任何一处，即病灶可位于放射冠、内囊、脑桥或延髓。本型最常见，约占61%。其主要表现为轻偏瘫，对侧面、上下肢同等程度的轻偏瘫，有的则表现为脸、臂无力，有的仅有小腿乏力。可有主观感觉异常，但无客观感觉障碍。

（2）纯感觉卒中或TIA：病变多位于丘脑腹后外侧核，感觉障碍严格按正中线分开两半。主要表现是仅有偏身感觉障碍，如对侧面部及肢体有麻木、发热、烧灼、针刺与沉重等感觉，检查时多为主观感觉体验，极少客观感觉缺失，无运动、偏盲或失语等症状。一般可数周内恢复，但有些症状可持续存在。

（3）共济失调性轻偏瘫：病变在脑桥基底部上、中1/3交界处与内囊。主要表现为对侧肢体共济失调与偏轻瘫，下肢重于上肢。

（4）构音障碍手笨拙综合征：脑桥基底部上、中1/3交界处与内囊膝部病灶均可引起本征。表现为严重的构音障碍，可伴吞咽困难、对侧偏身共济失调，上肢重于下肢，无力与笨拙，可伴中枢性面瘫与舌瘫与锥体束征。

（5）运动性失语的PMH：系豆纹动脉血栓形成而引起。病灶位于内囊膝部和前肢及邻近的放射冠白质。表现对侧偏轻瘫伴运动性失语。

（6）感觉运动性卒中：病变在丘脑腹后外侧核与内囊后肢。主要临床表现对侧肢体感觉障碍及偏轻瘫，无意识障碍、记忆力障碍、失语、失用及失认。除以上所述之外，近年来有学者发现11%～70%属于无症状脑梗死，因病灶位于脑部的“静区”或病灶极小，因而症状不明显。CT或MRI发现多是腔隙性梗死。MRI扫描：MRI对腔隙梗死检出率优于CT，特别是早期，脑干、小脑部位的腔隙，早期CT显示不清的病灶MRI可分辨出长T_1与T_2的腔隙灶，T_2加权像尤为敏感。

2. 腔隙状态　多发性腔隙脑梗死可广泛损害中枢神经，累及双侧锥体束，出现严重的精神障碍、痴呆、假性球麻痹、双侧锥体束征、类帕金森综合征和尿、便失禁等，病情呈阶梯状恶化，最终表现如下结果：

（1）多发梗死性痴呆。

（2）假性球麻痹。

（3）不自主舞蹈样动作。

（4）步态异常。

（5）腔隙预警综合征，即多次反复发作的 TIA 是发生腔隙性梗死的警号。

（二）辅助检查

1. CT 扫描　CT 诊断阳性率介于 49% ~92%。CT 扫描诊断腔隙的最佳时期是在发病后的 1 ~2 周内。CT 扫描腔隙灶多为低密度，边界清晰，形态为圆形、椭圆形或楔形，直径平均 3 ~13mm。由于体积小，脑干部位不易检出。卒中后首次 CT 扫描的阳性率为 39%，复查 CT 有助于提高阳性率。绝大多数病灶位于内囊后肢和放射冠区。纯运动、感觉运动综合征病灶大于共济失调轻偏瘫、构音障碍－手笨拙综合征及纯感觉性腔隙性梗死。对于纯运动性卒中，病灶在内囊的越低下部分则瘫痪越重，与病灶大小无关。增强 CT 对提高阳性率似乎作用不大。

2. MRI 扫描　对新、旧梗死的鉴别有意义。增强后能提高阳性率。MRI 对腔隙梗死检出率优于 CT，特别是早期，脑干、小脑部位的腔隙，早期 CT 显示不清的病灶 MRI 可分辨出长 T_1 与 T_2 的腔隙灶，T_2 加权像尤为敏感。

3. 血管造影　因为引起腔梗的血管分支口径极小，普通造影意义不大，有可能检出一些血管畸形或动脉瘤。

4. EEG　腔梗对大脑功能的影响小，故 EEG 异常的发生率低，资料表明 CT 阳性的患者 EEG 无明显异常，对诊断或判断预后无价值。

5. 诱发电位　取决于梗死的部位，一般情况下只有 CT 显示梗死灶较大伴有运动障碍时才可能有异常。

6. 血液流变学　多为高凝状态。

（三）治疗

20% 的腔隙性梗死患者发病前出现短暂性脑缺血发作，30% 起病后病情缓慢进展。对于小的深部梗死的坏死组织无特殊治疗。主要还应从病因及危险因素着手。动脉粥样硬化是最主要的病因。目前治疗的方向为纠正脑血管病的危险因素，如高血压、糖尿病和吸烟。抗血小板药如阿司匹林、噻氯匹定可以应用，但尚未证实有效，抗凝治疗也未被证实有效。颅外颈动脉狭窄只能被认为是无症状性的，除非它是唯一病因。

高血压的处理同其他类型的脑梗死，在急性期的头几天，收缩压 >25.3 ~26.6kPa（190 ~200mmHg），舒张压 >14.6 ~15.3kPa（110 ~115mmHg）才需要处理，急性期过后血压须很好控制。心脏疾病（缺血性心脏病、房颤、瓣膜病）和糖尿病作为危险因素必须得到诊断和治疗。当动脉炎是腔隙性脑梗死病因时，不同的动脉炎分别用青霉素、吡喹酮、抗结核药、糖皮质激素治疗。不同症状的腔梗有其特殊的治疗方法，有运动损害的所有患者，用低分子肝素预防深静脉血栓是其原则。运动康复尽可能愈早愈好。感觉性卒中出现痛觉过敏时，可用阿米替林、卡马西平、氯硝西泮治疗。有偏侧舞蹈征或肌张力不全时予氟哌啶醇 1 ~5mg，3 次/天，可以减轻症状，但不是都有效。总之，重在预防。

（四）预后

该病预后良好，病死率及致残率较低，但易复发。

五、无症状脑梗死

无症状脑梗死是脑梗死的一种特殊类型，一般认为高龄患者既往无脑卒中病史，临床上无自觉症状，无神经系统局灶体征，通过 CT、MRI 检查发现了梗死灶，称无症状脑梗死。

（一）发生率

无症状脑梗死的发生率与检测设置种类及敏感度明显相关，确切发生率不详，文献报道在11%～70%，公认的发生率为10%～21%。

（二）病因及发病机制

无症状脑梗死确有脑血管病发病的危险因素如高血压、糖尿病、高脂血症、房颤、TIA、颈动脉狭窄、吸烟等。可以说大部分无症状脑梗死都可找到卒中的危险因素。无症状脑梗死的发病机制与动脉硬化性脑梗死相同。之所以无症状，是因为梗死灶位于脑的静区或非优势半球，梗死造成的损伤缓慢发展，而产生了侧支循环代偿机制。此外，症状可能在患者睡眠时发生，而在患者清醒后又缓解或梗死灶小，为腔隙性梗死。

（三）辅助检查

CT发现率为10%～38%，MRI发现率可高达47%。无症状脑梗死首次CT或MRI检查发现有腔隙性梗死或脑室周围白质病变。主要病变部位在皮质下，而且在基底节附近，一般范围较小，在0.5～1.5cm，大多数无症状脑梗死是单个病灶（80%）。

电生理方面揭示了无症状脑梗死患者事件相关电位P300，潜伏期延长。

（四）鉴别诊断

1. 血管周围腔隙与无症状脑梗死在MRI上的脑鉴别　如下所述。

（1）大小：前者一般直径在1mm左右，≤3mm。

（2）形态：前者为圆形或者线形，后者多为条状、片状或不规则形。

（3）小灶性脑梗死在T_1加权为低信号；T_2加权为高信号，而血管周围腔隙在T_1加权常无变化，T_2加权为高信号。

（4）部位：血管周围腔隙多分布于大脑凸面及侧脑室后角周围，小灶死以基底节、丘脑、半卵圆为中心等。

2. 多发性硬化　多发生于中壮年，病程中缓解与复发交替进行，CT扫描在脑的白质、视神经、脑干、小脑及脑室周围可见多处低密度斑，除急性期外，增强时无强化。而无症状梗死多见于老年人，有高血压病史，CT发现脑血管的深穿支分布区的小梗死，增强时有强化反应。

（五）防治

无症状脑梗死是有症状卒中的先兆，需要引起重视，治疗的重点是预防。

1. 针对危险因素进行干预　如下所述。

（1）高血压患者，积极控制血压，治疗动脉硬化。

（2）常规进行心脏方面的检查并予以纠正。

（3）积极治疗糖尿病。

（4）尽量戒酒、烟。

（5）高黏滞血症者，应定期输入右旋糖酐-40。

2. 药物预防　阿司匹林50mg每晚服用。如合并溃疡病，则可服用噻氯匹定每日250mg。

六、出血性脑梗死

在脑梗死特别是脑栓塞引起的缺血区内常伴有自发性出血性改变（HT），表现为出血性梗死（HI）或脑实质内血肿（PH），PH进一步又可分为梗死区内的PH和远离梗死区的PH。临床上CT检出HI的频率为7.5%～43%，MRI的检出率为69%。尸检中证实的为71%，多为脑栓塞，尤其是心源性栓塞。近年来，由于抗凝与溶栓治疗的广泛应用，HI引起了临床上的重视。

出血性梗死与缺血性梗死相比，在坏死组织中可发现许多红细胞。在一些病例中，红细胞浓度足够高，以至于在CT或MRI扫描上出现与出血相一致的高密度表现。同时，尸检标本显示出血灶的范围从散布于梗死之中的瘀斑到几乎与血肿有相同表现的一个由许多瘀斑融合而成片的大的病灶。出血性梗死发生的时间变化很大，早至动脉闭塞后几小时，迟至2周或更晚。

出血性梗死的解释长期以来被认为是由于闭塞缓解后梗死血管床再灌注所致。例如可能发生于栓子破碎或向远处移行后或在已经形成的大面积梗死的背景下闭塞大血管早期再通所致。这可能是动脉血进入毛细血管重新形成的血压导致红细胞从缺氧的血管壁渗出。再灌注越强烈，毛细血管壁损伤越严重，出血性梗死融合得越多。假设缺血性梗死反映了可恢复的未闭腔隙，那么它可能是栓塞性闭塞后自发性或机化所致的结果，而血栓形成所造成的闭塞很难缓解。在心源性栓塞所致的梗死中有很小的出血发生率支持这个假说。

最近，这个关于出血性梗死的解释受到第三代CT和MRI扫描所见的挑战。这些研究发现出血性梗死常常在位于动脉床处的持续梗死的远端发展，这些动脉床只暴露于逆行的侧支循环处。出血性病灶的严重程度由于所观察到的大动脉再通所造成的血肿扩展的大小而不同。在那些以前的病例，瘀斑及散在性的出血性梗死的发生可能与动脉血压的急剧上升和梗死的突发程度、严重程度及大小有关。推测血肿最初可能围绕在大的梗死周围并压迫软膜血管，当血肿消退时，逆流的血液通过软膜的侧支循环再灌注并导致瘀斑性出血性梗死。

（一）临床表现

1. 按HI的发生时间分为　如下所述。

（1）早发型：即缺血性卒中后3d内发生的。缺血性卒中后早期发生HI常与栓子迁移有关，早发型HI常有临床症状突然加重而持续不缓解，甚至出现意识障碍、瞳孔改变。多为重型。CT以血肿型多，预后差，病死率高。

（2）晚发型：多在缺血性卒中8d后发生，此型发病常与梗死区侧支循环的建立有关，晚发型的HI临床症状加重不明显，甚至好转。多为轻、中型。预后好，CT多为非血肿型。在临床上易被忽视漏诊。

2. 根据临床症状演变将HI分3型　如下所述。

（1）轻型：HI发病时间晚，多在卒中多于1周后发生，甚至在神经症状好转时发生，发病后原有症状、体征不加重，预后好。

（2）中型：HI发病时间多在卒中4～7d，发病后原有的神经症状、体征不缓解或加重，表现为头痛、肢瘫加重，但无瞳孔改变及意识障碍，预后较好。

（3）重型：HI发病多在卒中少于3d内，表现原有神经症状、体征突然加重，有瞳孔改变及意识障碍，预后差。

脑梗死的患者在病情稳定或好转中，突然出现新的症状和体征，要考虑到有HI的可能。HI有诊断价值的临床表现有头痛、呕吐、意识障碍、脑膜刺激征、偏瘫、失语、瞳孔改变、眼底视盘水肿等。有条件者尽快做CT扫描以确诊。

（二）辅助检查

1. 腰椎穿刺及脑脊液检查　脑脊液压力常增高，镜检可查到红细胞，蛋白含量也升高。

2. 脑血管造影检查　可发现原闭塞血管重新开通及造影剂外渗现象。

3. 头颅CT扫描　如下所述。

（1）平扫：在原有低密度梗死灶内出现点状、斑片状、环状、条索状混杂密度影或团块状的高密度影。出血量大时，在低密度区内有高密度血肿图像，且常有占位效应，病灶周围呈明显水肿。此时若无出血前的CT对比，有时很难与原发性脑出血鉴别。HI的急性期及亚急性期CT呈高密度影，慢性期则呈等密度或低密度影，且可被增强CT扫描发现。因脑梗死患者临床上多不行强化CT扫描，故易被漏诊。

（2）增强扫描：在低密度区内有脑回状或斑片状或团块状强化影。有人统计，86%的继发性出血有强化反应。

4. MRI检查　如下所述。

（1）急性期：T_1加权像为高信号与正常信号相间；T_2加权像为轻微低信号改变。

（2）亚急性期：T_1 及 T_2 加权像均为高信号改变。

（3）慢性期：T_2 加权像为低信号改变。

（三）诊断

（1）具有典型的临床特点：①有脑梗死，特别是心源性、大面积脑梗死的可靠依据；②神经功能障碍一般较重，或呈进行性加重；或在病情稳定、好转后突然恶化；③在应用抗凝剂、溶栓药或进行扩容、扩血管治疗期间，出现症状严重恶化及神经功能障碍加重。

（2）腰椎穿刺及脑脊液检测，有颅内压升高；脑脊液中有红细胞发现。

（3）影像学检查提示为典型的出血性梗死图像。

（4）排除了原发性脑出血、脑瘤性出血及其他颅内出血性疾病。

诊断主要依靠临床表现和影像学检查。HI 多发生在梗死后 1～2 周，如患者症状明显加重，出现意识障碍、颅高压症状等，尤其是在溶栓、抗凝治疗后加重者，应及时复查 CT，避免延误诊治。

（四）治疗和预后

发生 HI 后应按脑出血的治疗原则进行治疗，停溶栓、抗凝、扩容等治疗，给予脱水、降颅压治疗。对于 HI 则应视具体病情做不同处理。本病不良预后与梗死面积、实质内出血面积有关。不同类型的 HI 有着不同的临床预后，HT 一般对预后无影响，而大面积脑梗死、颅内大血肿、出现脑疝形成征象、高血糖等与预后不良有关。

七、大面积脑梗死

尚无明确定义，有称梗死面积直径 >4.0cm，或梗死面波及两个脑叶以上者，也有称梗死范围大于同侧大脑半球 1/2 或 2/3 的面积。CT 或 MRI 检查显示梗死灶以大脑中动脉供血区为多见，其他还有 MCA（大脑中动脉）+ACA（大脑前动脉），MCA+PCA（大脑后动脉）等。大面积脑梗死是脑梗死中较严重的一类，由于脑梗死的面积大，往往引起脑水肿、颅内高压，患者出现意识障碍，病情凶险，与脑出血难以区别。此病约占脑梗死的 10%。

（一）诊断及鉴别诊断

依靠临床表现及影像学检查。头颅 CT 或 MRI 检查能早期明确诊断。CT 扫描可提供某些大梗死的早期征象：脑实质密度减低、脑回消失、脑沟模糊、脑室受压，MRI 较 CT 优越，常规 MRI 最早可在发病后 5～6h 显示异常改变，弥散加权 MRI（DWI）在起病后 1～2h 即可显示出缺血病灶。因其病情严重，易误诊为脑出血，必要时应及时复查头颅 CT 或 MRI。

（二）治疗

1. 积极控制脑水肿，降低颅内压　大面积脑梗死后最重要的病理机制是不同程度的脑水肿，早期死亡的原因主要是继发于脑水肿的脑疝形成。发病 12h CT 有 ICA（颈内动脉）远端或 MCA 近端闭塞所致大片脑梗死征象时，24～72h 将发生严重半球水肿，最早在发病后 20h 即可出现脑疝，故大面积脑梗死时应积极控制脑水肿，降低颅内压。除常规应用脱水降颅压药物以外，如果以提高存活率为治疗目的，应早期考虑外科手术减压，尤其对身体健康的年轻患者。关于手术的最佳时机，一直是悬而未决的问题。以往的减压手术多是在那些被认为不进行手术治疗可能近期将会死亡的患者中进行，现在认为对于药物难以控制的颅高压者应立即手术，尤其是对 50 岁以下的患者。早期的减压手术对控制梗死灶的扩大、防止继发性脑疝、争取较好的预后至关重要。老年患者由于存在脑萎缩，增加了对脑梗死后脑水肿的代偿，临床上脑疝症状不明显或中线移位不明显，则也可先给予药物降颅压。

2. 溶栓与抗凝　Bollaert 应用尿激酶早期局部动脉内溶栓治疗严重大脑中动脉卒中显示有积极的治疗效果，如能部分或完全再通或出现侧支循环则梗死体积明显缩小，预后较好，未再通或无侧支循环者均出现大块梗死灶，预后较差。但 CT 扫描呈现大面积脑梗死的早期征象时则不宜进行溶栓治疗。有报道认为，尼莫地平和肝素联合治疗大面积脑梗死具有良好的协同作用，较单用尼莫地平有更加显著的临床效果。

3. 防治并发症　大面积脑梗死急性期并发症多，对神经功能缺损和预后将产生不利影响。因此，早期发现和处理并发症是急性期处理的重要环节。主要有：

（1）癫痫：大面积脑梗死后易发生癫痫，其中，脑栓塞要比脑血栓形成发生率高。发作类型以单纯部分性发作居多，其次为全身性强直－阵挛发作、强直性发作、癫痫持续状态等。对此类患者应尽可能及早控制癫痫发作，对首次发作者应给予抗癫痫治疗 1 个月，频繁抽搐或抽搐时间较长者应按癫痫长期用药。但无论接受抗癫痫治疗与否，仍有可能出现迟发性癫痫发作，故有人提出对首次发作者暂不予抗癫痫治疗，如发作频繁或呈持续状态者才给予抗癫痫治疗。

（2）心脏并发症：可以引起心肌缺血、心律失常、心力衰竭等。心律失常有房颤、心动过速或过缓、Q－T 间期延长等，常为一过性，随着颅内病变的好转和经过抗心律失常治疗后可在短期内消失。

（3）肺部感染：是常见的并发症之一。大面积脑梗死后由于昏迷、卧床、误吸、全身抵抗力低下等综合原因，易并发肺部感染。呼吸道管理是预防肺部感染的关键，如发生感染宜早期、联合、大剂量应用抗生素，根据痰培养调整抗生素种类。

（4）上消化道出血：是卒中严重并发症之一。呕血、黑便是上消化道出血的重要征象，应尽早检查大便隐血或抽取胃液做隐血试验以早期诊断和处理。急性期可给予预防性用药，一旦发生出血应积极予 H_2 受体拮抗药、止血药、输血治疗等。

大面积脑梗死后颅内出血转化多见，尤其是心源性栓塞者，溶栓和抗凝治疗增加继发出血的危险性，出血多发生于脑梗死后 1～2 周内，常使临床症状加重，脑 CT 检查是最常用和可靠的检查手段，病情恶化时应及时复查。治疗上按脑出血处理。

八、复发性脑梗死的危险因素及临床特点

目前，脑梗死的病死率随着现代医学技术的发展而明显降低，而复发率却呈逐年上升的迅猛趋势。其脑梗死复发所导致的致残率和病死率则显著增加。随之而产生的巨额医疗费用以及沉重的家庭负担和社会负担也给患者及其家属带来了困扰，并迅速引起了医学界和众多心脑血管患者的高度重视和广泛关注。因此，如何有效分析复发性脑梗死的危险因素和临床特点已成为进一步减少复发性脑梗死的发生的关键。

引起复发性脑梗死的危险素较多，其中不良嗜好和伴发病以及家族史则已成为重中之重。酗酒作为一种不良嗜好和不健康的生活习性是造成高血压显著的危险因素，而高血压则是最重要的脑血管病的危险因素。从而在一定程度上间接地导致了复发性脑梗死的发生。伴发病中的糖尿病已被列为脑血管病的危险因素，糖尿病患者的血液黏稠度增加红细胞积聚速度加快，血小板在血管壁上的黏着功能和相互间的凝集功能增强，血液凝血因子Ⅰ、Ⅴ、Ⅶ、Ⅷ增加，纤维蛋白原增高等，这些都容易引起脑梗死。房颤作为伴发病也是临床上引起脑梗死的致命杀手，房颤可使心房无规则颤动而失去收缩能力，导致左心房内血流不畅而淤滞，在凝血子的活化下红细胞易于聚集，并与血浆中的纤维蛋白相结合易形成血栓。脱落的栓子可进入体循环动脉，随血液到处流窜，如堵塞脑部血管或外周血管则引起栓塞性疾病。现代医学研究表明，血栓栓塞是房颤的严重并发症，房颤是缺血性脑中风的独立危险因素，尤其是风心病等有心脏瓣膜病者，因房颤导致栓子脱落更易诱发脑梗死。临床上许多人即使具备上述脑血管病危险因素却没有发生脑血管病，而另外一些不具备上述脑血管病危险因素的人却患了脑血管病，说明脑血管病的发生还与其他因素有关尤其是遗传因素有关。脑血管病家族史可能是脑血管病的危险因素。

九、急性脑梗死后并发情感障碍的相关因素

急性脑梗死后并发的 情感障碍可明显影响患者的神经功能恢复及生活质量，因此越来越为神经内科医师所重视。

躯体因素：由于不同疾病受累的脏器不同，所涉及的临床表现、症状、体征和预后不同，以及病变的阶段不同，患者的心理状况也不一样。神经内科大部分患者存在有躯体功能方面的异常，表现为肢体活动受限、语言障碍、吞咽困难、饮水呛咳等，因为不同程度的神经功能障碍，给生活和心理带来很大

的影响。

日常生活活动能力：大多数研究表明日常生活活动能力低下，脑卒中后情感障碍的发生率高，相反脑卒中后情感障碍发生率降低。多数研究认为肢体功能差会增加脑卒中后情感障碍的发生率，然而亦有少数研究认为肢体功能与脑卒中后情感障碍的发生率无显著关系者。

神经功能缺损：大多数认为神经功能缺损严重与脑卒中后情感障碍的发生率增高明显相关。

通过研究可见神经内科住院患者心理状态的变化与躯体、社会及人格因素有关，在从事临床实践中，除了对患者的躯体障碍进行诊治外，还应对其进行心理测试，使其在疾病的不同时期从不同的角度得到相应的干预，心身互动，促其尽快得到整体康复。

（李　阳）

第三节　脑栓塞

一、概述

脑栓塞是指血液中的各种栓子进入脑动脉，阻塞脑血流，当侧支循环不能及时代偿时，该动脉供血区脑组织缺血性坏死，从而出现相应的脑功能障碍，占脑卒中的15%～20%。栓子多来源于心脏疾病，主要病因是风湿性心瓣膜病、心内膜炎、先天性心脏病、心肌梗死、心律失常等；此外，还有心脏手术、动脉内介入治疗、长骨骨折等。

二、临床表现

1. 起病情况　以青壮年多见，可在安静或体力活动时发生，起病急骤，数秒至数分钟内达最高峰，是各种类型脑卒中起病最快的类型，且多无前驱症状。

2. 主要临床表现　颈内动脉系统栓塞多于椎－基底动脉系统栓塞，神经功能障碍取决于栓子的数目、范围和部位，可引起偏瘫、偏身感觉障碍、视野缺损、失语等症状。少数患者有头痛、呕吐和癫痫发作。可有短时意识障碍，但椎－基底动脉或大血管栓塞时可迅速昏迷，并有广泛性脑水肿及明显颅内高压表现。

3. 可能发现的临床表现　内脏或下肢动脉栓塞的表现，如呼吸困难、腹痛、便血、下肢动脉搏动消失等。

4. 感染性脑栓塞　可伴有发热、头痛、乏力等全身表现。

三、辅助检查

1. 影像学检查　头颅CT或MRI检查能明确病变部位，有时可发现梗死灶呈多发，绝大多数位于双侧大脑中动脉供血区，易合并出血性梗死等。如早期进行血管造影，10日左右再复查，能发现一些患者的脑动脉闭塞征已消失，这种闭塞征消失现象，可作为血管造影诊断脑栓塞的指标之一。此外，如血管造影发现脑动脉结构正常、无动脉粥样硬化征象，也有助于诊断脑栓塞。

2. 心脏和颈动脉超声检查　可发现心源性栓子的部位，以及评价颈动脉狭窄和动脉斑块情况。

3. 腰穿　血性脑脊液或脑脊液中白细胞明显增多，有助于出血性脑梗死或感染性栓塞的诊断。

四、诊断及鉴别诊断

（一）诊断

1995年第四届全国脑血管病会议组制定的脑栓塞诊断标准如下：①多为急骤发病。②多数无前驱症状。③一般意识清楚或有短暂性意识障碍。④有颈动脉系统和/或椎－基底动脉系统的症状和体征。⑤腰穿脑脊液一般不含血，若有红细胞可考虑出血性脑梗死。⑥栓子的来源可为心源性或非心源性，也可同时伴有其他脏器、皮肤、黏膜等栓塞症状。

（二）鉴别诊断

主要应与动脉血栓性脑梗死和脑出血相鉴别，脑栓塞头痛、呕吐、意识障碍等全脑症状较轻，且起病急骤，多可发现有栓子来源的证据可供鉴别。

五、治疗

1. 脑栓塞治疗　治疗原则、计划和方案与动脉血栓性脑梗死的治疗基本相同，但应注意：①对大脑中动脉主干栓塞的患者，应争取在时间窗内实施静脉溶栓治疗，但由于出血性梗死多见，溶栓适应证应更严格掌握。②感染性栓塞禁用溶栓或抗凝治疗，以免感染在颅内扩散，应加强抗感染治疗。③心腔内有附壁血栓或瓣膜赘生物，或脑栓塞有复发可能者，或心房颤动患者应长期抗凝治疗，以防栓塞复发；有抗凝禁忌证者，有时可选用抗血小板聚集治疗。④脂肪栓塞可用5%碳酸氢钠溶液或10%乙醇250mL静脉滴注，每日2次，有利于脂肪颗粒溶解。⑤气栓应取头低、左侧卧位，如为减压病应尽快用高压氧治疗，如有癫痫发作应予抗癫痫治疗。⑥补液、脱水治疗过程中注意保护心功能。

2. 原发疾病治疗　控制心律失常，手术治疗先天性心脏病和风湿性心瓣膜病，积极对感染性心内膜炎行抗感染治疗，可根除栓子来源，预防栓塞复发。

（张　洁）

第四节　自发性脑出血

自发性脑出血（spontaneous intracerebral haemorrhage，ICH）是指非外伤情况下各种原因引起的脑大、小动脉，静脉和毛细血管自发性破裂引起的脑内出血。

一、流行病学

在欧美国家，脑出血患者占全部卒中患者的10%～20%，病死率和致残率都很高，有资料显示病死率达23%～52%。在我国，根据2005年中国脑血管病防治指南，脑出血发病率为（60～80）/10万人口/年，占全部卒中病例的30%左右，急性期病死率为30%～40%。大脑半球出血约占80%，脑干和小脑出血约占20%。至于复发性脑出血的发生率，根据国外资料，亚洲国家为1.8%～11%，欧洲国家为6%～24%，拉丁美洲为6%～30%。

二、病因和发病机制

（一）病因

脑出血是一种多因素疾病，受环境和遗传因素共同作用。自发性脑出血的最常见原因是高血压，另一些多见的病因为淀粉样变性血管病、先天性血管瘤、动静脉畸形、凝血障碍和各种原因的占位。其他还有moyamoya病、结节性多动脉炎、抗凝剂和抗血小板聚集剂的应用和某些药物的使用等。

（二）发病机制

高血压病导致的脑出血多发生在脑内大动脉直接分出的穿通小动脉，如大脑中动脉的豆纹动脉、丘脑穿通动脉等。这些小动脉是管壁薄弱的终末支，承受较多的血流和较大的压力。长期的血压增高和动脉粥样硬化使血管壁血脂沉积，结缔组织透明变性，弹力纤维断裂，纤维蛋白坏死，脆性增加，血管壁变薄，还会使血管壁上形成一些微小动脉瘤，这些因素都易引起出血。高血压性脑出血通常位于基底节区、脑桥和小脑。

先天性血管瘤和动静脉畸形在破裂前许多患者是无症状的，当血管壁的变性达到一定程度破裂时，可引起脑出血或蛛网膜下隙出血。有时动脉瘤一次性完全破裂而血管造影可为阴性。

脑淀粉样血管病（cerebral amyloid angiopathy，CAA）引起的脑出血占5%～10%，随着年龄增大而发生率增加，在80岁时。40%的人脑血管有淀粉样变性，其引起的脑出血多发生于脑叶，以额叶、顶叶为最多见，为多灶出血，易反复发作，而患者无高血压病。载脂蛋白 E 基因多态性是其重要的危险因素，e4 和 e2 是与脑叶出血密切相关的基因型。淀粉样物质沉积在脑血管内，特别是皮质和脑膜中小动脉。淀粉样变性严重的血管呈动脉瘤样扩张，中、外膜几乎完全被淀粉样蛋白取代，弹力膜和中膜平滑肌变性消失，这是产生微血管瘤出血的原因。CAA 的确诊依靠活检或尸检的病理检查。

结节性多动脉炎和一些细菌性、病毒性和立克次体病导致血管壁的炎性改变和坏死，引起脑出血。

占位性病变引起脑出血的主要是脑瘤或脑转移瘤，主要是因为新生的肿瘤血管的破裂。

药物因素有抗血小板聚集的阿司匹林和抗凝剂华法林，联合应用时出血危险性增大。

（三）危险因素

目前已肯定的与脑出血相关的危险因素有高血压病、年龄、人种、吸烟、酗酒及华法林治疗。

三、临床表现

自发性脑出血通常发生于 50 ~ 75 岁，男性略多于女性，多在活动中急性发病，突然出现局灶性神经功能缺损症状，如偏瘫、偏身麻木，常伴头痛、呕吐、意识障碍，绝大多数患者脑出血时血压升高。有的患者有先兆症状，如头痛、失忆、思维混乱、短暂的肢体乏力或麻木，一般持续数小时。按出血部位的不同，脑出血一般分为壳核、丘脑、尾状核、皮质下（脑叶）、小脑和脑干出血等。

（一）大脑半球深部出血

（1）丘脑出血：是一种严重的脑出血，约占 20%。最初表现为对侧偏身深浅感觉障碍，如果累及内囊，出现对侧偏瘫，下肢重于上肢。出血向中线扩散时，可破入脑室系统，血块阻塞中脑导水管时，引起阻塞性脑积水。出血量大时，患者出现昏迷。出血如果向前侵入，可累及下丘脑和中脑背侧，出现瞳孔缩小、光反应迟钝、眼球上视障碍。主侧丘脑出血时，出现丘脑性失语，表现为言语缓慢不清、发音困难、重复语言、复述差而朗读正常。预后与出血量密切相关，直径大于 3cm 的出血通常是致命的。

（2）壳核出血：是最常见的脑出血，占 50% ~ 60%，同时影响相邻的内囊，临床表现重。头痛、呕吐的同时，出现对侧偏瘫、偏身感觉障碍、偏盲、双眼向病灶侧凝视。优势半球出血常致失语。尚可出现失用、记忆力和计算力障碍等。出血量大时有昏迷。

（3）尾状核出血：尾状核头部出血占自发性脑出血的 5%。出血扩展到周围脑组织时，出现对侧偏瘫、偏身感觉障碍、凝视障碍和认知异常。该部位出血的原因除了高血压外，动脉瘤和动静脉畸形也有可能，应常规做脑血管造影。该型预后良好。

（二）脑干出血

（1）中脑出血：比较少见。表现为病灶侧动眼神经麻痹，对侧偏瘫，即 Weber 综合征。如果出血量大，则出现双侧体征，严重者很快出现昏迷，去大脑强直。

（2）脑桥出血：突然出现头痛、呕吐、眩晕、复视、交叉性瘫痪、偏瘫或四肢瘫等。通常出血从脑桥中段的被盖开始，出血量大的患者很快陷入昏迷，有双侧的锥体束征和去大脑强直，表现为四联征：发热、四肢瘫痪、针尖样瞳孔和呼吸不规则，重症患者可在数小时内死亡。出血量小的患者有脑干的交叉体征，即一侧的面瘫或其他颅神经麻痹，对侧肢体偏瘫和眼球凝视障碍。与大脑半球的出血不同，脑桥出血的凝视障碍常是永久性的。

（3）延髓出血：非常罕见。轻者表现为头痛、眩晕、口齿不清和吞咽困难，重者突发意识障碍，呼吸不规则，血压下降，继而死亡。

（4）小脑出血：占自发性脑出血的 10% 左右，50 ~ 80 岁的人群易发。大多数小脑出血的原因是高血压，其他还有占位性病变、血管畸形、凝血障碍和淀粉样变性。临床表现为后枕部头痛、眩晕、反复呕吐、步态不稳，体检有眼震，肢体或躯干共济失调，但无偏瘫，可出现同侧凝视障碍和面神经麻痹。小脑出血常破入第四脑室和后颅窝，引起颈项强直。如果水肿严重，可压迫脑干，甚至导致小脑扁桃体疝而死亡。大于 10mL 的小脑出血是神经外科手术的指征。

（5）脑叶出血：占 5% ~ 10%。高血压常常不是主要原因。主要的病因为脑淀粉样血管病变，动静脉畸形和凝血障碍。患者有时有癫痫发作，与其他部位的脑出血相比较，预后较好。

a. 额叶出血：表现为前额部疼痛和对侧偏瘫，偏瘫程度不等，与血肿的大小和部位有关。优势半球出血时有运动性失语。常见局灶性癫痫发作。体检时可见额叶释放征，如吸吮和强握发射。

b. 顶叶出血：同侧颞顶部疼痛，对侧肢体感觉障碍和轻偏瘫。优势半球顶叶出血时，出现Gerstmann综合征，表现为手指认识不能、计算不能、身体左右辨别不能和书写不能。非优势半球出血时，有偏侧忽视、失用等表现。

c. 颞叶出血：表现为对侧中枢性面舌瘫和以上肢为主的瘫痪，常伴性格和情绪改变，主侧受损时有感觉性失语。因为出血可侵及视放射，可有偏盲或象限盲。

d. 枕叶出血：同侧后枕部疼痛，对侧同向偏盲或象限盲，并有黄斑回避现象，可有视物变形。一般无肢体瘫痪和锥体束征。

（6）脑室出血：占脑出血的3%。常见的病因有血管畸形、动脉瘤、占位病变和高血压病。临床表现为急性头痛、呕吐伴昏迷；常出现丘脑下部受损的症状，如上消化道出血、中枢性高热、尿崩症等；体检示双侧瞳孔缩小，四肢肌张力增高，病理反射阳性，脑膜刺激征阳性。轻者仅有头痛和呕吐，而无其他表现，轻症患者预后良好。

四、实验室检查及特殊检查

头颅CT是脑出血首选的检查，出血后CT能立即显示病灶，怀疑为脑出血的患者应尽早进行CT检查。出血灶在CT上显示为高密度灶，边界清楚，CT值为75～80Hu，数小时后周边出现低密度的水肿带。高血压性脑出血常见于壳核、丘脑、脑桥或小脑。淀粉样变性和血管畸形引起的出血大多位于脑叶。脑出血急性期，头颅CT优于MRI，但MRI检查能更准确地显示血肿演变过程，对某些脑出血患者的病因探讨会有帮助，如能较好地发现脑瘤卒中，动脉瘤和动静脉畸形等。在脑出血后的3～10d，大的出血灶的占位效应明显，幕上病灶引起中线向健侧偏移，水肿带增宽。随着出血的吸收，病灶的密度和信号降低。当出血完全吸收时，CT上留下低密度的软化灶。对于怀疑为动脉瘤和动静脉畸形的患者，应行脑血管造影检查。

五、诊断和鉴别诊断

脑出血一般在活动中，情绪激动时发病，有局灶性神经功能受损的体征，结合典型的头颅CT表现，诊断不难。高血压性脑出血一般发生于50岁以上，有高血压病史，发病时血压很高，常见的出血部位是壳核、丘脑、脑桥和小脑。动静脉畸形引起的出血多在40岁以下，出血常见于脑叶，影像学检查可有血管异常表现。年龄较大，又无高血压病的多发性脑叶出血的患者常为淀粉样血管病，这种出血可反复发作。脑瘤卒中的患者发病前常常已有神经科局灶症状，头颅CT上血肿周围早期出现明显的水肿带。溶栓和抗凝治疗引起的脑出血多见于脑叶或原发病灶附近。

脑出血需与蛛网膜下隙出血、脑梗死、高血压脑病鉴别，有时亦需与脑膜炎等感染性疾病鉴别。头颅CT和MRI能提供可靠的结果。

六、治疗

（一）急性期治疗

自发性脑出血的治疗还没有国际统一的标准。目前普遍认同的观点是，脑出血急性期治疗的基本原则为控制颅内压增高，减轻脑水肿，调整血压，防止再出血，减少并发症，减轻血肿造成的继发性损害，促进神经功能恢复。

（1）基础护理和支持治疗：很重要。保持患者平静，卧床休息，头部少动，确保呼吸道通畅，昏迷患者应将头偏向一侧，以利于分泌物及呕吐物流出，并可防止舌根后坠阻塞呼吸道。吸氧，必要时气管插管或切开，予以机械通气。严密观察患者的生命体征，重症患者用心电监护仪。不能进食的患者予以胃管鼻饲，防止和治疗感染、压疮和其他并发症，如上消化道出血，高血糖等。

（2）降低颅内压，减轻脑水肿：渗透性脱水剂是治疗的首选。常用的药物为20%甘露醇、甘油果糖和呋塞米，根据出血量、部位和患者的临床表现，决定用药的剂量和频率。甘露醇应用最广泛，其渗透压约为血浆的4倍，用药后血浆渗透压明显升高，使脑组织脱水，其降颅压作用确定可靠，可用20%甘露醇125～250mL快速静脉滴注，6～8h1次，一般用5～7d为宜，但应注意患者肾功能。肾功能不全的患者，可用甘油果糖代替甘露醇，其起作用的时间较慢，脱水作用温和，但持续时间长，可维持6～12h，用法为250～500mL静脉滴注，每日1～2次。呋塞米主要辅助高渗性脱水剂的降颅压作用，在心功能或肾功能不全的患者中应用可减轻心脏负荷，促进体液排泄，一般建议与甘露醇交替使用。有条件的患者，可酌情使用清蛋白，清蛋白提高血浆胶体渗透压，使红细胞压积明显降低，产生血液稀释效应，从而减轻脑水肿。对皮质类固醇激素的使用尚有争议。

（3）调控血压：治疗高血压会降低颅内压，并减低再出血的危险性，但应缓慢平稳降压。如血压大于26.7kPa/14.7kPa（200/110mmHg）时，在降颅压的同时给予降血压治疗，使血压稳定在略高于病前水平或24.0kPa/14.0kPa（180/105mmHg）左右；收缩压在22.7～26.7kPa（170～200mmHg）或舒张压在13.3～14.7kPa（100～110mmHg），先脱水降颅压，必要时再用降压药；收缩压小于22.0kPa（165mmHg）或舒张压小于13.1kPa（95mmHg），不需降血压治疗。

（4）止血药的应用：对于稳定的脑内出血，周围的脑组织通过提高组织内压，压迫出血区域而止血，止血药无明确疗效。但少数患者出血早期（24h内）有可能继续出血或患者有凝血功能障碍时，可用止血药，时间不超过1周。

（5）并发症的治疗：脑出血患者也可有深静脉血栓形成和肺栓塞，这时抗凝剂的应用应该权衡利弊，根据具体情况而定。上消化道出血可用质子泵抑制剂和H_2受体拮抗剂。出现肺部和泌尿系统感染应选用敏感的抗生素。血糖的一过性升高可能是脑出血的应激反应，可适当应用胰岛素。

（6）外科手术的指征和禁忌证：手术的目的是尽可能迅速和彻底地清除血肿，最大限度地减少脑损伤，挽救患者生命，降低神经功能缺失的程度。应遵循个体化的治疗原则，权衡出血量和出血部位及患者的整体情况来决定是否手术。大脑半球出血大于30mL，小脑出血大于10mL需要考虑手术。手术禁忌证为深昏迷或去大脑强直；生命体征不稳定；脑干出血；基底节或丘脑出血影响到脑干；病情发展急骤，数小时即深昏迷者。

（二）恢复期治疗

在脑出血恢复期，患者除了药物治疗外，还应该接受肢体功能、语言和心理方面的康复治疗和健康教育，康复治疗应尽早进行，最大可能地降低神经功能损伤，减少并发症，改善生活质量，提高患者及家属对脑出血的危险因素、预防和疗效的认识，理解脑出血后的康复治疗是一个长期持续的过程。在有条件的医院，应将患者收入康复卒中单元。也可进行社区康复，提高患者运动功能和日常生活能力。

七、预防

目前没有一种药物对脑出血明确有效，因此预防尤其重要，防治高血压是降低脑出血发病率、致残率和病死率的最有效措施。

（1）一级预防：相当重要，强化健康教育，使居民提高对高血压病危害性的认识。用药物治疗和控制高血压是预防脑出血最主要的方法，使血压低于18.7kPa/12.0kPa（140/90mmHg）。同时，中老年人应有健康的生活方式，避免过度劳累、过重的体力工作和情绪激动，多食蔬菜、水果和低脂类食品，增加及保持适当的体力活动，适当减肥，戒烟限酒，保持乐观的生活态度。

（2）二级预防：脑出血后遗症患者除了积极控制高血压外，应适当进行体育锻炼，加强肢体的功能训练。

八、预后

脑出血的预后由出血部位和出血量决定。一般来说，脑干、丘脑、内囊出血和脑出血破入脑室的患者预后较差，出血量越大病死率越高，存活的也有严重的后遗症，首次哥拉斯哥昏迷量表（GCS）评分越低，预后越差。少量的、位于脑功能静区的脑出血预后可以相当好，可完全恢复。脑出血可复发，如高血压性和淀粉样变性的患者，出血灶可在相同或不同部位。根据两次出血部位的关系可分为脑叶－脑叶型、基底节－基底节型、脑叶－基底节型、基底节－脑叶型和幕上－幕下型等，以前两型为多见。脑出血以后发生脑梗死也很常见。

（张　洁）

第五节　蛛网膜下隙出血

一、临床表现、病因及其临床特点

（一）概述

脑表面血管破裂后大量血液直接流入蛛网膜下隙，又称原发性蛛网膜下隙出血。不同于脑实质出血破入蛛网膜下隙引起的继发性蛛网膜下隙出血。蛛网膜下隙出血均有急性起病，剧烈头痛，呕吐、颈强、克氏征阳性等脑膜刺激征，血性脑脊液等共同的较典型的临床特点。部分患者可出现意识障碍、精神症状、偏瘫、失语、感觉障碍等。

（二）病因及临床特点

原发性蛛网膜下隙出血的原因很多，其中除动脉瘤、高血压动脉硬化、动静脉畸形三个主要原因外，还可由血液病、颅内肿瘤、动脉炎、静脉血栓等多种原因引起，此外，尚有15%～20%原因不明者。确定蛛网膜下隙出血的病因对治疗有重大意义。

1. 颅内动脉瘤　占蛛网膜下隙出血的50%～70%。虽可发生于任何年龄，但80%发病年龄在30～60岁最多见。可有动脉瘤的局灶症状，如动眼神经麻痹、眼球突出、视野缺损、三叉神经痛等，出血量一般较其他病因的为多，脑血管痉挛亦较多见，脑血管造影即可明确诊断。但在少数情况下脑血管造影亦可显示不出动脉瘤，这是由于瘤颈部有痉挛或瘤颈过于狭小或血块阻塞瘤腔，使造影剂充盈困难所致。

2. 高血压脑动脉粥样硬化　占SAH的5%～24%。老年人多见，意识障碍多见，而脑膜刺激征轻，多有高血压史，伴发糖尿病、冠心病者较多。

3. 脑血管畸形　占SAH的5%～10%。属先天性畸形，包括动静脉畸形、海绵状血管瘤、毛细血管扩张症和静脉血管瘤，以动静脉畸形（或动静脉瘤）最常见，好发于青年，93%位于幕上、7%位于幕下，以大脑前和大脑中动脉供血区多见。常并发偏瘫等局灶体征和癫痫发作。确诊靠血管造影。

4. 颅底异常血管网症（Moyamoya病、烟雾病）　是由多种原因引起的颅底动脉慢性进行性加重的狭窄闭塞，伴有脑底双侧异常血管网形成特点的脑血管病。SAH是其常见症状之一，可单独发生，亦可与偏瘫（出血或梗死）、癫痫并发。需靠脑血管造影确诊。

5. 其他原因　占SAH的5%～10%。①出血性疾病如血友病（Ⅷ因子缺乏）、Ⅵ因子缺乏、血小板减少症、抗凝治疗不当等。②白血病和再生障碍性贫血。③各种动脉炎。④静脉血栓形成等。均可通过病史、病前原发病表现与相应实验室检查确诊。

6. 原因不明　占SAH的15%～20%。系指通过临床和脑血管造影找不到原因的一组SAH，有人将其称为“非动脉瘤性蛛网膜下隙出血”，并认为其在急性期几乎不发生再出血和脑血管痉挛，呈良性经过，预后较好，CT仅在中脑环池有少量积血，有时亦可波及脚间池或四叠体池，而其他脑池无积血。

（三）老年人蛛网膜下隙出血的特点

（1）老年人蛛网膜下隙出血发病率高。

（2）意识障碍发生率高（40%～80%）：因老年人脑细胞功能脆弱，对缺血缺氧较敏感，易发生障碍。

（3）头痛、呕吐发生率低，程度较轻：因为老年人痛觉阈值高；意识障碍多，易将头痛掩盖；有不同程度脑萎缩，颅腔缓冲余地较大；出血速度常较慢且量较少。

（4）脑膜刺激征出现率低、程度轻，出现时间晚。这是因为老年人生理功能衰退、反应迟钝、脑萎缩，出血慢且量较少。

（5）发病时血压高较明显：因老年人基础血压较高，加上蛛网膜下隙出血后颅压增高，故血压更高。

（6）并发症多、病死率高：老年人各脏器功能较差，合并肺部感染、心脏病、糖尿病、消化道出血、肾功能不全、水电解质紊乱者多，病死率亦较高。

（7）发病原因高血压、动脉粥样硬化占多数（90%左右）。

（8）发病无明显诱因者多（55%～60%），症状不典型误诊率高（40%～50%）。并发脑血管痉挛较少。

二、并发症

蛛网膜下隙出血常见的并发症有：再出血、脑血管痉挛、脑积水、脑室积血、颅内血肿、脑梗死、癫痫和丘脑下部损害等。

1. 再出血　再出血可发生于第一次出血后的任何时间，再出血的原因多为动脉瘤、动静脉畸形、大脑基底异常血管网症的患者。精神紧张、情绪波动、用力排便、剧烈咳嗽、坐起活动、血压过高为常见诱发因素。其临床表现特点为：首次出血后病情稳定或好转情况下，突然再次出现剧烈头痛、呕吐、抽搐发作、昏迷，甚至脑脊液再次呈新鲜红色，脑脊液再次出现大量新鲜红细胞伴中性粒细胞。

2. 脑血管痉挛　发生率为16%～66%。按发生时间分为早发与晚发性，早发性发生于出血后数十分钟至数小时内，晚发性发生于病程4～16d，7～10d达高峰，平均持续2周。按累及血管范围分为局限性和弥散性多节段性，常涉及大脑前动脉，大脑中动脉、颈内动脉，也可发生于椎－基底动脉系统，病灶侧多于病灶对侧。早发性CVS多发生于破裂动脉瘤所在动脉，多为单侧局限性CVS，故有载瘤动脉定位意义；而晚发性CVS多为弥散性多节段性，可为单侧或双侧，对破裂动脉瘤载瘤动脉无定位价值。

3. 脑积水　SAH引起的脑积水分近期与远期脑积水，以远期并发的正常颅压脑积水较多见，但近期并发的急性脑积水也是不可忽视的并发症。SAH后急性脑积水是指发病后1周内发生的脑积水，发生率为9%～27%，无特异性临床症状和体征，通常表现为剧烈头痛、呕吐、脑膜刺激征，并可有意识障碍。而正常颅压脑积水则为SAH的远期并发症，系脑池蛛网膜粘连致脑脊液循环受阻及蛛网膜颗粒回收脑脊液减少所致，发生率为35%左右，临床表现为进行性智能衰退，步态不稳，锥体束征或锥体外系症状，尿急甚至尿失禁。

4. 丘脑下部损害　SAH后继发脑水肿、脑血管痉挛、再出血、脑室积血等均可引起丘脑下部不同程度的损害，导致自主神经、内脏功能及代谢紊乱，临床上出现呕吐、呕血、黑便、急性肺水肿、中枢性神经障碍（潮式呼吸）、心电图改变、心律失常、血压变化、高热或大汗、高血糖、尿崩症等，使临床症状更复杂化，病情更加重。

5. 脑梗死　SAH并发脑梗死见于SAH后迟发性CVS时，CVS程度重引起局部血流量小于18～20mL/100g脑组织，且持续时间过长时可导致脑梗死，个别尚可并发出血性梗死。故对SAH患者伴有偏瘫等病灶体征或意识障碍者，应及早做CT检查。

6. 癫痫　SAH并发癫痫发生率10%～20%，大发作多见，少数不局限性或精神运动性发作。其发生原因与SAH后弥散性脑血管痉挛、脑血流降低、脑缺氧、脑血肿及病变血管的直接刺激等有关。癫痫发作可作为SAH首发症状，应引起注意。

三、辅助检查

蛛网膜下隙出血（SAH）时，电子计算机断层扫描（CT）、数字减影脑血管造影（DSA）、磁共振成像（MRI）、磁共振血管造影（MRA）、经颅多普勒超声（TCD）、局部脑血流测定（Regionalcerebral bloodr－CBF)、正电子发射断层扫描（PET)、单光子核素断层显像（SPECT）及腰穿刺脑脊液检查等，从各自不同角度对 SAH 及其并发症的诊断有帮助。

1. CT　是诊断 SAH 快速、安全和阳性率较高的检测方法，目前已成为诊断 SAH 的首选辅助检查。SAH 时 CT 可显示脑池、脑裂、脑沟局部或广泛性高密度。出血量大则在脑池形成高密度铸型。对 SAH 合并脑内血肿、脑室积血、脑积水、硬膜下血肿等并发症均能清晰显示，此外，CT 增强扫描有可能显示大的动脉瘤和脑血管畸形。

2. MRI　目前已成为诊断 SAH 的重要检测方法。与 CT 相比，其优缺点是：①MRI（MRA）可直接显示动脉瘤影像，尤其对于造影剂难以充盈的血栓性动脉瘤。②对脑血管畸形在显示血管结构方面亦优于 CT。③在显示脑血管造影不能发现的隐匿性脑血管畸形方面，明显优于 CT。但在显示并发的颅内血肿方面，CT 优于 MRI。此外在价格方面 MRI 明显高于 CT。

3. 脑血管造影、DSA 与 MRA　脑血管造影特别是全脑血管造影是显示颅内动脉瘤、脑血管畸形最好的方法。它可将动脉瘤的大小、数量、形态、痉挛及出血等情况都显示出来；对血管畸形亦能清晰显示，但由于脑血管畸形血循环快，常规的脑血管造影方法有时捕捉不到良好的摄片，不如 DSA 图像清楚。但 DSA 对颅内动脉瘤由于受颅骨的干扰及血管口径细小，其分辨力不如通常脑血管造影灵敏，然而对术后的动脉瘤和血管畸形检查血管分布情况、通畅情况及手术是否彻底等有独特的优点。MRA 是直接显示脑血管的一种无创性检测方法，对直径 0.3～1.5cm 动脉瘤的检出率可达 84%～100%。但目前 MRA 尚不能取代脑血管造影，其主要原因是空间分辨率较差。

4. 腰椎穿刺　长期以来腰椎穿刺是诊断 SAH 的主要手段，但此法容易造成误伤的混淆和偶发脑疝的危险。如今已逐渐被 CT 取代，但尚不能完全取代，因为尚有小部分 SAH 患者，CT 及 MRI 在发病后可无阳性所见，对 CT 阴性的可疑病例，腰椎穿刺仍是重要的补充检查手段；50% 的 SAH 在发病 1 周后 CT 亦可无阳性所见，而 MRI 价格昂贵且不普及，对发病 1 周后的 SAH，腰椎穿刺仍是诊断的重要手段。

5. 局部脑血流测定（Regional cerebral bloodr－CBF）　可做手术后预后判定指标；SAH 时 r－CBF 大多下降，如降低明显，则手术宜延期。

6. 正电子发射断层扫描（PET)、单光子核素断层显像（SPECT）及脑血管多普勒超声（TCD）可用于 SAH 并发血管痉挛的诊断和预后判断。

四、诊断、鉴别诊断要点

1. 诊断要点　不论何种年龄，突然出现剧烈头痛、呕吐和脑膜刺激征，应高度拟诊蛛网膜下隙出血。腰穿脑脊液呈均匀一致血性、CT 扫描发现蛛网膜下隙有出血高密度影，则可确诊。对于老年人症状不典型时，应及时进行 CT 扫描和腰穿检查，及早确诊。

2. 临床上需要鉴别的疾病有　如下所述。

（1）脑出血：往往也可出现头痛、呕吐，但神经系统局灶征更为明显，脑膜刺激征则较轻。

（2）偏头痛：也可出现剧烈头痛、呕吐，甚至可有轻偏瘫，但一般情况较好，病情很快恢复。

（3）颅内感染：各种类型的脑炎和脑膜炎，可出现类似蛛网膜下隙出血的症状、体征，如头痛和脑膜刺激征等，但有引起感染的病史和体征。

五、治疗

急性期的治疗原则是积极防止继续出血，降低颅内压，防止继发性脑血管痉挛，减少并发症，寻找出血原因，治疗原发病，防止复发。

1. 一般处理　绝对卧床休息至少四周，避免搬动和过早离床。避免用力大小便，必要时可给以通便剂或留置导尿，防止剧烈咳嗽。头痛、兴奋或情绪激动时给予镇静止痛剂。维持血压稳定，有癫痫发作者应给予抗癫痫药物。长期卧床者，应预防压疮和深静脉血栓的发生。

2. 脱水治疗　常用甘露醇、呋塞米等。

3. 止血及防止再出血　常用药物：①氨甲苯酸：能直接抑制纤维蛋白溶酶。每次100～200mg加入5%葡萄糖液或生理盐水中静滴，每日2～3次，依病情决定用药时程。②6-氨基己酸（EACA）：4～6g溶于100mL生理盐水或5%～10%葡萄糖液中静滴，15～30min滴完，维持量为每小时1g，1日量不超过20g，可连续用3～4d。③酚磺乙胺：能增加血小板数量，促使其释放凝血活性物质。每次250～500mg加入5%葡萄糖液或生理盐水中静滴，也可肌内注射，每日1～3次依病情决定用药时程。④巴曲酶：具有凝血酶及类凝血酶作用。急性出血时，可静脉注射，每次2克氏单位（KU），5～10min生效，持续24h。非急性出血或防止出血时，可肌肉或皮下注射，一次1～2KU，20～30min生效，持续48h。用药次数视情况而定，1日总量不超过8KU。⑤卡巴克洛：能增加毛细血管对损伤的抵抗力，降低毛细血管的通透性。每次5～10mg，肌内注射或静脉注射，每日2～4次。依病情决定用药时程。

4. 防止脑动脉痉挛　早期应用钙离子拮抗剂尼莫地平20～40mg，每日3次，连用3周以上。

5. 治疗脑积水　发生急性阻塞性脑积水者，应积极进行脑室穿刺引流和冲洗，清除凝血块。同时应用脱水剂。

6. 病因治疗　是防止再出血的有效措施。蛛网膜下隙出血病因明确后，应进行针对性处理。动脉瘤或脑血管畸形者，可视具体情况行介入或手术治疗。

（石　磊）

第六节　高血压脑病

高血压脑病是一种暂时性急性脑功能障碍综合征。各种原因所致的动脉性高血压，均可引起高血压脑病。目前仍公认高血压脑病是急性脑血管病的一个类型。近年来由于对高血压的诊断越来越重视和抗高血压药物的不断发展，这一综合征已日益少见。

一、概述

高血压脑病常见于原发性恶性高血压、急性或慢性肾小球肾炎、妊娠高血压综合征，也可见于嗜铬细胞瘤、库欣综合征、长期服用降血压药突然停药后、长期服用单胺氧化酶抑制剂（抗抑郁剂）同时服用酪胺（奶油和各种乳酪）等引起的血压增高。发病前有过度劳累、神经紧张或情绪激动的诱发因素。

高血压脑病的发病机制尚未完全清楚。可以肯定的是与动脉血压增高有关，当血压急剧升高时，脑的小动脉发生痉挛、造成血液循环障碍，组织缺血缺氧。而后通过自动调节机制，使脑的血液供应在一定范围内得到纠正。当血压继续恶性升高时，自动调节机制破坏，脑血管完全扩张，血流量增加，造成过度灌注，血管内液体外渗，迅速出现脑水肿和颅内压增高，毛细血管壁变性坏死，点状出血及微梗死，而产生脑功能全面障碍的症状。

二、病理

高血压脑病脑实质最具特征性的变化是表面或切面可见瘀点样或裂隙状出血及微梗死灶。脑血管特征性改变是脑内细小动脉节段性、局限性纤维性样坏死；非特征性的改变有脑内细小动脉透明样变性、中层肥厚，大中动脉粥样硬化等，还可见小动脉及毛细血管内微血栓形成。高血压脑病时，脑组织水分增加，冠状切面上见有水肿表现，白质常为淡黄色。显微镜下可见神经组织水肿明显，并有大片脱髓鞘改变。可见神经胶质瘢痕形成。

三、临床表现

临床多见于既往有血高压病史者，可有如下症状和体征：①发病年龄较宽，小儿到老年均可罹患本病。根据年龄的不同而见于不同的原发病，小儿多有急性肾炎，青年孕妇多有子痫，恶性高血压多见于30～50岁壮年。②急性起病，病情在12～48h达高峰，发病时常有血压急剧升高。以往血压相对正常者，血压突升至24.0kPa/16.0kPa（180/120mmHg）时即可发病。慢性高血压者，可能在［（30.7～33.3）/（16.0～20.0）kPa］［（230～250）/（120～150）mmHg］以上才会发病。③全脑症状以剧烈头痛、抽搐和意识障碍三联征为主要表现，常伴有恶心、呕吐、烦躁不安或意识模糊、定向障碍、反应迟钝等症状。局灶症状可有短暂视力障碍、偏瘫、偏身感觉障碍和失语等。严重者可死亡。④可有原发病症状，肾炎者常有水肿、血尿、少尿和无尿，子痫者常伴有水肿和高血压等。⑤眼底检查可见视盘水肿，视网膜上有焰状出血及渗出，动脉痉挛变细等。

四、辅助检查

1. 腰穿　可见脑脊液压力升高或正常，蛋白轻度增高，偶有白细胞增多或有少量红细胞。

2. TCD 检查　可因血管痉挛而检测到血流速度改变。

3. CT 检查　可见脑水肿，双侧半球的密度减低，脑室变小，其他结构和位置正常。

4. MRI　可见半球有 T_2 高信号。CT 和 MRI 的改变于几周内完全恢复正常，可与脑梗死和脱髓鞘鉴别。

五、诊断

中青年患者，有高血压或能引起血压增高的其他疾病病史，血压急剧增高以舒张压增高为主，突发剧烈头痛、抽搐和意识障碍，心率慢及心绞痛、心力衰竭。并能通过 CT 或 MRI 除外其他脑血管病，应考虑本病。

六、鉴别诊断

本病需与脑出血、脑梗死及蛛网膜下隙出血鉴别。高血压脑病患者若及时降低血压，症状和体征很快恢复正常。而脑出血、脑梗死及蛛网膜下隙出血除症状不能很快恢复外，还有其特异的影像学或腰穿的改变。此外，既往有肾性高血压患者应与尿毒症脑病鉴别，有糖尿的患者应与糖尿病昏迷或低血糖（及胰岛素后）昏迷鉴别。

七、治疗

本病发病急、变化快，易发生脑疝、颅内出血或持续抽搐而死亡，需尽快采取以下治疗措施。

（一）迅速控制血压

应使血压尽快降至160/100mmHg左右或接近患者平时血压水平。但血压不宜降的太低，以免脑、心供血障碍而发生梗死。

1. 硝普钠　直接松弛周围血管，降低外周阻力。常用50mg加入5%葡萄糖500mL中静滴，初速在50μg/min，逐步加量致血压降至需要水平，最大量为400μg/min。此药作用快，维持时间短暂，须在监护下缓慢静脉滴注，根据血压情况调整用量。

2. 利舍平　1～2mg肌内注射，每日1～3次。注射后1.5～3h才显示降压效果。重症患者不应作为首选。

3. 硫酸镁　常用25%硫酸镁10mL深部肌内注射，6～12h可重复肌内注射1次。重症患者不应作为首选。

4. 压宁定　将12.5～25mg注射剂加入10mL生理盐水或葡萄糖溶液中静脉注射，观察血压变化，15min后如必要可重复注射12.5mg。为了维持疗效或缓慢降压的需要，可将本药注射剂溶解在生理盐水或葡萄糖溶液中静点，滴速一般为100～400μg/min。

当血压下降至需要水平后，可口服降压药物控制血压，以免血压再度升高。

（二）减轻脑水肿、降低颅内压

可用20%甘露醇250mL快速静滴，每6～8h一次，也可用10%甘油500mL静滴或肌内注射呋塞米等。

（三）制止抽搐

抽搐严重者首选安定 10mL 静脉缓慢注射。亦可使用苯巴比妥钠、副醛、苯妥英钠等。

（四）治疗原发病

对有心肾病变应者应予相应治疗。妊娠高血压综合征应及早终止妊娠。

（石　磊）

第七节　脑动脉炎

一、钩端螺旋体脑动脉炎

钩端螺旋体（以下简称钩体）脑动脉炎（leptospiral cerebralarteritis）为钩体病感染最多见的一种严重后发脑血管疾病。钩体感染导致神经系统受累的发生率为 0.86% ~20%，而钩体脑动脉炎占其中 10% 左右，可无明显、典型急性钩体感染病史，常于钩体病流行数月后发病。

（一）病因及病理生理

钩体脑动脉炎的病因无疑与钩体感染直接相关。其发病机制有钩体直接损害（动脉壁发现钩体及其 L 型）及免疫机制两种学说，或称二者共存。主要侵犯颈内动脉末端，大脑前、中、后动脉的起始端，椎 - 基底动脉颅内段及其分支的近心端。受累动脉内膜呈同心圆样增厚，外膜、中膜有少量炎细胞浸润，管壁尚可发现钩体及其 L 型，病变呈节段性损害，致管壁粗细不均、管腔狭窄不匀，甚而造成闭塞而导致脑缺血、脑梗死、脑软化、脑萎缩；病变附近毛细血管可代偿增生成异网状。

（二）诊断

1. 症状　如下所述。

（1）多见于儿童及青少年患者，发病数占 80% ~85%。患者来自钩体病疫区或有疫源接触史。

（2）急性起病：常呈卒中样起病或呈进行性加重（2 天至 2 周）后达高峰，部分患者可呈 TIA 样发作，左右反复交替。

（3）1/3 患者有前驱症状：头晕、头痛、乏力、低热、嗜睡、迟钝、性格改变、抽搐、发作性瘫痪等。

（4）常见症状：与病损部位、程度、性质及侧支循环密切相关。主要有：

1）瘫痪：可有单瘫、偏瘫、双偏瘫、双上肢或双下肢瘫，但以偏瘫及双偏瘫为多见，少数患者有假性前臂肌肉周围性瘫痪。

2）失语：可出现运动性、感觉性及混合性失语，以运动性失语为多见。

3）癫痫发作：1/3 患者呈现有多类型癫痫发作，如全身性、部分性发作及持续癫痫发作，部分患者呈间脑发作、肌强直性发作。

4）多动症：10% 患者有一侧或双侧肢体呈舞蹈样或扭转指画样动作。

5）精神症状：早期兴奋，烦躁不安，个别出现幻觉、妄想等类精神分裂症表现；晚期出现反应迟钝、情感淡漠、幼稚、人格改变。

6）意识障碍：多数患者意识清楚，部分患者病程中可有嗜睡、昏睡、意识蒙眬，少数患者晚期呈去大脑皮质状态或昏迷。

7）智能障碍：多为晚期表现，如记忆力、计算力、理解、判断、定向力等障碍。

8）颅高压症状：头痛、呕吐、视物模糊等。

9）椎 - 基底动脉病损症状：眩晕、眼震、吞咽困难、言语讷吃、构音不良、行动不稳、呛咳、反窜等症状。

2. 体征　如下所述。

（1）脑神经受损征：有眼球运动障碍。核间性或核上性眼肌麻痹、中枢或周围性面、舌瘫，真性或假性延髓麻痹征及偏盲、失明。

（2）运动障碍：可呈现偏瘫、单瘫、双偏瘫、交叉瘫征或假性周同性瘫痪征，共济失调、协同不能、多动或少动等锥体、锥体外系、小脑受损病征。

（3）感觉障碍：可出现偏身感觉障碍、交叉感觉障碍等。

（4）其他：颅高压征常见有眼底视盘水肿。脑出血型可现脑膜刺激征。

（三）实验室检查

1. 血液　可有中性粒细胞或嗜酸粒细胞增高，血沉呈轻度增快，血黏度及血小板聚集力增加，血清钩体免疫试验（补体结合、显凝试验）阳性，钩体L型培养可呈阳性。

2. 脑脊液　颅高压型有压力增高，1/3患者白细胞轻度增高，出血型可含红细胞，糖、氯化物多正常。钩体免疫试验呈阳性，免疫球蛋白增高（IgM），钩体L型培养亦可呈阳性。

（四）特殊检查

1. TCD　提示病区血流量降低及血管狭窄、闭塞性异常血流。

2. SPECT、PET　可发现病损区脑血流、脑代谢密度改变。

3. 脑血管造影　可见脑底大动脉（C1、C2、C3，M1、M2，A1、A2、P1、P2）及椎动脉、基底动脉颅内段与其分支起始部呈炎性改变，管腔狭窄，内膜粗糙，甚而闭塞不通，末梢不显影，附近可见异网血管呈烟雾状。

4. CT及MRI　可见有脑梗死灶、脑萎缩或蛛网膜下隙出血改变。

（五）鉴别诊断

1. 脑炎　常伴发热及意识障碍。流行性乙型脑炎有一定的季节性及特有的流行规律。病毒性脑炎以青壮年为多，发病前多有感染史，且精神症状、意识障碍明显，病情无起伏性，体征不符合血管病规律，脑血管造影无脑动脉炎改变，血清学特异性抗体检查可有助于鉴别。

2. 感染性脑动脉炎（结核、化脓菌、梅毒、真菌）　临床可查获相应的疾病特征，如结核、梅毒、化脓感染的病史及症候，且多伴相应脑膜及脑实质炎性改变，特异性血清免疫反应有助诊断。

（六）治疗

（1）病因治疗

1）青霉素治疗

A. 常规用量为40万~80万U，肌内注射，2次/日，成人总量为2 400万~3 000万U，儿童为1 500万~2 000万U。从小剂量开始，以防赫氏反应发生，对青霉素过敏者可选用庆大霉素、金霉素或氯霉素。

B. 大剂量治疗：青霉素对L型钩体治疗无效，小剂量尚可诱导原型钩体成L型钩体而致病，如早期大剂量应用青霉素，并联合应用广谱作用于细胞质的抗生素，则可防止诱导成L型钩体。

2）庆大霉素：0.2万~0.5万U/kg，静脉滴注，1次/天，共10~20d。

3）铋剂（次水杨酸铋）：2mL，肌内注射，每5d1次，共5次。

4）碘剂（10%碘化钾）：5~10mL，3次/天，共1个月。尚可用12.5%碘离子透入。

5）甲硝唑：15~20mg，/kg，静脉滴注，1次/天，共10~12d；再7.5~12.5mg/（k·d）分次口服，共10d。本药可透过血－脑屏障，且对L型钩体亦有效。

（2）激素治疗

1）氢化可的松：100~200mg，置5%~10%葡萄糖溶液中，静脉滴注，1次/天。

2）地塞米松：5~10mg，静脉滴注，1次/天，共20d。

3）泼尼松：10~20mg，3次/天。

（3）扩血管药、抗血小板药、改善微循环药及脑代谢复活剂。

（4）中医药治疗：中医药治疗依辨证论治给药，初期肝阳亢盛宜用天麻钩藤饮加减；风痰阻滞宜用涤痰汤加减。恢复期多为气虚血瘀，宜用补阳还五汤或十全大补丸。中医药治法甚多，但均以活血化瘀、通络为主。

（5）对症治疗：脱水、止痛、抗抽搐、制动及抗精神症状疗法应依据病情选用。出血型按出血性脑血管病治疗。

（6）其他：针灸、电针、头针、头部超声波、推拿、按摩、理疗、医疗体育、量子血、高压氧等治疗方法可酌情单独或联合选用。良好的护理及支持基础治疗甚为重要。

二、颞动脉炎

颞动脉炎（temporal arteritis）是一种亚急性炎症性血管病，为全身性全层性动脉炎症，好发于颅部动脉，故又称颅动脉炎。按解剖学分类而命名，因以表浅的颞动脉常见，故名颞动脉炎。其受累血管各层有肉芽肿及巨细胞反应，又称为 Horton 巨细胞性动脉炎。预后一般良好。

（一）病因及病理生理

病因尚不十分清楚，目前一般认为属结缔组织疾病，与自身免疫反应有关，好侵犯颞动脉，并常波及视网膜中心动脉、面动脉，动脉壁三层均受损；内膜损害较重，早期见淋巴细胞浸润，以后浆细胞、多核巨细胞浸润，内弹力层断裂，中膜被结缔组织替代，外膜有炎细胞浸润、神经纤维受损，致其受损动脉壁变硬、增粗，管腔狭窄或闭塞，脑动脉受累亦可发生脑梗死。并可伴多系统受损。

（二）诊断

（1）症状

1）好发于中老年人：绝大多数患者发生于55岁以上，65岁以上更为常见，女性多于男性。

2）起病：呈亚急性或急性发病。

3）常见症状

A. 全身症状：低热、寒战、多汗、厌食、无力、贫血、恶心、呕吐、体重减轻、精神不佳等。

B. 系统症状：全身疼痛，呈胀痛、跳痛或烧灼样痛，头痛多位于颞额头皮，多发性肌肉及关节疼痛，以肩、颈、髋部为重，且夜间重，晨起发僵。

C. 眼症状：多因缺血性眼动脉炎及视网膜中心动脉炎所致，常表现为疼痛、畏光、复视、视物模糊，甚而呈一过性或持久性黑蒙。

D. 神经症状：因患脑动脉炎所致，可表现为颈动脉系受侵犯的偏瘫、偏身感觉障碍，或椎－基底动脉系的眩晕、复视、共济失调、行动不稳。

（2）体征

1）低热：体温常在38℃左右。

2）颞动脉变粗变硬，局部肿胀，血管迂曲，搏动减弱且有压痛。

3）受累肌肉、关节有压痛及叩痛。

4）眼、脑动脉受累可发现眼底及视力改变，偏瘫征、脑神经受损等缺血性脑梗死征。

5）少数患者可伴有心、肾、肺等内脏受损征。

（三）实验室检查

1. 血常规　贫血，少数患者中性粒细胞增高。

2. 血生化检查　CRP 增高，γ 及 α 球蛋白升高，类风湿因子、抗核抗体呈阳性，碱性磷酸酶、AST 增高，肝功能异常。

3. 血沉增快　>50mm/h，常>75mm/h，CRP 升高较血沉更为敏感，尤其是当血沉正常或轻度增高时。

4. 脑脊液　蛋白、细胞轻度增加。

（四）特殊检查

1. 脑 CT、MRI 及 TCD 检查　有助于发现颅内缺血性脑血管病变。

2. 浅表闭塞血管活检　可获确诊。

（五）鉴别诊断

1. 偏头痛　偏头痛多见青年女性，头痛为发作性，历时数小时到 1 天，间歇期正常，多有家族史，无颞动脉局部征象及全身多处疼痛征。

2. 三叉神经痛　三叉神经痛中老年女性多见，但疼痛剧烈，发作历时短暂，呈刀割样、闪电样疼痛，进食、饮水、说话可诱发，并有扳机点可发现，疼痛与三叉神经分布相符合，并无颞动脉局部损征。

3. 结节性多动脉炎　本病呈慢性进行性发展，受累血管以小动脉之肌层为主，内为白细胞浸润而非巨细胞浸润，可伴多脏器多发性微血管栓塞或微血管瘤病变。

4. 闭塞性血栓性脉管炎　本病多见于下肢，常伴血栓形成，静脉亦可受累，以青壮年男性好发，具四肢远端动脉缺血性症状、体征，如肢端麻木、疼痛、苍白、青紫、脉搏搏动变小或无脉。

（六）治疗

1. 肾上腺皮质激素治疗　本病为自限性疾病，一般预后良好，对皮质激素有良好反应，一般使用激素治疗 1 ~ 2d 后头痛出现改善，血沉、CRP 亦随之下降，如治疗反应不明显，需考虑其他疾病。常用：①地塞米松，10 ~ 20mg，置生理盐水 250 ~ 500mL 中，静脉滴注，1 次/D，共用 3 ~ 4 周，逐渐减至口服，维持 3 ~ 6 个月，视病情减量及停药。②泼尼松，10 ~ 20mg，3 次/天，如视力障碍明显，可按 40 ~ 50mg/（kg · d）用药，逐减至维持量，可持续用至 1 ~ 1.5 年。

2. 手术治疗　如下所述。

（1）手术切除病变动脉。

（2）血管周围交感神经封闭、切除术。

3. 对症处理——止痛疗法　如下所述。

（1）一般止痛剂：①颅痛定（罗通定，rotundine）30 ~ 60mg，3 次/天。②吲哚美辛（indomethacain）25mg，3 次/天。③强痛定（布桂嗪，AP－237）60mg，3 次/天；50mg，皮下注射。④布洛芬（ibprofen）0.2g，3 次/天。

（2）局部麻醉止痛剂：①普鲁卡因（procaine）用 0.5% ~ 2.0% 溶液，5 ~ 10mL，局部注射。②利多卡因（lidocaine）0.5% ~ 1% 溶液局部浸润。

4. 理疗　可选用一定能量和频谱的电磁波、超声波、激光，可达到抗炎、止痛作用。

5. 中医中药、针灸　可按辨证施治或活血化瘀、疏通经络进行治疗。针灸可选用太阳、阳白、合谷、外关等穴。

三、结节性多动脉炎

结节性多动脉炎（polyartertis nodosa，PAN）是一种累及多脏器的炎性血管病，主要侵犯中小动脉，多发生于 20 ~ 40 岁，男女之比为（2 ~ 4）：1。内脏、肌肉、神经内营养血管最易受损，其次为皮肤。

（一）病因及病理生理

本病病因目前认为可能为病毒感染激发的自身免疫性疾病；或为一些药物及异体蛋白致使机体发生过敏反应、血液循环中免疫复合物沉积于血管壁中引起的一种血管炎。病理上为类纤维索性坏死性全层血管炎，内膜增生变厚，管腔变窄，中层玻璃样变；外层纤维组织结节状增生，并可形成微小血栓或微小动脉瘤，从而可导致脑梗死或脑、蛛网膜下隙出血。

（二）诊断

1. 症状　如下所述。

（1）各年龄均可发病，高峰期为 30 ~ 40 岁，男性多于女性。

（2）起病：常呈急性、亚急性或慢性起病，但均呈进行性发展。

（3）全身症状：发热、头晕、头痛、无力、出汗、消瘦、心悸、关节肌肉疼痛、水肿、精神不振。

（4）内脏损害症状：①肾脏，如腰痛、血尿。②呼吸系统，如哮喘、咯血。③消化系统，如恶心、呕吐、腹泻、呕血。④心血管系统，如高血压、心绞痛。

（5）神经系统症状

1）中枢神经症状

A. 脑部症状：有两种表现。弥散脑症状：为脑、脑膜血管广泛受累所致，常表现为头痛、视物模糊、癫痫发作、意识障碍等。局灶脑症状：为脑部部分血管受损，表现为偏瘫、失语、局限性癫痫等。此外，尚可出现精神症状。

B. 脊髓症状：可表现为双下肢或四肢感觉、运动障碍及大小便功能失控。

2）周围神经症状：可呈单一或多发性周围神经病损症状，主要表现为四肢远端感觉、运动障碍。脑神经较少受累。

（6）其他：眼部症状常有视物模糊、复视、失明。

2. 体征　如下所述。

（1）全身一般体征：贫血貌、精神萎靡、体温增高等。

（2）皮肤体征：可有紫癜、红斑、皮下结节、网状青斑、溃疡、坏疽等。

（3）关节肌肉：关节肌肉压痛，活动时加重，晚期可有肌肉萎缩。

（4）神经系统体征：可有偏瘫、截瘫、四肢瘫、单瘫征，颅内压增高征、脑膜刺激征及大小便障碍、周围神经受损征。

（5）眼部体征：视网膜血管受损表现为渗出、出血、中心动脉阻塞、视神经萎缩；脉络膜、虹膜炎以及因脑动脉受损所致的眼内外肌麻痹；视神经受损等所致的视力、视野、瞳孔舒缩异常。

（6）其他：内脏受损，如心、肺、肝、肾等受累的相应体征。

（三）实验室检查

1. 血液　贫血，白细胞增多，血小板数增高；血浆免疫球蛋白如 IgG 增高，部分患者血 HBsAg 呈阳性；肝、肾功能异常、血沉增快。

2. 尿　因肾受损而表现血尿、蛋白尿及管型尿。

3. 脑脊液　因病损性质而有脑压升高，蛋白升高，白细胞、红细胞增多。

（四）特殊检查

1. 电生理检查　视病情选行肌电图、脑电图、脑地形图、诱发电位、心电图等检查，可见相应阳性结果。

2. 血管造影、血流动力学检查　可查获脑、眼、肾等受累血管的形态及功能异常。

3. 影像学检查（X 线、CT、MRI）　可发现肺部病损征及脑部出血或梗死灶。

4. 活体组织检查　可选择病损组织，如皮下结节、肌肉、神经、肾、肝、脑等活检可以确诊。

（五）鉴别诊断

1. 结缔组织疾病　常有明显的风湿样结节、血清类风湿因子滴度增高及其临床特点可以区别。

2. 系统性红斑狼疮　活动期有血清免疫球蛋白增高或混合性冷凝球蛋白增高。此外，尚有抗糖脂抗体、抗心脂素抗体阳性。伴发肾病活动期，血清补体下降。

3. 巨细胞动脉炎　本病不出现肾小球炎、周围神经受损及皮肤结节。

4. 药物过敏性血管炎　有药物过敏史，常影响肺，少见胃肠症状，沿血管无结节。

（六）治疗

1. 肾上腺皮质激素治疗　本病为自限性疾病，一般预后良好，对皮质激素有良好反应，一般使用激素治疗 1～2d 后头痛出现改善，血沉、CRP 亦随之下降，如治疗反应不明显，需考虑其他疾病。常用：①地塞米松，10～20mg，置生理盐水 250～500mL 中，静脉滴注，1 次/天，共用 3～4 周，逐渐减至口服，维持 3～6 个月，视病情减量及停药。②泼尼松，10～20mg，3 次/天，如视力障碍明显，可按 40～50mg/（kg·d）用药，逐减至维持量，可持续用至 1～1.5 年。

2. 手术治疗　如下所述。

（1）手术切除病变动脉。

（2）血管周围交感神经封闭、切除术。

3. 对症处理——止痛疗法　如下所述。

（1）一般止痛剂：①颅痛定（罗通定，rotundine）30～60mg，3 次/天。②吲哚美辛（indomethacain）25mg，3 次/天。③强痛定（布桂嗪，AP－237）60mg，3 次/天；50mg，皮下注射。④布洛芬（ibprofen）0.2g，3 次/天。

（2）局部麻醉止痛剂：①普鲁卡因（procaine）用0.5%～2.0%溶液，5～10mL，局部注射。②利多卡因（lidocaine）0.5%～1%溶液局部浸润。

4. 理疗　可选用一定能量和频谱的电磁波、超声波、激光，可达到抗感染、止痛作用。

5. 中医中药、针灸　可按辨证施治或活血化瘀、疏通经络进行治疗。针灸可选用太阳、阳白、合谷、外关等穴。

（曹志勇）

第八节　颅内动脉瘤

颅内动脉瘤是引起自发性蛛网膜腔出血最常见的原因。

一、临床表现

（一）发病年龄

多在 40～60 岁，女多于男，为 3 ∶ 2。

（二）症状

1. 动脉瘤破裂出血　主要表现为蛛网膜下隙出血，但少数出血可发生于脑内或积存于硬脑膜下，分别形成脑内血肿或硬膜下血肿，引起颅内压增高和局灶性脑损害的症状。颅内动脉瘤一旦出血以后将会反复出血，每出一次血，病情也加重一些，病死率也相应增加。

2. 疼痛　常伴有不同程度的眶周疼痛，成为颅内动脉瘤最常见的首发症状；部分患者表现为三叉神经痛，偏头痛并不多见。

3. 抽搐　比较少见。

4. 下丘脑症状　如尿崩症、体温调节障碍及脂肪代谢紊乱。

（三）体征

1. 动眼神经麻痹　是颅内动脉瘤所引起的最常见的症状。可以是不完全的，以眼睑下垂的表现最为突出。

2. 三叉神经的部分麻痹　较常见于海绵窦后部及颈内动脉管内的动脉瘤。

3. 眼球突出　常见于海绵窦部位的颈内动脉瘤。

4. 视野缺损　是由于动脉瘤压迫视觉通路的结果。

5. 颅内血管杂音　不多见，一般都限于动脉瘤的同侧，声音很微弱，为收缩期吹风样杂音。

二、辅助检查

（一）腰穿

腰穿用于检查有潜在出血的患者，或临床怀疑出血而 CT 蛛网膜下隙未见高密度影患者。

（二）影像学检查

1. 头颅 CT　在急性患者，CT 平扫可诊断 90% 以上的出血，并可发现颅内血肿、水肿，脑积水。

2. 头颅 MRI 和 MRA 可提供动脉瘤更多的资料。可作为脑血管造影前的无创伤筛选方法。

（三）脑血管造影

脑血管造影在诊断动脉瘤上占据绝对优势，可明确动脉瘤的部位和形状，评价对侧循环情况，发现先天性异常以及诊断和治疗血管痉挛有重要价值。

三、诊断

既往无明确高血压病史，突然出现自发性蛛网膜下隙出血症状时，均应首先怀疑有颅内动脉瘤的可能，如患者还有下列情况时，则更应考虑颅内动脉瘤可能。

（1）有一侧动眼神经麻痹症状。

（2）有一侧海绵窦或眶上裂综合征（即有一侧Ⅲ、Ⅳ、Ⅵ等颅神经麻痹症状），并有反复大量鼻出血。

（3）有明显视野缺损，但又不属于垂体腺瘤中所见的典型的双颞侧偏盲，且蝶鞍的改变不明显者，应考虑颅内动脉瘤的可能，应积极行血管造影检查，以明确诊断。

四、鉴别诊断

（一）颅内动脉瘤与脑动静脉畸形的鉴别（表2-3）

表2-3 颅内动脉瘤与脑动静脉畸形的鉴别

	颅内动脉瘤	脑动静脉畸形
年龄	较大，20岁以下，70岁以上少见，发病高峰为40~60岁	较小，50岁以上少见，发病高峰20~30岁
性别	女多于男，约3：2	男多于女2：1
出血症状	蛛网膜下隙出血为主，出血量多，症状较重，昏迷深、持续久，病死率高	蛛网膜下隙出血及脑内出血均较多，脑脊液含血量相对较少，症状稍轻，昏迷较浅而短，病死率稍低
癫痫发作	少见	多见
动眼神经麻痹	多见	少见或无
神经功能障碍	偏瘫、失语较少	偏瘫、失语较多
再出血	相对较多，间隔时间短	较少，间隔时间长
颅内杂音	少见	相对较多
CT扫描	增强前后阴性者较多，只有在适当层面可见动脉瘤影	未增强时多数可见不规则低密度区，增强后可见不规则高密度区，伴粗大的引流静脉及供血动脉

（二）有动眼神经麻痹的颅内动脉瘤

应与糖尿病、重症肌无力、鼻咽癌、蝶窦炎或蝶窦囊肿、眼肌麻痹性偏头痛、蝶骨嵴内侧或鞍结节脑膜瘤及 Tolosa-Hunt 综合征鉴别。

（三）有视觉及视野缺损的颅内动脉瘤

应与垂体腺瘤、颅咽管瘤、鞍结节脑膜瘤和视神经胶质瘤鉴别。

（四）后循环上的颅内动脉瘤

应与桥、小脑角的肿瘤，小脑肿瘤及脑干肿瘤作鉴别。

五、治疗

颅内动脉瘤的非手术治疗适用于急性蛛网膜下隙出血早期，病情的趋向尚未能明确时；病情严重不允许作开颅手术，或手术需要延迟进行者；动脉瘤位于手术不能达到的部位；拒绝手术治疗或等待手术治疗的病例。

1. 一般治疗　卧床应持续4周。

2. 脱水药物　主要选择甘露醇、呋塞米等。

3. 降压治疗　药物降压须谨慎使用。

4. 抗纤溶治疗　可选择6－氨基己酸（EACA），但对于卧床患者应注意深静脉栓塞的发生。

（曹志勇）

第三章

中枢神经系统感染性疾病

第一节　脑炎

脑炎系指由病毒、细菌及其他生物病原体感染脑实质所引起的弥漫性炎症性疾病，主要临床特点为发热、抽搐、不同程度的意识障碍，重则昏迷或死亡。

按照不同生物病原体所引起的脑部炎症，可将脑炎分为下列各类，表 3－1。

表 3－1　脑炎分类表

（一）病毒性脑炎
1. 虫媒病毒脑炎：森林脑炎，日本乙型脑炎，马型脑炎，圣路易脑炎等
2. 疱疹病毒脑炎：单纯疱疹病毒脑炎，带状疱疹病毒脑炎，巨细胞病毒脑炎，EB 病毒脑炎，单纯疱疹－6 病毒脑炎
3. 肠道病毒脑炎：ECHO 病毒脑炎，Coxsackies 病毒脑炎，灰质炎脑炎
4. 其他病毒脑炎：流行性腮腺病毒脑炎，麻疹病毒脑炎，登革热脑炎，黄热病脑炎
5. 慢病毒脑炎：风疹脑炎，亚急性硬化性全脑炎，进行性多灶性脑白质脑病
6. 艾滋病（AIDS）脑病
7. 边缘叶脑炎及其他自身免疫性脑炎
（二）细菌性脑炎
1. 细菌直接感染的脑炎：化脓性脑炎（脑脓肿），结核性脑炎（结核病），布氏杆菌性脑炎
2. 细菌毒素或代谢产物所引起的脓毒性脑病：伤寒，百日咳，细菌性痢疾，鼠疫，霍乱，风湿热，土拉伦斯菌病等
（三）真菌性脑炎：新型隐球菌、曲霉菌、组织胞质菌、毛霉菌、放线菌、酵母菌、芽生菌、孢子丝菌、球孢子菌、念珠球菌病等
（四）螺旋体性脑炎：神经梅毒，中枢钩端螺旋体病，莱姆病等
（五）寄生虫病性脑炎
1. 原虫病性脑炎：弓形体虫病，恶性疟疾，脑锥虫病，脑阿米巴病，黑热病
2. 蠕虫性脑炎：脑血吸虫病，肺吸虫病，园口线虫病，旋线毛虫病等

一、虫媒病毒脑炎

虫媒病毒脑炎系指通过节肢动物传递的中枢神经病毒感染，最常见的病毒脑炎有森林脑炎和流行性乙型脑炎。

（一）森林脑炎

森林脑炎，又称蜱传染脑炎、春夏脑炎、壁虱脑炎、远东脑炎等，主要分布于俄罗斯的西伯利亚，我国的黑龙江、吉林、新疆等地的森林地区。好发季节为 5～7 月，以青壮年的森林工作者多见，森林旅游者也有发生。

森林脑炎病毒属被盖病毒科的 B 组，嗜神经质性，寄生于森林的蜱虫。当森林工作人员或旅游者被感染的蜱虱叮咬后，即可产生病毒血症而不发生临床症状。抵抗力降低者，病毒可经血脑屏障薄弱部位（如嗅神经）进入中枢神经引起各脑部位的实质性病变而出现脑炎的临床症状。

1. 临床表现　多数感染患者在蜱虫叮咬后 1～4 周后出现上呼吸道样感染症状，多数发病较急，突然高热，体温可达 39～40℃，呈稽留热或弛张热，少数还可出现每日双峰或三峰热，持续 5～10d。患者精神委靡，可伴出血性皮疹，部分可出现心肌损害和心律不齐，重者可出现血压下降。神经精神症状一般在发病的2~5天后出现，半数以上的患者出现不同程度的意识障碍，如嗜睡、谵妄、昏沉乃至昏迷；亦可出现胡言乱语、狂躁不安和惊厥、抽搐发作等。这种神经精神症状，往往随体温下降而逐步减轻。剧烈头痛、恶心、呕吐、颈项强直是多数患者的神经症状和体征。这些症状可与发热同时存在，持续7~10d。此后可出现肩颈无力，抬头困难，两上肢近端无力和瘫痪。少数病者出现偏瘫和下肢瘫痪。所有瘫痪均属软瘫，肌张力降低，腱反射降低。多数患者出现上述症状和体征后持续10~20d，此后逐步恢复。部分患者残留颈肌肩胛肌萎缩和垂头现象。极少数患者发病时出现震颤和不自主运动、眼球震颤和构音障碍等。

多数病程转归良好，极少数发展到慢性瘫痪，精神失常，继发癫痫、震颤麻痹等症状，迁延数年。极个别者因过度高热而救治不及，在1~2d内死亡。重症患者病死率在20%以上。

实验室检查可见周围血白细胞的增高，可达（10×10^9~20×10^9）/L，以中性粒细胞为主。脑脊液检查，压力升高，白细胞增多，达（50×10^6~500×10^6）/L，以淋巴细胞为主。糖、蛋白质、氯化物含量正常。血清免疫学双份血清前后对照比较，抗体滴度增高4倍以上可供诊断参考。

2. 诊断与鉴别诊断　根据发病季节、职业、疫区活动史等流行病学资料，结合发热、头痛、项强、神经精神症状，特别是出现肩颈肌无力、肢体软瘫等临床表现，脑脊液蛋白、糖、氯化物正常和以淋巴细胞为主的白细胞增多等可做诊断。但临床上仍需与流行性乙型脑炎、肠道病毒中枢神经系统感染等相鉴别。

3. 治疗　本病无特殊治疗。急性高热期的物理降温，脑肿胀、脑水肿的积极降颅压以及镇静药的应用均十分必要。急性期后的恢复阶段，应康复治疗。

预防本病的发生是关键。春夏进入森林的工作者应作病毒疫苗的主动免疫接种。

（二）流行性乙型脑炎

流行性乙型脑炎（epidemic encephalitis－B）亦称为日本乙型脑炎（Japanese type B encephalitis），简称乙型脑炎，是由乙型脑炎病毒直接感染所引起的，以蚊子为主要传播的自然疫源性疾病。流行于夏秋季节。主要分布于亚洲日本、中国、东南亚各国、俄罗斯远东地区以及太平洋一些岛屿国家。我国以每年的7~9月为主要流行季节，每隔若干年出现一次较大的流行。其流行状况与人群的免疫水平、蚊子密度、季节消长以及牲畜、家禽乙型脑炎病毒血症出现的情况等因素有关。人群感染中，60%以上见于10岁以下的儿童。

1. 病因和病理　乙型脑炎属黄病毒科，是我国流行的主要虫媒病毒，是一种核糖核酸（RNA）病毒，直径为20~40nm。电镜下见有核心、包膜和表面突起三部分。病毒寄生于蚊子体内，经卵传代，并在蚊子体内过冬。待气温高达25℃以上时，病毒在蚊内繁殖活跃，并开始传染给人及动物。该病毒在100℃环境中2min、56℃ 30min可以灭活，但在4℃冰箱中可以存活数年之久。最适宜温度为25~30℃。

当人体被带病毒的蚊虫叮咬后，病毒即侵入血液循环。多数患者只形成短暂的病毒血症，而不侵入中枢神经系统，称为隐性感染。部分患者由于病毒量多，毒力大，或机体免疫力低下，血－脑屏障功能受损，病毒侵入中枢神经系统，引起广泛性病变，发生脑炎，称为显性感染。流行地区健康人群隐性感染及轻微感染可获中和抗体。一般在感染后1~2周出现，可持续数年或终身，但10岁以下儿童的抗体滴度极低，故特别易发病，约占全部发生率的80%以上，尤以3~6岁儿童发病率最高。1岁以下婴儿极少发病。

病理上，肉眼可见脑膜紧张充血，脑肿胀，脑回扁平，脑切面见皮质和深部灰质散在分布的软化灶，如针尖大小。若病变严重，软化灶可融合而成带状坏死，尤以脑干底部为多见。由于充血、水肿而有颅内压增高，可出现颞叶钩回或小脑扁桃体疝。慢性病例则有许多空隙可见。镜检可见小血管扩张，内皮细胞肿胀，脑膜和血管周围有少量淋巴细胞和单核细胞浸润。神经细胞呈不同程度的变性和坏死，坏死的神经细胞吸引大量单核细胞或小胶质细胞，形成胶质结节和小的软化灶，软化灶融合而成片状坏死，随后可形成钙化或空腔。

2. 临床表现　如下所述。

（1）分期：乙脑病毒侵入人体经4～21d潜伏期后出现神经症状。按病程可分为下列四期。

1）初热期：病初3d为病毒血症期，起病急，无明显前驱症状。有发热、精神萎靡、食欲缺乏或轻度嗜睡。儿童可诉有头痛，婴幼儿可出现腹泻。体温一般在39℃左右，持续不退。此时神经系统症状及体征不明显而误诊为上呼吸道感染。少数患者出现神志淡漠、激惹或颈项轻度抵抗感。

2）极期：病程3～10d，此期除全身毒血症状之外，常伴严重脑部损害的症状。主要表现为：①高热：体温表可高达40℃以上，并持续不退，直至极期结束。轻者3～5d，重者3～4周以上。发热越高，病程越长，症状越重。②严重的神经系统症状和体征：50%～94%的患者意识障碍加重，由嗜睡转入昏迷。昏迷出现越早、越深，病情越重。一般患者此期持续1周左右，重者可达1个月以上。40%～60%的患者可出现抽搐发作，呈强直－阵挛发作，发作后意识障碍加重，浅反射减弱或消失，腱反射亢进或消失，病理锥体束征阳性。部分患者可有脑膜刺激征阳性。随弥漫性脑损害加重，出现不同程度的脑水肿。随脑水肿加重，抽搐发作可以增多，昏迷加重，严重者出现天幕裂孔疝（颞叶疝），或出现枕大孔疝等极为严重的症状。

重症乙型脑炎患者由于受累水平的不同可以出现不同的神经系统体征，根据受累部位可分为以下几型。①大脑型：病变累及大脑及间脑，不累及脑干，此型患者临床表现为昏睡或昏迷，压眶反应存在，患者眼球运动正常，瞳孔光反射良好，呼吸正常，但可有颞叶的精神症状或枕叶的皮质盲。若累及间脑则可有脸色潮红和血压波动。②脑干型：当病变累及中脑时患者呈深昏迷，四肢肌强直，瞳孔散大、强直，光反应消失。两侧中脑受累常出现去脑僵直，两下肢挺直，两上肢旋后、伸直。鉴于同时伴皮质损害，往往伴发强直－阵挛痫性发作。当病变累及脑桥和延髓时，除出现深昏迷和相应脑神经（第Ⅸ、Ⅻ对脑神经）损害外，突出的表现为吞咽困难，喉部分泌物积贮和严重的呼吸障碍。以脑桥损害为主时出现潮式呼吸，延髓受累时出现鱼嘴状呼吸，叹息样呼吸等。重症乙型脑炎中，发生呼吸障碍者占30%～40%。凡有脑干损害者往往提示患者预后不佳。

3）恢复期：继极期之体温下降后，意识状况逐步恢复，由呆滞、淡漠而逐步转为清醒。重症患者，一般需1～6个月的恢复期。恢复期中亦可出现许多神经和全身症状和体征。例如，持续性中枢性低热不退；多汗、面色潮红、失眠等自主神经症状；反应堆迟钝、精神异常、行为紊乱或痴呆等弥漫性脑损害症状；失语或构音障碍，吞咽困难；癫痫发作以及肢体强直性瘫痪或不自主运动等。上述症状在半年内逐步消失者为恢复期，若在急性期后6个月内症状不能消除者为后遗症。

4）后遗症期：在半年恢复期后仍残留神经精神症状的患者，占总病例的5%～20%。后遗症的多少和轻重直接与疾病的严重程度有关。主要的后遗症表现有：意识障碍、认知行为障碍（痴呆）、失语、不自主运动和肢体瘫痪等。少数长期意识不能恢复者可因继发全身感染而死亡。多数患者残留不同程度的神经系统体征而终身残疾。

（2）分型：根据临床症状严重度，一般又可将乙型脑炎分为下列四种临床类型。

1）轻型：患者意识清醒，或有嗜睡，体温在38～39℃，可伴脑膜刺激征，脑脊液检查可有白细胞数增加。此型患者一般在7～10d后症状消失。除流行季节外，极易误诊为病毒性脑膜炎。往往需作乙型脑炎病毒抗体检测才能诊断。

2）中型：患者嗜睡或昏迷，高热39～40℃持续4～5d，可有短暂抽搐，并有明显的脑膜刺激征。可有浅反射消失，脑神经麻痹或肢体运动障碍。多数患者在2周内恢复。

3）重型：昏迷，持续高热40℃以上，伴频繁抽搐。脑膜刺激征明显，病理锥体束征阳性，脑干受累者可出现呼吸障碍，部分患者亦可出现脑疝症状。此型患者病程较长，若能度过脑水肿期，多数患者可在2～4周后恢复，但多数在恢复期中出现精神、行为障碍和一定的神经系统体征。

4）极重型：少见，占脑炎的5%左右。往往起病骤然，频繁抽搐，体温在40℃或41℃以上。患者昏迷，严重脑水肿和脑肿胀，抽搐极难控制，患者往往在发病后1～2d内因为呼吸衰竭或因脑疝而死亡。除上述四种典型类型之外，尚有少数表现脑干脑炎、脑膜脑炎或脊髓炎等不典型性临床症状者。

3. 实验室检查　周围血白细胞增多，一般在（10×10^9～20×10^9）/L间，偶亦可高达30×10^9/L

之多，以中性白细胞为主。脑脊液检查可见压力升高，白细胞数增多，达（50×10^6～500×10^6）/L，早期以中性粒细胞为主，4～5d后转为淋巴细胞增多为主。脑脊液蛋白质、糖、氯化物含量正常或有轻度升高。

血清免疫学检测有诊断价值，IgM型乙脑病毒抗体可于病毒感染后5～7d内出现阳性，并速达高峰，对乙脑的早期诊断有一定价值。

4. 诊断和鉴别诊断　根据典型的临床表现：急性起病的发热、头痛、恶心、呕吐、嗜睡、昏迷和抽搐等症状，伴脑神经麻痹和肢体瘫痪等体征，在7～9月季节发病及蚊子（特别是库蚊）好发地区发病者，应当首先考虑乙型脑炎之可能。应做脑脊液和血清学抗体检测予以确诊。但同时亦应考虑其他病毒脑炎，特别是单纯疱疹病毒脑炎、肠道病毒脑膜脑炎、恶性疟疾等可能。暑天尚应与中暑相鉴别。

5. 治疗　乙型脑炎患者的治疗可归纳为：降温、止惊、脱水和防止呼吸衰竭四个方面。

（1）降温：凡高热者应尽一切措施，包括化学、物理和药物等综合措施，将体温降至38℃以下。反复抽搐发作者可考虑亚冬眠疗法，降低体温和降低脑细胞代谢。

（2）止惊：凡抽搐发作者应按癫痫发作治疗，可静脉推注地西泮10～20mg，每分钟2mg。若连续发作者可用地西泮100mg加于生理盐水250mL中静脉滴注。必要时，可加用苯妥英钠250mg加生理盐水10～20mL做静脉推注。亦可用10%水合氯醛10～30mL鼻饲或保留灌肠。

（3）脱水：颅内压增高的处理与一般相同，以20%甘露醇250mL静滴，短期内，每日可用3～4个剂量。急性脑肿胀和脑水肿期，在应用甘露醇同时，可加用地塞米松10～20mg/d，分次静脉滴入。

（4）防止呼吸衰竭：凡有呼吸衰竭者，激素可加大剂量，亦可合用人体清蛋白等其他脱水剂。凡有严重呼吸道感染者除积极应用抗生素药物外，应尽早气管切开，加强引流。凡有呼吸麻痹和呼吸衰竭者应尽早应用人工辅助呼吸，保持呼吸道通畅。

中药板蓝根、大蒜和大小青龙汤，以及紫雪丹、安宫牛黄丸等均在脑炎治疗中具有特殊效果，可以酌情使用。

6. 预后　若能度过急性期的病者，多数预后良好。5%～20%的病者残留不同程度的后遗症，肢体瘫痪、言语障碍和认知障碍为最主要表现。韩国和南亚资料显示，上述残留神经精神症状在发病后十年至数十年仍未完全康复。

二、疱疹病毒脑炎

过去的50年中，从各种动物身上分离出疱疹病毒50余种，与人类有关的是单纯疱疹病毒、水痘－带状疱疹病毒、巨细胞病毒和EB病毒，都属于DNA病毒。此组病毒的共同特点是：①通过接触黏膜表面传染，也可通过胎盘屏障或器官移植传播，巨细胞病毒及EB病毒亦可通过输血感染；②引起多种临床表现不明显或轻型感染，但严重者可致死；③感染后病毒终身寄生，在机体抵抗力降低、免疫抑制等情况下，寄生病毒可被再次激活，并导致各种疾病；④与肿瘤和脱髓鞘性疾病有一定关系。

（一）单纯疱疹病毒脑炎

自1941年从脑炎患者的脑中分离出单纯疱疹病毒以来，确立了本病的致病原。本病呈散发性，见于世界各地，无季节性倾向。可能是非流行性脑炎中最常见的病原。据统计占病毒性脑炎的2%～19%，散发性坏死性脑炎的20%～75%，且发病率有逐渐增高趋势。

1. 病因和病理　单纯疱疹病毒脑炎又称急性坏死性脑炎，由DNA疱疹病毒感染引起，该病毒可分为两个抗原亚型，即Ⅰ型和Ⅱ型。Ⅰ型病毒主要通过嗅神经和三叉神经侵入并寄生于半月神经节，发病时常选择性地损害额叶基底部和颞叶，以成人及少年儿童感染为多。Ⅱ型病毒主要见于新生儿，与生殖道的感染有关。

病理改变主要是脑组织水肿、软化、出血性坏死。这种改变呈不对称分布，以颞叶、边缘系统和额叶最明显，亦可累及枕叶。镜下见脑膜和血管周围有大量淋巴细胞形成袖套状，小胶质细胞增生，神经细胞广泛性坏死。神经细胞和胶质细胞核内有嗜酸性包涵体，包涵体内含有疱疹病毒的颗粒和抗原。

2. 临床表现　本病可发生于任何年龄。10岁以下和20～30岁有两个发病高峰。本病临床变化很大，常急性起病。前驱期可有呼吸道感染、发热、乏力、头痛、呕吐等非特殊性症状以及轻度行为、精神或性格改变，症状持续1到数天，继之，出现神经精神症状。

单纯疱疹病毒脑炎的临床表现轻重差异很大，形式亦有不同。其主要临床表现有：①症状性癫痫，局灶性或全面发作。临床上可见突然跌倒后抽搐发作，继之意识丧失，数次抽搐发作后逐步意识转清，或连续多次发作，持续意识不清，昏迷。重症病者，癫痫发作呈持续状态，并因继发颅内压增高，出现脑疝而致死。癫痫发作频度随病情严重程度和积极治疗而异，一般可持续抽搐，昏迷一周至数周，重则可持续1个月至数个月，并残留严重后遗症。②精神症状，表现形式无固定模式，幻觉丰富、如幻嗅、幻视，呼喊别人名字、无目的的对话、大吵大闹、打人、骂人均很常见。多数精神症状丰富的患者不伴肢体瘫痪。③自动症和口周不自主运动，单纯疱疹病毒脑炎患者除丰富的精神症状、癫痫发作外，常可见摸索行为，口周掣动、咀嚼等不自主运动，有的患者还可出现吸吮等幼稚行为。除癫痫发作，精神异常和自动症等神经精神症状外，临床神经体征还可有颈项强直、失语、眼球同向凝视、瞳孔不等、偏盲、偏瘫、肌张力增高、反射亢进和病理征出现。32%的患者出现脑神经功能障碍，如眼球联合运动障碍、展神经麻痹等。部分患者在疾病早期即呈去大脑强直姿势，最后由于脑实质坏死、水肿，脑疝而死亡。有极少数病例经治疗后1~3个月又复发。约半数患者可残留癫痫、精神异常或认知障碍等后遗症。

新生儿单纯疱疹病毒感染，约80%由单纯疱疹Ⅱ型病毒所致。从分娩过程中经产道感染或胎儿期经产道上行性感染。分娩过程中感染的潜伏期为4~21d。常见受损部位是皮肤、肝脏、肺、脑等。神经方面表现为难喂养、激惹、嗜睡、局限性或全身性癫痫发作、囟门隆起、角弓反张、瘫痪、去大脑强直、昏迷。病死率高。胎儿早期的感染常造成畸形，如小头畸形、小眼球、颅内钙化等。Ⅱ型疱疹病毒寄生于骶神经节，主要的临床表现为神经根痛、腰背痛。近年来，有认为与复发性上皮细胞性脑膜炎有关。

3. 实验室检查　周围白细胞数增高，可达10×10^9/L以上。早期出现轻度中性粒细胞增多。脑脊液检查可见压力升高，白细胞数正常或增多。一般在（10×10^6~100×10^6）/L，以淋巴细胞为主，亦可以多形核增多为主者。部分患者可以见到较多的红细胞，（50×10^6~500×10^6）/L。脑脊液糖含量正常。蛋白质正常或轻度升高，一般均低于1.0g/L。脑脊液单纯疱疹病毒抗体检测可以阳性。当脑脊液中单纯疱疹病毒抗体滴度与血清该抗体滴度相近或大于血清抗体滴度时，有诊断意义。

脑电图检查可见α波节律消失，额、颞部出现高波幅的周期性棘波和慢波，偶可出现局灶性的三相波。头颅CT可见局灶性脑肿胀。头颅MRI在T_1W可见额叶或颞叶低信号，T_2W则见高密度异常信号。部分患者头颅MRI不能发现异常信号。放射性核素检查，可见颞部受累区核素摄入增加，这种改变较CT异常为早。

脑组织活检，可应用抗病毒抗体与活检脑组织标本进行免疫荧光检测脑组织中单纯疱疹病毒抗原，还可用免疫酶点术检测脑组织中的特异抗原，为最终肯定诊断提供依据。

4. 诊断和鉴别诊断　根据急性起病，发热，意识障碍，伴或不伴抽搐，脑电图异常和头颅CT或MRI见到额、颞叶的炎症性异常信号，可做出临床诊断。脑脊液细胞数增多和抗单纯疱疹病毒抗体阳性，脑脊液细胞单纯疱疹病毒抗体分泌细胞检测阳性（HSV－IgG sereating cells），脑组织活检，单纯疱疹病毒抗原检测阳性为肯定诊断。然而，鉴于肯定病因诊断的检测方法限制，临床上仍为拟似诊断，必须与流行性乙型脑炎、肠道病毒脑炎、其他疱疹病毒脑炎和中枢神经其他炎性疾病相鉴别。

近年来，关于自身免疫性边缘叶脑炎、脑血管炎、炎性假瘤、弓形体虫病及淋巴瘤等的不断报告，特别是在过去诊断为单纯疱疹病毒脑炎患者血清中检测到抗NMDA受体、AMPA受体、GABAα受体等抗体阳性，这些结果为疱疹病毒脑炎致病的免疫病理机制提供了新思路。

5. 治疗　如下所述。

（1）抗病毒治疗：单纯疱疹病毒脑炎诊断一旦拟定，应立即进行抗病毒治疗。常用的抗病毒药物应用如下。

1）阿昔洛韦：亦称无环鸟苷（aciclovir）。按5mg/kg静脉滴注，1h内滴入，每日2次；或250mg静脉滴注，每日3~4次，连续10d后改为口服，剂量为0.2g，每日5次，5~10d后改为2~3次每日。

用药时间不少于4周。

2）更昔洛韦（ganciclovir）：粉针剂，按5mg/kg静脉滴注，每日2次，每次滴注1h，连续应用2～3周。

抗病毒药物有轻度肾功能损害和血小板减少的不良反应。用药中应当随访肝、肾功能和全血改变。

（2）脱水治疗：弥漫性脑肿胀和脑水肿者可应用地塞米松10～20mg/d，或甲泼尼龙1 000mg/d冲击治疗，疗程为7～10天。同时应用20%甘露醇125～250mL静脉滴注，每日3～4次。严重者可应用人清蛋白和IgG静脉治疗，剂量为0.4g/kg，每日1次，连续5d为1个疗程。

（3）中医中药：按中医学辨证论治的方法予以清热祛惊治则服用汤药。或服用安宫牛黄丸、紫雪丹等，每日1丸，不少患者有效。

6. 预后　单纯疱疹病毒脑炎，急性和暴发型者危险性大，病死率高，但轻型和中等严重者尤其自应用抗病毒药物以来，预后已大大改观，但仍有1/3～1/2患者遗留不同程度的后遗症（癫痫、偏瘫、痴呆等），需长期药物治疗和护理。

（二）带状疱疹病毒脑炎

带状疱疹病毒脑炎属DNA疱疹病毒，与水痘病毒一致，又称水痘—带状疱疹病毒。初次感染常见于儿童。病毒感染后以一种潜伏的形式长期存在于脊神经背根神经节或三叉神经节细胞内，当机体免疫功能低下时，如老年人，恶性肿瘤特别是淋巴瘤、白血病患者，较长期接受肾上腺皮质激素、免疫抑制剂治疗的患者，放射治疗的患者，艾滋病患者，潜伏的病毒可被激活并复制，沿感觉神经离心传到相应皮肤引起皮疹，或沿神经上行，进入神经系统引起脑炎或脑膜炎。

1. 临床表现　脑部症状一般在皮疹出现后3～5周出现，此时疱疹已消退，皮肤留有色素斑；少数患者脑损害可先于皮疹或与皮疹同时发生。常突然发生头痛、呕吐、发热、抽搐、偏瘫、失语以及精神异常、意识障碍。少数由烦躁不安、谵妄转为昏睡、昏迷甚至死亡。伴发脑干受累者可有脑神经麻痹、共济失调、病理征等。有报道，在眼部带状疱疹后发生迟发性同侧小脑症状或对侧渐进型偏瘫，CT扫描提示在带状疱疹同侧的内囊部位有椭圆形、边界清楚的低密度区，大脑中动脉分布区有多灶性密度减低区。颈动脉造影显示大脑中动脉近端呈节段性串珠状狭窄，可能由于眼眶带状疱疹发展至颈内动脉虹吸部动脉炎造成大脑半球梗死所致。带状疱疹脑炎患者一般症状较轻，可以完全恢复，但老年人或三叉神经眼支感染侵犯眼球时可有严重并发症。

2. 实验室检查　脑脊液白细胞轻至中度增高，可达500×10^{6}/L，以淋巴细胞为主，蛋白质略升高，糖及氯化物正常。部分患者脑脊液中存在水痘－带状疱疹病毒抗体。

3. 治疗　带状疱疹病毒脑炎的治疗可参考单纯疱疹病毒脑炎的处理。阿昔洛韦（无环鸟苷）、阿糖腺苷以及转移因子和人血白细胞干扰素的应用可使症状减轻，病程缩短。

（三）巨细胞病毒脑炎

巨细胞病毒（CMV）感染普遍存在于世界各地，成人抗体的阳性率为40%～100%不等，多数是隐性感染。巨细胞病毒为叶片神经病毒，它对神经系统有直接破坏和间接破坏作用。直接破坏作用系指巨细胞病毒感染后直接进入细胞内，形成包涵体，并利用细胞内物质进行繁殖，直接导致宿主细胞的死亡。间接作用是指巨细胞病毒感染后通过细胞介导的免疫反应而引起神经细胞死亡，如巨细胞病毒的感染，激活TNF－α和IL －6分泌，IL－8的分泌可以增加巨细胞病毒的复制，并刺激白细胞数的增加。巨细胞病毒的直接感染引起脑内血管内皮细胞，通过血－脑屏障并感染星形细胞，因此，感染巨细胞病毒后，颅内血管内皮细胞中常发现包涵体，或伴发血管壁炎性反应和血栓形成，脑实质中有不同程度的胶质细胞增生，特别是在包涵体周边的胶质细胞增生更为明显。巨细胞病毒的间接侵入是由于病毒感染脉络膜上皮细胞后，引起脉络膜的炎性反应，继发地植入到脑室周边和向内扩散，引起脑室周围的脑白质坏死，称为坏死性脑室炎。病理上可见室管膜表面有大量的巨噬细胞，炎性渗出，细胞坏死，偶可伴出血。

临床表现以发热及呼吸道、神经系统及血液系统的症状为主。急性感染者常可累及脑血管而发生闭塞性脑膜血管病。体温可从低热到40℃，神经症状为嗜睡、昏迷、惊厥、运动障碍、脑性瘫痪，有时有脑积水、智能减退、视网膜脉络膜炎等。

脑脊液检查中单核细胞增多。尿沉渣中找到特征性含核内包涵体的巨细胞有助于诊断。应用荧光抗体可检测组织或脱落细胞中的抗原。由于IgM不能通过胎盘，因此新生儿脐带血抗体阳性即可诊断先天性感染。

抗病毒药更昔洛韦对巨细胞病毒效果较好。剂量为5mg/kg，静脉滴注，2~3周为1个疗程，急性感染者疗效较好。颅内感染者治疗效果较差，但伴血管炎者效果较好。

（四）Epstein－Barr病毒脑炎

Epstein－Barr病毒属疱疹病毒科γ疱疹病毒亚科，人们较早认识它是因为它与单核细胞增多症及鼻咽癌的发病有关。近年来，该病毒与神经系统疾病的关系备受人们注意，特别是中枢神经系统脱髓鞘性疾病及脑炎等的关系深感关切。E－B病毒感染通过软脑膜血管深入感染脑实质或经血管引起血管周围性脱髓鞘的机制不尽清楚。

临床上，急性EBV感染可出现癫痫发作、昏迷、人格改变、知觉异常、小脑共济失调和局灶性的脑干及大脑病变。这些并发症常在传染性单核细胞增多症临床起病后1~3周内发生，但也可出现在病程之前或病程中，或者有可能是急性EBV感染的唯一症状。发展为脑炎的患者在数天内常有发热和头痛。大多数患者为年轻人和大龄儿童。癫痫、昏迷以及其他弥散性脑部病变的表现可以不出现局部神经系统症状。但多数患者出现不同程度的局灶性神经症状和体征，如局灶性癫痫、轻度偏瘫、单瘫、锥体束征阳性等。E－B病毒脑炎可累及脑的任何部位，其中小脑最易受累，大多以步态异常起病，严重者亦可因小脑肿胀、颅内压增高和脑疝而致死。多数病者可出现精神症状、视物变形、体像改变和知觉异常；部分患者可有锥体外系的症状和体征，如齿轮状强直、手足徐动和舞蹈症等。E－B病毒脑炎是儿童和青年急性病偏瘫的常见原因，急性精神症状和短暂性遗忘症亦可能是E－B病毒脑炎的唯一神经系统表现。

E－B病毒的特殊并发症有急性导水管阻塞、抗利尿激素分泌异常综合征、Reye综合征等。

三、腮腺病毒脑炎

腮腺病毒脑炎系由流行性腮腺病毒感染所引起，该病毒属副黏病毒，主要感染腮腺，亦可感染附睾和中枢神经系统，产生腮腺病毒脑膜炎、脑炎。腮腺病毒的中枢神经感染，以脑膜炎最多见，亦有暴发性致死性脑炎。

腮腺病毒脑炎的发病机制尚不完全清楚。有的认为由病毒直接感染所致，有的认为系由病毒感染诱发脱髓鞘改变所致。

腮腺病毒脑炎多数在腮腺炎表现明显的时间发生，常表现为低热、厌食、乏力、头痛、耳痛和腮腺肿大。头痛和腮腺肿大往往同时出现，伴发脑膜炎者出现项强、恶心、呕吐，严重者意识不清、抽搐。体温可以高达39~40℃，持续3~4d。头痛、呕吐剧烈，持续48~72h。多数患者在体温降低后症状减轻。体温降低后症状不见减轻，又出现嗜睡、意识不清或抽搐，或有局灶性神经体征者，拟为腮腺病毒脑膜炎脑炎。腮腺病毒感染的临床病程为7~14d，伴发中枢神经感染时，病程延长至3~4周。

腮腺病毒脑炎的诊断依赖于有典型的流行性腮腺炎临床表现和头痛、呕吐、昏迷等神经症状，脑脊液细胞增多，有糖、蛋白、氯化物正常的实验室检查特点可予诊断，但应与其他肠道病毒脑炎、脑膜炎等相鉴别。

腮腺病毒脑炎的治疗以对症治疗为主。应用退热药，注意水电解质平衡，多饮水，保证足够的营养为主要治疗措施。中药牛黄解毒制剂可以试用。

腮腺病毒脑炎预后良好，病程自限，不留后遗症。病死率在1.5%以下，罕见永久性后遗症。最多见的后遗症状为抽搐、人格改变、慢性头痛、听力减退，偶有脑神经麻痹、肢体无力、偏瘫等局灶性神经体征。偶有继发性阻塞性脑积水的报道。

四、狂犬病毒脑炎

狂犬病毒脑炎又称恐水病，是狂犬病毒所引起的传染病，因被病犬咬伤而感染。病毒经狂犬的唾液从伤口进入人体，沿脊神经背根进入中枢神经系统。若未经适当处理，经数月至数年的潜伏期后出现典型的狂犬病症状。近年来，国内大中城市中居民家养宠物非常普遍，我国已成为全世界狂犬病患者最多的国家，应引起广大医务人员的重视。

（一）病理

病毒沿周围神经的轴索向心性扩散，到达背根神经节后，即大量繁殖，然后侵入脊髓和整个中枢神经系统。病变最明显的部位是颞叶海马回、延髓、脑桥、小脑和伤口相应的脊髓节段和背根神经节。脑实质充血、水肿及微小出血。镜下可见脑及脊髓弥漫性充血、水肿，炎症细胞浸润和血管周围脱髓鞘变，神经细胞空泡形成、透明变性和染色质分解。80%的患者神经细胞质中有嗜酸性包涵体。电镜证明包涵体内含有杆状病毒颗粒。

（二）临床表现

本病潜伏期一般在3个月之内。半数在1～2个月，文献报道最长为数十年。典型发病可分三期。

1. 前驱期　在已愈合的伤口周围出现麻木、刺痛、痒及蚁走感，并有低热、食欲缺乏、头痛、周身不适等症状，持续2～3d。

2. 兴奋激动期　高度兴奋、暴躁，出现反射性咽喉痉挛，饮水时明显加重，呼吸困难，极度惊恐，出现恐水、怕风、畏光，在看到水或听到水声、风声亦能引起咽喉痉挛发作。神志清楚，口涎增多，体温升高，脉搏加快，瞳孔散大，持续1～2d。

3. 麻痹期　根据病毒侵入的途径，神经麻痹的临床表现可有两种形式。一种表现为肢体上升性瘫痪，酷似上升性运动性麻痹，表现为下肢远端，逐步累及躯干、上肢的肌无力，张力降低，腱反射消失，但感觉存在，病理征阴性，因此，又称为吉兰－巴雷型样上升性瘫痪。然而，肢体肌肉的麻痹仍会上升，累及呼吸肌、延髓肌而引起呼吸困难。另一种为脑干型，此时虽然没有痉挛或很轻痉挛发作，多数患者将出现昏迷、呼吸循环衰竭而死亡。

本病一旦出现神经症状，病程均无逆转可能，并且迅速发展，多数在一周内死亡，偶可达10d以上。

（三）实验室检查

血液中白细胞增加，可达（20×10^9～30×10^9）/L，以中性粒细胞为主。脑脊液细胞数增多，一般不超过200×10^6/L，主要为淋巴细胞。蛋白质增加，糖和氯化物正常。

（四）诊断

根据有被病犬、病猫咬伤史，明确患者的典型恐水、畏光、流涎等症状，诊断并不困难。

（五）治疗

被狂犬咬伤后应及早接种狂犬病毒疫苗。目前国际上通用的狂犬疫苗有两种，即Semple疫苗和鸭胚疫苗（DEV）。目前国内采用Semple疫苗，在腹壁或肩胛下缘做皮下注射，严禁肌内或静脉注射。剂量为1～6岁1mL，6岁以上2mL，每日1次。连续14d为1个疗程。伤口在颈部以上或伤势严重者可给2mL，每日2次，7d后改为每日1次。若能联合应用狂犬病毒血清则效果更好，一般剂量为0.5mL/kg肌内注射，伤情严重者可用1～2mL/kg，此外，应积极处理伤口，做清创术。

五、慢病毒脑炎

慢病毒脑炎（slow viral encephalitis）系指由病毒直接感染后所引起的慢性弥漫性脑病，是中枢神经系统的一组难治性疾病，主要有进行性风疹病毒脑炎、亚急性硬化性全脑炎、进行性多灶性白质脑病等。

（一）进行性风疹病毒脑炎

进行性风疹病毒脑炎是一种非常罕见的缓慢进行性致死性疾病。自1974—1984年仅报道12例。

1. 病理　病理改变主要表现为脑膜和血管周围间隙的炎症以及脑组织的弥漫性萎缩，小脑萎缩严重。在大脑、小脑的实质内和小血管的壁上有广泛无定形嗜碱性沉积物，有时伴钙化。在脑组织中可发现风疹病毒。因此病理学上可根据无包涵体、有嗜碱性沉积物和严重的小脑萎缩与麻疹病毒引起的亚急性硬化性全脑类（SSPE）相鉴别。

2. 临床表现　隐袭起病，发病年龄在8～19岁，开始报道的9例均为男性。出现行为异常，学习成绩下降，智力进行性减退，动作笨拙。步态、躯体和四肢共济失调为本病突出的表现，癫痫发作常见，晚期发生痉挛性四肢瘫。其他有构音障碍、面肌无力和眼球运动障碍，尚可有视神经萎缩。病情进行性加重，经8～10年呈完全性痴呆和进行性痉挛状态。

实验室检查可见脑脊液中单核细胞增多，蛋白质增高，IgG明显升高，有寡克隆IgG带，提示中枢神经系统内有抗风疹病毒抗体。血清及脑脊液中抗风疹病毒抗体滴度明显增高。脑电图示背景活动为慢节律，无局灶性表现。CT检查示脑室扩大，特别是第四脑室，并有小脑皮质萎缩。

3. 诊断　根据母亲怀孕期有风疹病毒接触或感染史，或患者有明确的风疹感染史，以及以上临床表现和实验室检查，可做出诊断。

4. 治疗　主要是对症治疗，和SSPE相同。无特殊治疗方法可以中止疾病的进展。

（二）亚急性硬化性全脑炎

亚急性硬化性全脑炎（subacute sclerosing panencephalitis，SSPE）又称亚急性硬化性白质脑炎、亚急性包涵体脑炎。1933年由Dawson首先报道。本病见于世界各地，主要发生在儿童和青年，农村儿童较城市儿童发病率高，50%以上病例在2岁前曾有麻疹感染。虽亦可发生在接种过疫苗的儿童，但其发生率只及自然麻疹感染后的1/50～1/5。自患者麻疹感染到SSPE发病的潜伏期平均5～8年。

1. 病因和病理　本病与麻疹病毒的持续感染有关。患者血清和脑脊液中抗麻疹病毒抗体滴定度升高，用荧光抗体技术证明在神经细胞内存在麻疹病毒抗原。偶可从死者脑组织中分离出麻疹病毒。近年来用对麻疹病毒易感的指示细胞进行协同培养，已使病毒分离成功。神经细胞核中有特殊形态的包涵体。电镜检查见脑内包涵体呈管状结构，大小与麻疹病毒的核衣壳相当。用患者脑组织接种于动物，可使动物成功地感染。以上资料支持本病与麻疹病毒感染有关。

关于SSPE的发病机制曾有多种学说，但至今仍有不明确之处。有作者认为麻疹病毒初次感染时，病毒在机体内增殖而偶然发生变异株，或认为SSPE是由于机体对麻疹病毒发生不正常免疫反应所致。用电镜检查患者的脑组织发现麻疹病毒外，尚存在乳头状瘤病毒，因此提出两种病毒混合感染所致。麻疹病毒可使免疫细胞遭受破坏，影响了T细胞依赖性细胞的免疫功能，因而对麻疹病毒发生了细胞免疫的耐受性，致使病毒能够在脑内存活，造成对神经系统的进行性损害。综上多种学说，SSPE的发病可能与病毒的特点及宿主的免疫状态有关。

病理检查可见亚急性炎症变化，灰质和白质均受累。脑血管周围的淋巴细胞、巨噬细胞和浆细胞浸润，呈袖套状。灰质的炎性改变是非特异性的，神经元有严重丧失，伴明显的反应性胶质增生。在白质有星形细胞增多及神经胶质增生，并伴不同程度的髓鞘脱失。特征性的变化为电镜下可见神经节细胞、星形细胞及少突神经胶质细胞中有核内和胞质内包涵体存在，免疫荧光染色显示存在麻疹病毒抗原。一般认为，较慢性、病程较长的病例，有较多的白质髓鞘脱失，亚急性或病程较短者则包涵体显著。

2. 临床表现　起病年龄为2～20岁，平均7～8岁，以学龄儿童为最多见。男性略多于女性，为2.5∶1～3.3∶1。起病多呈隐袭进行性，偶有暂时缓解期。无全身性或中枢神经系统感染的临床表现。根据病程演变的特点，一般可分为四期。

（1）第一期：行为及精神障碍期，患者有性格和行为改变，情感不稳，记忆力减退，学习成绩下降，淡漠，嗜睡，幻觉。尚可有脉络膜视网膜炎，甚至失明。此期历时约数周至数个月。

（2）第二期：运动障碍期，一般为1～3个月。最重要的特征是肌阵挛抽动，每分钟4～12次，通常是头、躯干和四肢的突然屈曲运动，接着1～2s的缓慢放松期。发生在清醒时，尚可发生舞蹈样和手足徐动样姿态、震颤、半身狂跃运动或肌紧张不全、癫痫发作、共济失调。此外，由于脉络膜视网膜炎、视神经萎缩或皮质盲而致视力障碍。偶尔发生视盘水肿。

（3）第三期：昏迷、角弓反张期，表现为去大脑强直，阵发性角弓反张，伴不规则呼吸及自主神经功能紊乱症状，如体温波动、出汗异常、高热等，最终进入昏迷。

（4）第四期：终末期，大脑皮质功能几乎完全丧失并出现眼球浮动，肌张力低下，肌阵挛消失。

多数患者病情进行性加重，整个病程9个月至3年，最终因继发性感染、循环衰竭或营养不良、恶病质而死亡。亦有报道在病后6周就死亡或病程长达10年以上。长期存活者，5%的患者有自发性的症状缓解。

脑脊液检查正常或轻微细胞、蛋白质升高，可见浆细胞和激活的淋巴细胞。大多数病例免疫球蛋白增高，主要是IgG、IgM增高，有寡克隆IgG带。血清、脑脊液中有高滴度的麻疹抗体。脑电图示特在低平的背景上间隔4～8s，周期性地出现2～3Hz的高幅慢波，持续时间0.5～2s。双侧对称，以枕顶部最为显著。该波在疾病第二期最显著，至第四期消失。早期脑CT及MRI正常，随着病情进展，可显示进行性皮质萎缩，脑室扩大和多灶性低密度白质病损。

3. 诊断　根据典型的临床病程，特殊的脑电图改变，脑脊液的细胞学检查，免疫球蛋白增高以及血清和脑脊液中抗病毒抗体的水平异常增高，可做出临床诊断。为进一步确诊可做脑活检，从脑组织中发现典型的包涵体、麻疹病毒抗原或分离出麻疹病毒。

4. 治疗和预防　主要是对症治疗，减轻肌阵挛及癫痫发作，加强护理，防止并发症。对疾病本身尚无特殊的治疗方法。曾用各种抗病毒药物、免疫抑制药或干扰素及转移因子，均不能肯定可影响疾病的自然过程。近年来有报道用肌苷治疗本病，特别对缓慢进展的患者似可延长生命，但确实的疗效尚待进一步研究。

预防本病最有效的方法是接种麻疹疫苗。

（三）进行性多灶性白质脑病

进行性多灶性白质脑病（PML）为一种少见的亚急性脱髓鞘疾病，1958年首次报道至今已有许多报道，世界各地都有病例发生。

1. 病因和病理　本病为乳头多瘤空泡病毒（JC病毒）感染引起，常在全身性严重疾病的基础上发生，特别是亚急性淋巴细胞增生性疾病，如慢性淋巴细胞性白血病、霍奇金病、淋巴肉瘤，单核－巨噬细胞系统良性疾病，如结核和结节病，以及癌症等。近来有报道发生于器官移植、长期使用免疫抑制剂者和获得性免疫缺陷综合征病例。电镜检查发现少突胶质细胞中有包涵体，直径为33～45nm的二十面体，与乳头多瘤空泡病毒颗粒相似，现已证实属多瘤病毒亚型，称为JC病毒。少数病例脑部已分离出此类病毒，并证明病毒直接作用于少突胶质细胞，破坏其所支撑的髓鞘，形成严重的脱髓鞘病变。因而认为本病系由于机体免疫功能低下，中枢神经系统慢病毒感染所致。

病理检查可见脑白质内有广泛性多灶脱髓鞘病变，以大脑半球为主，脑干及小脑亦可累及，轴突相对而言保持完整。病灶区少突胶质细胞及髓鞘脱失。病灶周围少突胶质细胞肥大，可见核内包涵体，系由大量乳头多瘤空泡病毒颗粒组成。

2. 临床表现　多见于成年男性，起病年龄20～80岁，多在50岁以上：起病无发热。大多数患者在原发疾病确诊后2～4年出现神经症状，进行性脑损害的症状有精神症状、偏瘫、四肢瘫、偏盲、皮质盲、共济失调、构音障碍、智能减退，最后成为痴呆。少数有癫痫发作、意识模糊，严重者昏迷。一旦出现神经症状后，病程迅速进展，平均3～6个月死亡，个别报道可有缓解。

脑脊液检查多数正常，偶可有轻度蛋白质增高或少量单核细胞。脑电图呈弥散性异常伴局灶性改变。CT检查示白质内有多灶性低密度区，注射造影剂后无增强现象，无肿块效应：MRI对特征性白质病损的发现更为敏感。

3. 诊断　根据在原有疾病基础上，经数年后迅速出现神经系统症状，结合实验室检查，可考虑本病诊断，然而只有脑组织活检才能做出肯定的诊断。

4. 治疗　以支持及对症治疗为主。加强护理，预防并发症的发生。

六、其他病毒的中枢神经感染

本节介绍了常见的一些中枢神经病毒感染，还有一些非常重要的或是随国际交流增多而传播或新变异型病毒引起的神经系统疾病，亦应引起重视。

（一）沙粒 RNA 病毒感染

沙粒 RNA 病毒可引起许多神经系统疾病，除众所周知的单孢病毒脑炎、HIV 等外，世界范围还有许多沙粒 RNA 病毒，例如流行于南美洲阿根廷、玻利维亚的流行性阿根廷出血热；在西非洲流行的拉萨热（Lassa fever）病毒每年致 5 000 多人的死亡。在美国则以淋巴细胞性脉络膜炎病毒（LCMV）最多见。

LCMV 是人、鼠共感染病毒，传染给人的主要宿主是仓鼠（pet hamster）。在动物中该病毒感染后引起一系列的细胞免疫反应，引起脑、视网膜、肝脏等病变。胚胎感染后则影响神经系统发育，产生一系列先天性发育异常。实验鼠的研究证明，该病毒感染引发的由 T 细胞介导的免疫反应和结构破坏是 LCMV 感染后的主要发病机制。

LCMV 急性感染的早期，特别是成年人的感染，可以没有症状，或出现轻度的一般症状，如头痛、发热、肌痛、咳嗽、项强等，少数儿童可有抽搐。少数可伴咽峡炎、附睾炎等。多数病者病程自限，持续发热数天至数周，脑脊液细胞数增多，超过 1.0×10^9/L，持续 1 个月以上。慢性病者何时发病不清楚。儿童感染，特别是婴儿感染，常影响中枢神经发育，出现一系列发育异常，如小头畸形、脑积水、脑室扩大、脑室周边钙化、囊肿、小脑发育不全、视网膜变性等。临床表现为智能减退、抽搐、惊跳、共济失调、运动障碍和失明等。

LCMV 的诊断依赖于：①发热的病史，有脑膜炎表现；②脑脊液中淋巴细胞数的增多，细胞数在 1.0×10^9/L 以上，并持续大于 1 个月者；③脑脊液寡克隆区带（OB）阳性；④可除外腮腺病毒感染；⑤血清学检查示 LCMV 抗体滴度升高。

本病毒的成人感染预后良好。宫内病毒感染，特别是孕期和新生儿感染往往是神经先天性疾病的主要原因，预后差。

（二）新宿主、新病毒的中枢神经感染

（1）虫媒病毒脑炎：西尼罗病毒近年来在欧洲和美洲流行。该病毒抗体亦在我国脑炎患者中查到阳性结果。此外，切昆贡尼病毒、辛德毕斯病毒、东西方马脑炎病毒，均有在国内报道。Banna 病毒和我国的云南环状病毒等均已分离。有多种不明原因的脑炎，特别是在夏秋季节流行的脑炎均提示我国有多种新的虫媒病毒脑炎的存在与流行。

（2）尼帕病毒脑炎：1998 年和 1999 年在马来西亚和新加坡报道的发生于养猪场及其附近居民中的脑炎，共有 300 多例，病死率高达 40%。2001—2004 年南亚有一次暴发流行，病死率高达 75%。该组病例表现为发热、意识障碍、偏瘫及抽搐发作，3～4d 后出现肌阵挛、腱反射减退、项强及小脑体征。头颅 MRI 检查可见皮质下和深部白质多发散在病灶，可以增强，皮质、丘脑、小脑亦可异常。脑脊液示无菌性脑膜炎样变。血清抗尼帕病毒 IgM 和 IgG 抗体滴度升高。该病毒的天然宿主是狐蝠和果蝠，它们与猪可互相传播，感染的猪可传播给人而致病。

（3）禽流感病毒与蝙蝠狂犬病毒：在欧洲和澳大利亚已报道了由蝙蝠狂犬病毒引起的病例。临床表现为脑干神经症状、共济失调和进行性瘫痪。头颅 MRI 显示脑干和小脑局灶性异常信号。血清狂犬病毒中和抗体阳性。

2010 年和 2011 年，国际神经病学联盟（WFN）发表全球简报，共有 1 000 多例感染禽流感病毒的神经并发症者，亦有少数死亡病例，但未有病理报道。

随全球化进展的加速，认识更多中枢神经病毒感染将有利神经病学的发展。

（王　鑫）

第二节　脑膜炎

一、病毒性脑膜炎

病毒性脑膜炎又名无菌性脑膜炎、虚性脑膜炎，系由多种病毒引起的一种脑膜感染，具有急性脑膜感染的临床表现，多无并发症。脑脊液白细胞增多，以淋巴细胞为主。病毒侵犯脑膜常同时侵犯脑实质者为病毒性脑膜脑炎。本病见于世界各地，有2/3的患者已可确认为某种病毒引起。目前所知能引起脑膜炎的病毒包括：肠道病毒，柯萨奇A、B组病毒，ECHO病毒，灰髓炎病毒，腮腺炎病毒，单纯疱疹病毒，水痘－带状疱疹病毒，虫媒病毒，传染性单核细胞增多症（EB）病毒，淋巴细胞脉络膜脑膜炎病毒，脑、心肌炎病毒，肝炎病毒，腺病毒。

以上诸病毒中以柯萨奇和ECHO病毒最常见。约50%的患者由该两组病毒所引起。

由肠道病毒引起的病毒性脑膜炎，发病高峰主要在夏季和早秋。腮腺炎病毒脑膜炎一般多见于冬、春季节，与腮腺炎同时流行。淋巴细胞脉络膜脑膜炎则以冬季较常见，而单纯疱疹脑膜炎无明显季节性。

（一）临床表现

不论何种病毒所引起的脑膜炎，其临床表现大致相同。通常急骤起病，有剧烈头痛、发热、颈项强直，并有全身不适、咽痛、恶心、呕吐、嗜睡、眩晕、畏光、项背部疼痛、感觉异常、肌痛、腹痛及寒战等。症状的严重程度随患者年龄的增长而加重，体温很少超过40℃，除颈强直等脑膜刺激征外，多无其他阳性体征。某些肠道病毒感染可出现皮疹，大多与发热同时出现，持续4～10d。柯萨奇和ECHO感染，典型的皮肤损害为斑丘疹，皮疹可局限于面部、躯干或涉及四肢，包括手掌和足底部。ECHO感染的皮疹为斑点状，易与脑膜炎球菌感染混淆。柯萨奇B组病毒感染可有流行性肌痛（胸壁肌）和心肌炎。

（二）实验室检查

血液中白细胞数大多正常，部分减少或中度增多。EB病毒感染者的周围血液中可见大量不典型单核细胞。腮腺炎病毒感染，血清淀粉酶增高。脑脊液检查压力正常或轻度升高，色清，白细胞数增加，（10×10^5～$1\ 000\times10^5$）/L；早期以中性粒细胞为主，数小时后主要为淋巴细胞；蛋白质含量增高，糖含量一般正常。但在腮腺炎和淋巴细胞脉络膜脑病毒感染时，糖含量可减少。

（三）诊断和鉴别诊断

根据发热、头痛、恶心、呕吐、肌痛、脑膜刺激征、血液和脑脊液的特征性改变，诊断一般并不困难，但病原学的诊断往往需从脑脊液中分离出病毒才可确诊。诊断时应与各种邻近脑膜的化脓性感染引起的脑膜反应，细菌性、结核性、真菌性脑膜炎，钩端螺旋体病脑膜炎，癌性脑膜病，单核细胞增多症等相鉴别。

（四）治疗

主要为对症及支持治疗。发热可用退热镇痛药。有明显颅内压增高者用甘露醇等脱水药。抗病毒药物，可参见本章疱疹性脑炎。中药大蒜注射液、银翘解毒片曾用于临床。急性期患者适当应用激素可能有缓解症状之功效。

本病为自限性疾病，多数预后良好，不留后遗症。若两周不能缓解者，需考虑其他疾病或病毒侵及脑实质之可能，应予以注意。

二、化脓性脑膜炎

化脓性脑膜炎是神经系统最常见的中枢细菌性感染。按照致病菌的种类，临床表现各有不同，其中最常见的致病菌是脑膜炎双球菌、肺炎双球菌及流行性感冒嗜血杆菌B型，其次是金黄色葡萄球菌、链球菌、大肠埃希菌、变形杆菌、厌氧杆菌、沙门菌、铜绿假单胞菌（绿脓杆菌）等。脑膜炎双球菌最常侵犯儿童，称为流行性脑膜炎，是儿童最常见的脑膜炎，但成人亦可发病。流感杆菌脑膜炎好发于6岁以下幼儿。肺炎双球菌脑膜炎好发于老年人及婴幼儿。大肠杆菌是新生儿脑膜炎最常见的致病菌。金黄色葡萄球菌和铜绿假单胞菌脑膜炎往往继发于腰椎穿刺、颅脑外科手术或开放性损伤之后。近年来，由于抗生素的广泛应用，典型的细菌性脑膜炎已经十分少见，治疗不彻底或不典型性化脓性脑膜炎渐为多见，应引起广大临床医师注意。特别应当指出的是，随着医疗技术的进步，抗菌药物的发展，院内医源性感染和混合感染已是细菌性脑膜炎的重要原因。

院内感染所致的细菌性脑膜炎常与开颅手术、导管引流及颅脑损伤有关。经流行病学研究结果显示：①开颅手术发生细菌性脑膜炎者为0.8%～1.5%。开颅手术后发生细菌感染者1/3发生于术后一周内，1/3发生在第三周，仅1/3发生于手术2周后。②脑室内引流，常用于颅内压增高、交通性脑积水的患者。脑室内引流患者中有4%～17%的患者发生继发性细菌性脑膜炎，多数发生于内引流术后1个月之内。③脑室外引流，用于急性颅内压增高的抢救治疗。引流后发生细菌性脑膜炎的发生率为8%，引流超过5d者感染率将进一步增高，因此脑室外引流的时间应当不超过一周为宜。④腰椎穿刺亦可引起继发性颅内感染，但发生率极低，约为数万分之一。腰椎穿刺留置引流，用于蛛网膜下隙出血的病者，引起继发颅内感染的比例较高，为5%，多数发生在5d之内，因此建议腰椎穿刺的留置引流最长不要超过5d。⑤颅脑外伤，特别是伴有颅底骨折的闭合性颅脑损伤者，继发性细菌性脑膜炎为1%～4%。伴有鼻旁窦，特别是蝶窦的损伤并发颅内细菌感染的机会更大，可达颅脑损伤的1/4。开放性颅脑损伤继发细菌感染者为2%～11%。总之，颅脑损伤是继发颅内细菌感染的最重要感染途径。

医源性颅内细菌感染的病原学以葡萄球菌或革兰阴性的厌氧菌为最多见。颅底骨折者由鼻腔而入，以肺炎双球菌感染为多。

（一）病理

各种致病菌引起的急性化脓性脑膜炎的病理变化基本相同。早期软脑膜及大脑浅表血管充血、扩张，炎症沿蛛网膜下隙扩展，大量脓性渗出物覆盖于脑表面，常沉积于脑沟及脑基底部脑池等处，亦可见于脑室内。脓液颜色与致病菌种有关，脑膜炎双球菌及金黄色葡萄球菌脓液为灰或黄色，流感杆菌为灰色，大肠杆菌及变形杆菌呈灰黄色，铜绿假单胞菌（绿脓杆菌）则为草绿色。随着炎症的扩展，浅表软脑膜和室管膜均因纤维蛋白渗出物覆盖而呈颗粒状。病程后期则因脑膜粘连引起脑脊液吸收及循环障碍，导致交通性或非交通性脑积水。儿童病例常出现硬膜下积液、积脓，偶可见静脉窦血栓形成、脑脓肿或因脑动脉内膜炎而致脑梗死、脑软化。

显微镜检下可见脑膜有炎性细胞浸润，早期以中性粒细胞为主，后期则以淋巴细胞和浆细胞为主。常可发现病原菌。血管充血，有血栓形成，室管膜及脉络膜亦有炎性细胞浸润。脑实质中偶有小脓肿存在。

（二）临床表现

化脓性脑膜炎者大多为暴发性或急性起病。急性期出现全身症状，有畏寒、发热、全身不适及上呼吸道感染症状。头痛为突出的症状，并伴呕吐、颈项强直、项背痛或畏光等；精神症状常见，表现为激动、混乱、谵妄；以后发展为意识模糊、昏睡以至昏迷。然而，不同类型的细菌感染，其临床表现各不相同。

1. 双球菌脑膜炎　该类脑膜炎多见于儿童，特别是幼儿。其临床表现轻重不一，临床过程可分为3种类型，即普通型、暴发型和慢性败血症型。普通型占全部病例的90%左右，但也有不典型病例。

（1）普通型：临床过程可分为上呼吸道感染期、败血症期和脑膜炎期。①上呼吸道感染期，除部分患者有咽喉疼痛、鼻塞、流涕等症状外，多数患者没有任何症状。②败血症期，30%～50%的病者没有脑膜炎症状，表现为头痛、发热、寒战、呕吐、全身乏力、肌肉酸痛、食欲缺乏、神志淡漠等毒血症状。70%的患者在高热不久即出现大小不等的皮肤、黏膜瘀点、瘀斑，1～2mm，大的可达到1cm。瘀点分布于口腔黏膜、胸腹壁皮肤，严重者瘀斑可扩大成大片，皮肤坏死。少数患者在出现皮肤瘀点前出现全身玫瑰色斑丘疹。部分患者还可出现唇周单纯疱疹，伴有严重中毒症状的此期患者可继发脾大。多数患者在1～2d内出现脑膜刺激症状而进入脑膜炎期。③脑膜炎期，多数患者急性起病，高热，全身或局部出现皮下瘀点，同时出现刺激症状。此期患者头痛剧烈，伴有频繁恶心、呕吐、血压升高、烦躁、重则抽搐、意识到不清。体格检查可见颈项强直，凯尔尼格征阳性，重则角弓反张。严重者昏迷或因颅内压增高出现脑疝而呼吸衰竭。若能有效积极治疗者，本期患者多数可在2～5d内逐步开始恢复，体温下降，瘀斑逐步消退，延迟诊断和治疗者，预后严重。

（2）暴发型：见于少数病例，以儿童为多。主要临床特征为突起高热、寒战、头痛、呕吐并迅速出现精神萎靡、意识混浊或抽搐。体检可见皮肤瘀点、瘀斑或皮片融合。此种典型症状被称为华－弗综合征（Waterhouse－Friderichsen′s syndrome)，是急性暴发性脑膜炎双球菌性脑膜炎的极严重综合征，除高热和皮疹外，多数患者无脑膜刺激征。脑脊液检查压力升高，但细胞数正常或轻度增多。血培养可以阳性，瘀点涂片可见革兰阴性双球菌。若不能及时诊断和治疗，此组病例常因并发中毒性休克而死亡。

（3）慢性脑膜炎双球菌脑膜炎：表现极不典型。病程可连续数个月，反复发作，表现为间歇性畏寒、发热，每次发作持续12h后缓解，间隔1～4d后又可再次发作。发作时皮肤可以出现皮疹，以红色斑丘疹为多见，亦可出现瘀斑、脓疱疹、结节红斑样皮疹以及腕、膝等关节酸痛。体温曲线酷似疟疾。发热期血培养可能阳性。少数患者可继发其他细菌的化脓性脑膜炎和心内膜炎。

2. 肺炎球菌性脑膜炎（pneumococcus meningitis） 该类脑膜炎呈散发性，多见于婴儿及老年患者。50%以上的患者继发于肺炎球菌性肺炎之后，绝大多数于肺炎后7～10d内逐步出现脑膜症状。本病起病急，常有高热、头痛、呕吐和不同程度的意识障碍，胡言乱语，谵妄昏睡或昏迷。半数以上患者可有脑神经受累症状，最常见的依次为展神经，面神经，动眼神经和滑车神经麻痹。有明显的颅内压增高和脑膜刺激症状。婴儿患者常表现为抽搐、嗜睡、烦躁、厌食和呕吐，反应特别敏感，突然尖叫，两眼发呆，重则角弓反张。老年患者则深睡，精神紊乱或抽搐发作。

反复多次发作（数次至数十次）的复发性脑膜炎是本病特征之一，绝大多数由肺炎球菌引起，发作期间为数个月或数年。反复发作的原因为：①脑脊液鼻漏；②先天性缺陷（如先天性筛板裂、先天性皮样窦道、脑膜或脊髓膜膨出）或后天性颅骨损伤；③脑膜旁感染病灶如慢性乳突炎或鼻窦炎的存在；④儿童脾切除术后；⑤宿主免疫功能缺陷（如先天性免疫球蛋白缺乏症），应用免疫抑制剂等；⑥脑脊液极度黏稠，易形成粘连及脓性包裹，影响药物疗效。

由于炎症渗出和渗出物中的纤维蛋白含量升高，慢性患者常可出现脑膜粘连。粘连既可引起多脑神经损害，亦可继发硬脑膜下积液、积脓、阻塞性脑积水，可继发脑血管闭塞、偏瘫、失语乃至共济失调等症状。

3. 葡萄球菌性脑膜炎 该病以金黄色葡萄球菌性脑膜炎最为多见，偶见表皮葡萄球菌，是严重的化脓性脑的主要原因之一。多见于新生儿和成年糖尿病患者的继发感染。主要临床表现为：急性起病，除有或无局部葡萄球菌感染灶之外，一般均有明显的全身中毒症状，如高热在39℃以上，呈弛张热，伴或不伴畏寒、关节痛，肝、脾大，严重者伴感染性休克。神经系统表现为头痛、呕吐、畏光、眩晕、精神异常、激惹不安或精神淡漠、嗜睡，重则昏迷。神经系统体格检查可见项强、凯尔尼格征阳性等。未作积极有效治疗者，常可早期继发颅底粘连，出现多脑神经麻痹和颅内压增高，或继发脑内感染、脑脓肿或脑病而长期意识不清，重则继发脑疝而死亡。鉴于金黄色葡萄球菌脑膜炎常有全身或局部葡萄球菌感染的征兆，因此，脑膜炎的症状常为继发于全身败血症或脓毒血症之后。此组病者若不及时积极治疗常可继发脓毒症性脑病（septic encephalopathy)，残留严重后遗症。

4. 流感杆菌性脑膜炎 多见于3岁以下的儿童，成人极为少见。亦见于免疫力降低的头颅外伤、中耳炎、鼻房窦炎的成年人患者。主要临床表现为，前驱症状较轻，以上呼吸道感染症状为多。成年患者常为突然头痛发热，在7～10d后出现项强、嗜睡或伴恶心呕吐，或伴抽搐。在追问病史和体格检查中可发现中耳炎或副鼻窦炎，或有头颅外伤或颅脑手术史。暴发病例中前驱症状不明显，可迅速出现高热、抽搐和昏迷，在数天内死亡。流感杆菌性脑膜炎患者常留后遗症，50%的患者残留不同程度的并发症，其中30%的患者可并发硬膜下积液、脑积水、脑脓肿等，其中以硬膜下积液占多数。临床过程中有下列情况者应考虑并发硬膜下积液可能：①积极而合理治疗4～7d后，脑脊液中细胞数已经好转而体温不退或退而复升者；②一般临床好转后，患者出现不明原因的呕吐、抽搐等神经症状者；③婴儿患者的脑脊液检查已经正常，但囟门却明显隆起，并有呕吐、厌食者。此型细菌感染的脑膜炎常留较多的神经后遗症，如共济失调、失明，耳聋、智能减退甚至瘫痪。

5. 铜绿假单胞菌性脑膜炎　铜绿假单胞菌是一种条件致病菌，仅当机体免疫功能降低或颅脑、脊柱手术或腰椎穿刺等检查时，污染手术野和创口后才能进入中枢神经系统而致病。近年来，由于免疫抑制剂的广泛应用，抗肿瘤药物以及HIV的感染等因素，条件性致病菌的中枢神经感染亦渐有增多。铜绿假单胞菌、变形杆菌等条件致病菌性脑膜炎尤为多见。主要临床表现与其他脑膜炎的表现没有区别，均以发热、头痛、呕吐和脑膜刺激症状等为表现，但是铜绿假单胞菌常继发于：①耳、乳突、鼻旁窦感染的扩散；②头颅外伤，颅脑手术后；③脊柱手术，椎管内手术，腰椎穿刺；④脑室引流；⑤肺部感染，心内膜炎，尿路感染；⑥褥疮等其他部位的铜绿假单胞菌感染。铜绿假单胞菌性脑膜炎患者较少急性发病，常表现缓慢起病，病程迁延，38～39℃高热。晚期病者逐步出现意识丧失或弥漫性脑病。有时起病隐匿，缺乏系统的症状和体征，造成诊断和治疗的延误。铜绿假单胞菌性脑膜炎患者预后差，病死率在60%以上。

6. 肠杆菌脑膜炎　系指由大肠杆菌、变形杆菌、克雷白杆菌等肠道杆菌引起的脑膜炎。2岁以下的儿童以大肠杆菌最为多见。成年人常发生于基础疾病的晚期；妇女患者常由产前、产时的感染，产生产褥热或大肠杆菌败血症及脑膜炎；中耳炎、胆脂瘤性中耳炎和乳突炎者最易继发大肠杆菌、变形杆菌的继发感染而发生脑膜炎。大肠杆菌脑膜炎早期和轻型的病例，炎症主要表现为脑及脑膜表面的炎性渗出，随病程的发展逐步漫及大脑表面、基底部及脊髓，并累及脑血管和脑神经，引起颅内压增高和多脑神经麻痹。由于大肠杆菌性脑膜炎极易并发脑室炎，引起严重后遗症，因此，脑室穿刺往往是治疗本病的重要手段。凡具下列体征时，可考虑脑室穿刺：①头颅CT或MRI提示脑室扩大；②常规抗菌药物治疗后，临床效果不佳，并有严重脑组织受压证据，如呼吸困难、意识不清；③脑脊液培养阳性；④伴发中枢神经先天畸形。大肠杆菌脑膜炎临床过程虽不凶险，但并发症多，后遗症多，往往预后较差。

细菌性脑膜炎的临床表现虽然随不同病原菌的发病年龄和转归有些差异，但其共同特点为发热、头痛、恶心、呕吐、颈项强直和抽搐。若不能及时治疗均可并发颅底粘连，产生颅内压增高和多脑神经麻痹，继之产生脓毒血症性脑病而长期意识障碍，或残留严重神经精神症状。

（三）实验室检查

周围血检查均可见白细胞总数增高，达（$10\times10^8\sim20\times10^8$）/L。以中性粒细胞增高为主，恢复期的白细胞数可以降低。脑脊液检查可见白细胞增多，数千只至万只均可能。大肠杆菌脑膜炎可见脑脊液混浊，呈米汤样；铜绿假单胞菌性脑膜炎可呈草绿色。脑脊液压力增高，色浑浊或呈脓性，细胞数增多，在（$10\times10^6\sim100\times10^6$）/L，甚至更高，以多形核细胞为主，有时脓细胞聚集呈块状物，此时细胞培养、涂片阳性率高。蛋白质含量增高可达1.0g/L；糖含量降低，可低至0.5mmol/L以下，甚至为“零”。氯化物含量亦下降。50%的病例可在脑脊液中找到致病菌。脑脊液中pH降低，乳酸、乳酸脱氢酶、溶菌酶的含量以及免疫球蛋白IgG和IgM明显增高。乳酸的增高亦是细菌感染的重要证据之一。

头颅平片检查是寻找化脓性脑膜炎感染原的重要途径，常可见副鼻窦炎、中耳炎等影像学证据。头颅CT是早期发现交通性脑积水、脑室扩大以及发现继发性颅内脓肿的重要手段。脑膜炎病者的脑电图检查没有临床意义。

（四）诊断与鉴别诊断

根据发热、头痛、脑膜刺激征，脑脊液中以多形核白细胞增多为主的炎症变化，可予诊断。但需与病毒性、结核性及真菌性脑膜炎、脑炎、脑病、脑肿瘤、蛛网膜下隙出血以及其他疾病引起的昏迷相鉴别。脑脊液中糖含量降低，乳酸、乳酸脱氢酶、溶菌酶的含量增高和pH降低，可与病毒性脑膜炎鉴别。细胞数增多，以多形核细胞为主，对鉴别结核性与真菌性脑膜炎有帮助。但在疾病的早期，婴幼儿或老年，以及经过部分治疗的化脓性脑膜炎患者，其脑脊液的改变不典型，往往给诊断带来困难，常需反复多次脑脊液检查以明确诊断。具有下列标准，可作为急性化脓性脑膜炎的诊断：①脑脊液的革兰染色细菌涂片，细菌培养阳性或乳胶颗粒凝集试验检测抗原阳性；②脑脊液细胞数增高，达 1×10^9/L 以上，其中60%为多形核白细胞；蛋白质升高在1 200mg/L 以上和糖浓度降低，脑脊液/血液的糖浓度小于0.3 为异常。70% ~80%的细菌性脑膜炎患者脑脊液中可以查到细菌，细菌培养的阳性率在80% ~90%，但是慢性化脓性脑膜炎者常常培养阴性。近年来，根据血浆中原降钙素（procalcitonin）水平的升高可为细菌性与病毒性脑膜炎提供鉴别诊断。

（五）治疗

化脓性脑膜炎的治疗包括病因治疗和并发症的治疗两大方面。

1. 病因治疗　凡化脓性脑膜炎诊断一旦成立，均应积极地选择有效的抗生素进行病因治疗，治疗的积极性与准确性直接与患者的预后相关。因此，诊断一经确立，按病原菌选用抗生素。如病原菌未明确者，应选用广谱抗生素，并按一般发病规律选用药物。首先经静脉给药，使其血浓度短期内明显升高，脑脊液中相应达到较高的药物浓度。某些抗生素经静脉给药不能通过血－脑屏障，可作鞘内注射或脑室内给药，但应注意药物剂量、稀释浓度、注射速度及间隔时间。然而，临床实践中，常常不能立即明确病原菌，因此，治疗中必须分为病原菌明确前和明确后的两种治疗方案。

（1）常规的抗生素选择原则：①新生儿：选用头孢塞肟钠（cefotaxime sodium）、氨苄西林（ampicillin）；②婴儿和儿童：选用第三代头孢菌素；③成人：原来健康和社区获得性感染者，选用第三代头孢菌素，加用氨苄西林；外伤后或颅脑手术后感染者，选用万古霉素（vancomycin）加用头孢类抗生素或美罗培南（meropenem）；④老年，免疫能力差者，选用氨苄西林加用头孢拉啶；脑膜炎并发短路引流者，选用万古霉素加头孢菌素或美罗培南。

（2）已知病原菌者的药物治疗

1）脑膜炎球菌性脑膜炎：鉴于我国所流行的A群菌株，大多对磺胺药敏感，仍为首选药物。磺胺嘧啶的脑脊液浓度为血浓度的40% ~80%。首次剂量50 ~100mg/kg，静脉缓慢注入；以后每日80 ~160mg/kg，分4次口服或静脉内注人，同时给予等量碳酸氢钠和足够水分。如治疗后48h症状无减轻，体温不下降，则需及时改药。国外由于大多为耐磺胺的B群及C群菌株流行，故以青霉素为首选药物。对暴发型流脑，宜用大剂量青霉素G（20万 ~30万 U/kg，儿童10万 ~25万 U/kg）或（和）氯霉素联合应用。氯霉素易透过血－脑屏障，其脑脊液浓度为血浓度的30% ~50%；成人每日50mg/kg，分次静脉滴注，应密切注意对骨髓的抑制作用。亦可用氨苄西林，剂量为150mg/kg，分次静滴。

2）肺炎双球菌脑膜炎：50%发生在急性大叶性肺炎恢复期。若青霉素敏感者首选青霉素G，用量为2 000万 U/d，分次静脉滴注，2周为1个疗程。青霉素耐药（MIC为0.1 ~1.0μg/mL）者，选用头孢曲松（ceftriaxone），2.0 ~4.0g/d，分2次静滴；或头孢噻肟钠（cefotaxime）2.0g，每日2 ~3次；或头孢吡肟4.0g/d，分2次肌内注射。当青霉素 MIC >1μg/mL 时，选用头孢曲松或头孢噻肟或头孢吡肟加万古霉素或利福平。

3）金黄色葡萄球菌脑膜炎：目前认为90%以上的金黄色葡萄球菌对青霉素G耐药。甲氧苯青霉素的蛋白质结合率低于其他半合成青霉素，所以较易透入脑脊液，可作为首先药物，剂量为12g/d，分次肌内注射或静脉滴注，4周为1个疗程。青霉素过敏者可用万古霉素，剂量为5g/d。杆菌肽对葡萄球菌有高度活性，使用时耐受性好，成人常用量为5 000U，鞘内注射，每周2 ~3次。

4）流感杆菌脑膜炎：以氨苄西林或氯霉素作为首选药物，剂量同前。近年来，国外建议首选头孢噻肟或头孢曲松，剂量如肺炎球菌。

5）肠道革兰阴性杆菌脑膜炎：该组脑膜炎在成人中占22%，以大肠杆菌多见，其次为肺炎杆菌、铜绿假单胞菌。治疗方案见表3－2。

表 3-2　革兰阴性杆菌脑膜炎抗生素的选择

菌种	常用方案
大肠杆菌	氨苄西林＋庆大霉素（或卡那霉素）或妥布霉素
肺炎杆菌	头孢噻啶＋庆大霉素（或卡那霉素、阿米卡星、妥布霉素）
铜绿假单胞菌	羧苄西林＋庆大霉素（或阿米卡星）、多黏菌素 B
变形杆菌	氨苄（或羧苄）西林＋卡那（或庆大）霉素
产气杆菌	头孢噻啶＋庆大霉素
沙门菌属	氨苄西林或氯霉素
沙雷菌	氨苄西林（或氯霉素）＋庆大霉素（或卡那霉素）
粪产碱杆菌	氯霉素（或多黏菌素 B、E）

2. 对症治疗　如下所述。

（1）肾上腺皮质激素：在应用大剂量抗生素的同时，静脉滴注 5mg/d 的地塞米松，对减少颅内粘连，减少脑积水和脑膜增厚等均有远期效果。

（2）20% 甘露醇：400～600mL/d，分次静脉滴注，对急性颅内压增高者有改善症状之作用。

3. 脑室引流　脑膜炎后期，继发交通性脑积水或阻塞性脑积水者，均可选择脑室外引流或脑室体内引流。

（七）预后

化脓性脑膜炎的预后依赖于诊断的早期确定和及时、足量以及合理的抗生素应用。若能早期合理和足量地应用抗生素，多数患者预后良好；抗生素选择不当，疗程不足等易使病程转化为慢性化脓性脑膜炎，并继发脑神经麻痹、交通性脑积水、偏瘫、共济失调、癫痫等后遗症。急性病期未作积极治疗者亦可继发化脓性脑炎和脑脓肿等。

三、结核性脑膜炎

结核性脑膜炎（tuberculous menigitis）是由结核杆菌感染所引起的非化脓性细菌性脑膜炎。近年来，由于广谱抗生素的应用和公共环境及社会竞争激烈等综合因素，结核病包括结核性脑膜炎的发病似有增加趋势。结核性脑膜炎可伴或不伴全身结核如粟粒性肺结核、淋巴结核、骨关节结核等。据 WHO 的统计，全球约有 1/3 的人已经感染了结核菌，每年约有 800 万新结核患者发生，有 300 万结核患者死亡，2000 年，因结核病死亡至少 350 万人。在发达国家大部分感染人口是老年人，是以前形成的感染，而发展中国家的感染人口以青壮年为多，因此今后的发病将集中在生产能力最强的青壮年。总的来看，结核疫情以非洲最严重，其次是东南亚和西太平洋地区，再次为中南美洲国家和东地中海地区，而欧洲和其他发达国家为最低。

我国的结核疫情不容乐观，1990 年抽样调查，肺结核患病率为 523/10 万，估算全国患者约 600 万人，痰液涂片阳性患病率 134/10 万，全国感染性患者约 150 万，结核病死率 21/10 万，每年结核患者死亡约 23 万。其中结核性脑膜炎病死率为 20%～30%。

（一）病因和发病机制

结核菌在分类上属于放线菌目、分枝杆菌科、分枝杆菌属。包括人型、牛型、非洲型和鼠型 4 类，过去的鸟形结核菌现划为非结核性菌第 3 组。实际上中枢神经系统的结核感染几乎都是由人型结核菌引起的，牛型结核菌很少见，其他分枝杆菌引起的感染也很少见。

结核菌细长而稍弯，大小为 0.4μm×0.4μm，两端微钝，不能运动，无荚膜、鞭毛或芽孢，属需氧菌，天然寄生于人类。结核菌不易染色，但经品红加热染色后不能被酸性乙醇脱色，故称抗酸杆菌。电镜下结核菌细胞壁厚约 20nm，其表层粗糙，伴有横式排列的绳索状皱褶物。胞壁上有不同的噬菌体受体，据此人型结核菌可分为 4 型。胞质外紧包一层质膜。胞质内分布大小不等的糖原和多磷酸盐等颗粒，大颗粒常位于两端。颗粒的大小及多少依菌株或培养条件而异。胞质中的间质呈膜样结构，由质腹内陷折叠而成，可能与细胞壁合成、核质分裂、细菌呼吸等功能有关，应用卡那霉素后可见撕裂，甚至缺损。细胞核发为高度盘旋的DNA纤维，无核膜和核仁。

结核菌的培养生长缓慢，人型结核菌的体外培养至少需2～4周才可见菌落。经抗结核药物作用后，细菌活力显著减弱，需6～8周，甚至20周才能出现菌落。结核菌培养生长缓慢的原因，长期认为是由结核菌胞壁的疏水性使营养物质不能渗入所致，近年研究认为，主要是由于DNA合成所依赖的RNA聚合酶在结构上的异常所致。此外，结核菌的生长速度还与氧供有关。

结核菌菌体的化学成分十分复杂。首先，它含有大量的类脂质，占菌体干重的20%～40%，主要分布于结核菌的胞壁中，它具疏水性，对环境有较强的抵抗能力。类脂的成分有磷脂、脂肪酸和蜡质三种，它们都与蛋白或多糖相结合。磷脂能增强菌体的致敏作用，脂肪酸中的结核菌酸有促进结核结节形成，蜡质中分枝菌酸与抗酸性有关。第二，结核菌中含有多种蛋白，约占菌体干重的50%，构成菌体和核质。结核蛋白是变态反应的反应原。结核菌素的主要成分为结核蛋白。第三，除类脂蛋白之外，结核菌中尚存在糖原或多糖体，它们多数与脂质一起缩合存在于胞壁中，构成免疫反应的抗原物质。此外，结核菌中也含其他的矿物质和维生素。

自从用抗结核药物治疗结核菌感染以来，很快即发现有耐药结核菌的存在。目前耐药结核菌可分为三型：①原发性耐药，见于从未接受过抗结核药物的结核患者，结核菌株对一种或多种抗结核药物耐药，由耐药结核菌传播引起，耐药菌来自以往未经合适治疗的结核患者；②获得性耐药见于初始对抗结核药物敏感的结核病，在治疗过程中发展为耐药，多数是治疗不足所致；③继发性耐药指以往经过抗结核药物治疗后出现的耐药，包括既有原发又有获得性耐药的患者。多种利药结核菌指在体外至少耐异烟肼及利福平的结核分枝杆菌菌株。

在全世界范围内，结核杆菌的耐药性已越来越普遍。在美国，肺结核中结核杆菌的耐药性已从20世纪60年代的2%增长到90年代的9%。我国各地差异较大，在10.4%～53.8%，平均31.9%，且呈上升趋势。

中枢神经系统的结核菌感染与全身其他部位的感染一样，均由呼吸道传入结核杆菌的微粒后，结核杆菌在2～4周内播散到全身各大器官，并激活细胞免疫反应，病原体可以被激活的巨噬细胞消灭，形成结核结节。结核结节由大量巨噬细胞、淋巴细胞聚集而成，中心形成干酪样坏死。结核结节的大小和炎症反应的程度与机体的免疫力和遗传因素有关。当机体免疫能力降低时，结节中心形成干酪样坏死，病原体迅速增殖，并导致结核结节破裂，释放结核杆菌及其毒素。当此过程发生于脑膜时，则产生结核性脑膜炎。多数情况下，颅内的结核感染均由血液播散所致；少数颅内结核系由邻近组织，如内耳、乳突或脊柱的感染所继发。中枢神经内结核感染后的症状，依赖于结核感染的部位，感染于脑膜、蛛网膜下隙者为脑膜炎；位于脑实质深部或脊髓膜则可形成结核球或结核性肉芽肿。

（二）病理

结核性脑膜炎病理改变包括脑膜、脑血管、脑实质。最初的病理变化是在蛛网膜下隙产生一层厚的结核性渗出物，有时渗出物靠近破裂的结核结节，在脑底部渗出往往最明显，但并不靠近破裂的结核结节。若渗出物围绕脚间窝，包裹视神经交叉并扩散到脑桥和小脑。渗出物经常进入侧裂，但却很少包绕大脑半球。在侧脑室中，类似的分泌物经常覆盖脉络丛。渗出物为凝胶状且常呈结节样，显微镜下，可见多形核成细胞、红细胞、巨噬细胞和纤维组织，随着病程的发展，淋巴细胞较为突出，病程后期出现成纤维细胞和组织连接成分。渗出物可以形成典型的结核结节或大片的干酪样坏死。渗出物中可找到分枝杆菌，数量不一。

闭塞性血管炎系由结核性脑膜炎的渗出物侵犯和累及血管后所引起，表现为血管内膜增厚，血管闭塞，以中等大小到小动脉最易受累。毛细血管和静脉亦可累及。显微镜下，可见血管外膜有大量的结核渗出物附着类上皮细胞、结核结节、干酪样坏死，有时可见结核杆菌群落。血管内层也可受到类似的影响，或发生纤维蛋白样透明变性，反应性内皮下细胞增生可以堵塞管腔。因此，缺血性脑梗死是结核性动脉炎的常见并发症。脑积水是结核性脑膜炎患者非常常见的病理特征，由炎性渗出物沉积于大脑导水管或孟氏孔，引起脑脊液循环的不通畅，继发脑室扩大和阻塞性脑积水。渗出物在颅底引起粘连，除引起脑脊液循环障碍外，还可引起多脑神经的粘连，特别是展神经、面神经以及后组脑神经的粘连而产生多脑神经麻痹。

渗出物、血管炎和脑积水都会影响脑实质。渗出物附近的组织反应包括脑组织软化、星形细胞、小胶质细胞和弥散的炎症反应。渗出物附近血管血栓形成，脑组织片状出血和梗死。渗出物所引起脑血管的病理改变也可以引起病灶远处的脱髓鞘性改变，或血管源性脑白质病变而致脑病。

（三）临床表现

各年龄段均可发病。往往起病隐匿，轻度到中度发热，主诉头痛、嗜睡或不同程度的意识障碍。继之出现颈强直、克尔尼格征（克氏征）阳性等脑膜刺激症状，此时可出现不同程度的脑神经麻痹和肢体运动功能异常。随着疾病进展，可出现抽搐、昏迷以及严重的神经功能障碍。儿童病者，常以恶心、呕吐和行为异常等症状起病。大样本资料分析结果提示：头痛为主诉起病者占35%。3 岁以下的儿童则以便秘、食欲缺乏为主诉者多见。抽搐亦是儿童结核性脑膜炎的首发症状，整个病程中约有 50% 的儿童可有癫痫发作，但因癫痫而入院者仅为 10% ~20%。儿童患者的既往结核病史常不明确，约有一半以上的儿童找不到明确结核病接触史。有人认为结核性脑膜炎的起病与儿童麻疹、百日咳、预防接种、头颅外伤等因素有关，但尚无法证实。儿童患者结核性脑膜炎的发展迅速，一旦起病，病程发展迅速，常在 3 周内发展到严重的临床症状。

成年人结核性脑膜炎的临床表现很不典型，症状可在感染后数天、数周、数个月甚至数年后才发病，但多数在感染后数周开始出现临床症状。20% 的患者既往有结核病史。成人结核性脑膜炎的症状较儿童多而重。50% ~70% 的患者主诉头痛，但轻重不一，一般不伴恶心、呕吐。常有情感淡漠、意识模糊和行为异常。第三期的结核性脑膜炎患者常可出现局灶性神经症状和体征，30% 以上的患者可出现单侧或双侧的脑神经麻痹，以第Ⅵ对脑神经（展神经）最多见，其次是第Ⅲ、Ⅳ、Ⅶ对脑神经，偶亦可累及第Ⅱ、Ⅷ、Ⅸ、Ⅺ、Ⅻ对脑神经。由于大脑血管病变的存在，可出现大脑中动脉主干或内侧豆纹动脉、丘脑穿支动脉的闭塞而出现肢体偏瘫、抽搐、偏侧投掷动作、舞动等症状，亦可出现肌阵挛和小脑共济失调等症状。这些症状和脑血管并发症，儿童结核性脑膜炎患者较成年人结核性脑膜炎病者更为多见。第三期脑膜炎患者常可出现颅内压升高，眼底检查可见明显眼底视视神经盘水肿，脉络膜层黄色的结核结节，边缘不清，在粟粒性肺结核患者中多见，其他病例较少见，少于 10%。

（四）实验室检查

周围血液的常规检查显示，白细胞数正常或有轻度升高。血液生化检查亦无临床意义。若伴严重恶心、呕吐者可能出现低钠、低氯等电解质失衡改变。

1. 脑脊液检查　脑脊液检查是结核性脑膜炎的主要实验室指标。腰椎穿刺可见脑脊液压力升高，50% 以上的成年人或 70% 的儿童结核性脑膜炎病者均有不同程度的压力升高。脑脊液常规检查显示无色，清（晚期病者可黄变），细胞数增多，一般为（10×10^7 ~20×10^7）/L，最高可达（300×10^7 ~400×10^7）/L，在早期急性发作阶段，中性粒细胞数增高，随着病程 1 ~2 周的发展后，中性粒细胞数逐步减少，而淋巴细胞逐步成为主要细胞。

（1）脑脊液的生化检查：生化检查可见糖的含量降低，平均在 2.0mmol/L 左右，严重患者可以降低至 0.5 ~1.0mmol/L 以下。脑脊液中糖含量的高低与脑膜炎症的活动程度有关，脑脊液中结核杆菌培养阳性的糖含量远比培养阴性者为低。因此，脑脊液中糖含量的变化亦可用作疾病发展过程的重要指标之一。结核性脑膜炎患者脑脊液中的蛋白质含量增高，平均为 1.5 ~20g/L，早期增高可能不明显，随着疾病发展，特别是第三期结核性脑膜炎病者，蛋白可以进一步升高，甚至可达 10.0 ~20.0g/L，此时极易引起椎管阻塞和脑膜粘连。脑脊液中结核杆菌培养阳性与否与脑脊液中蛋白含量的高低没有关系。脑脊液的氯化物含量降低，但在诊断与鉴别诊断中的意义较低。脑脊液中氯化物的降低可见于严重水盐代谢紊乱和结核性脑膜炎的晚期，因此氯化物含量的过分降低亦可作为本病预后的重要指标之一。

（2）免疫学检查：免疫学检查包括皮肤结核菌素试验和脑脊液抗结核免疫学检查。

1）皮肤结核菌素试验：取结核菌素蛋白 1 ： 10 000 或 1 ： 5 000 的浓度，于前臂内侧皮内注射形成皮丘，观察 48h，若皮丘周边发红形成大约 1.0cm 直径的红色皮丘为阳性。结核菌素皮内试验阳性者提示有结核感染，但不提示结核性脑膜炎的诊断。近年来，由于病者常常应用皮质固醇类激素，因此，结核菌素皮内试验常为阴性结果。

2）免疫酶联（ELISA）法检测脑脊液中抗结核抗体：应用结核杆菌蛋白或结核菌素为抗原包被，以免疫酶联技术测定血清和脑脊液中的抗结核杆菌的抗体滴度，当脑脊液中的抗体光密度（OD）值大于血清中的光密度值时，具有诊断意义。

3）免疫酶点（Elispot）：系指应用结核菌蛋白或结核菌包膜蛋白为抗原，包被硝酸纤维膜板，取患者脑脊液，分离脑脊液中的淋巴细胞，1 000 个/mL 以上，在培养基中加于硝酸纤维膜板上培养 24h，洗去淋巴细胞后按免疫酶联方法操作步骤和显色。若见到棕红色的免疫斑点则为阳性。每个斑点提示一个抗结核的抗体分泌细胞，可为结核性脑膜炎提供特异的诊断依据。其特异性在 90% 以上。值得指出的是所有的免疫学检查均需脑脊液检查才有诊断意义。

（3）聚合酶链反应（PCR）：检测脑脊液中分枝杆菌的 DNA 片段。该方法是灵敏度最高的检测方法。但是，由于灵敏度高、特异性差、污染率高等缺陷，缺乏特异性而没有诊断价值。国内已被叫停。

（4）新检查法：结核病性脑膜炎的新诊断方法很多，包括：①溴化物通过血脑屏障的时间，方法为应用口服或静脉给予溴化胺，1 ~ 2d 后，血和脑脊液中浓度相近（γ 分析法），以 ≤1.6 作为结核性脑膜炎的诊断依据，敏感性和特异性约为 90%。假阳性可见于单纯疱疹感染以及其他病毒性脑炎、李司忒菌脑膜脑炎和中枢神经系统淋巴瘤。另外，神经梅毒也可出现溴化物的血/脑脊液比率降低，因此，该试验不能够区别结脑和神经梅毒。②生物化学法，检测脑脊液中腺苷脱氨酶（ADA）评估结脑患者宿主反应的一种新的生物化学方法。这种酶与人的 T 淋巴细胞相关，在全身感染时，可以引起细胞介导的免疫反应，从而使血中 ADA 浓度升高，如果胸水、腹水或滑膜腔液被感染，其中的 ADA 浓度也可升高。

结核病性脑膜炎的实验室检查方法繁多，其中最肯定的方法仍以脑脊液的结核培养最具特征意义。但是由于该方法的阳性率太低，较好的实验中，阳性率亦仅 25% 左右，而且耗时长，一般需在 3 ~ 4 周后方有结果。如此缓慢的实验室检查缺少临床指导意义。结核性脑膜炎的诊所有诊断方法，包括最新的方法都应密切结合临床。

2. 影像学检查　常用的检查有胸部 X 线片及头颅 CT 和头颅 MRI 检查。

（1）胸片：胸部 X 线片有无异常与患者的年龄有关。有 25% ~ 50% 的成人患者可见近期或陈旧性结核病灶。胸片检查不能用于结核性脑膜炎的诊断。

（2）头颅 CT 和 MRI：在病程早期，75% 的 CT 扫描有异常发现，可看到脑实质、脑血管和脑膜病变，随着病程的发展，这一比例逐步增高。在不增强状态下，CT 平扫可以发现脑积水造成的脑室扩张和由于室管膜结核渗出物形成的脑室旁软化灶，低密度缺血性脑梗死。CT 增强后可见脑膜炎增强，最常见于蛛网膜下隙基底池、大脑侧裂及脑干周围。钆增强的 MRI 发现结脑患者的异常要比 CT 扫描更敏感。在 MRI 成像中，可出现脑神经增粗，颅底结核渗出物增强，在渗出物覆盖下可出现大范围的脑实质损害。MRI 检查可以发现血管狭窄和受累动脉的血管瘤形成。或动脉梗死所致的脑内软化灶。

（五）诊断与鉴别诊断

结核性脑膜炎的诊断主要依赖于：①典型的临床表现，如低热、头痛、呕吐、项强、凯尔尼格征阳性等脑膜刺激症状。②特殊的脑脊液检查结果，表现为中度白细胞增高，生化检查提示糖、氯化物降低，蛋白质增高。典型病例诊断不难，但治疗不完全的化脓性脑膜炎、真菌性脑膜炎、癌性脑膜炎等均需予以鉴别。脑脊液的改变常为鉴别诊断的主要依据。

（六）治疗

自从应用链霉素治疗结核性脑膜炎以来，结核性脑膜炎病者的病死率已有明显降低，虽然最佳的治疗方案尚未统一，用药剂量、疗程和给药途径等仍有各家的独立经验，但在抗结核药物选择等方面，仍然大同小异。

1. 药物的选择　如下所述。

（1）一线药物

1）异烟肼（isoniazld，INH）：自 1952 年，INH 被引入临床后，很快成为治疗各种结核感染的核心药物。它可抑制结核杆菌 DND 合成，破坏菌体内酶活性，干扰分枝菌酸合成，对细胞内外、静止期或生长期的结核菌均有杀菌作用。最低抑菌浓度（MIC）0.025～0.05μg/mL。儿童患者推荐的口服剂量是每日 10mg/kg，成人可以 0.3～0.4g/d 顿服。口服经胃肠道迅速吸收，1～2h 后，血药浓度可达 3～5μg/mL，广泛分布于组织和体液，易透过血脑屏障，在结核性脑膜炎患者，脑脊液浓度可达血药浓度的 90%。INH 杀菌力与细菌活力成正比，对生长繁殖状态的细菌作用最强。INH 既可口服也可胃肠外给药，半减期限为 0.5～1.0h，大部分的乙酰异烟肼在 24h 内由尿排泄。单独应用易产生耐药性。不良反应以肝脏毒性最常见，可以表现为无症状性转氨酶升高到急性重型肝炎；在常用剂量下，偶有周围神经炎、精神症状、诱发癫痫甚至昏迷等不良反应。对易发生周围神经炎的患者，如糖尿病、尿毒症、慢性酒精中毒、营养不良等肺结核患者可并用维生素 B_6 100～200mg/d。对妊娠、癫痫患者也可并用维生素 B_6，剂量酌情选择。INH 与苯妥英钠之间存在互相增加药物血浓度的影响。当两药同服时，须监测苯妥英钠血浓度水平，必要时减少用量。

2）利福平（rifampin，RFP）：它与菌体 RNA 聚合酶结合，干扰 DNA 和蛋白质的合成而灭菌。对细胞内外结核菌有同样的杀菌作用，特别对半休眠状态、偶有突发生长的细菌最为有效。利福平口服吸收较好，也可静脉给药，甚至对重症结核性脑膜炎患者可以通过 Ommaya 留置器给药。儿童剂量为10～20mg/（kg·d），成人剂量为每日 10mg/kg，最大不超过每日 600mg，晨起饭前 1h 空腹顿服，1.5～3h 后血药峰浓度可达 7μg/mL，但个体差异较大，有效浓度维持 8～12h。对中枢神经系统结核患者不需调整剂量。利福平可以广泛分布于组织和体液，部分透过炎症脑膜，脑脊液中的浓度可以超过 0.1mg/mL，但峰浓度很少超过 1μg/mL。随着炎症的消退，脑脊液中的浓度越来越低。半减期为 2.5～3.0h，代谢产物 60% 由粪便排出，18%～30% 有尿液排泄，泪液、汗液及其他体液中也可排出，尿可呈橘红色。单药治疗易在短期内产生耐药性。耐 RFP 菌致病力可有不同程度的下降。利福平的不良反应较少见，可有肝肾功能损害和血液系统毒性，间歇性用药的患者可出现流感综合征和超敏反应。消化道反应较常见，一般不影响继续用药。

3）吡嗪酰胺（pyrazinamide，PZA）：破坏菌体内酶活性，干扰菌体需氧电子运输系统，在酸性环境下对细胞内结核菌具有杀灭作用，特别对半休眠状态的菌群更有效。口服 1.0g PZA 后，血药浓度可达 45μg/mL。目前推荐剂量为每日 25～35mg/kg，分 3 次口服。口服在胃肠道内几乎全部被吸收。2h 后达高峰浓度，迅速分布到各组织与体液中，并可自由透过血脑屏障。半减期 9h，主要自尿液排出。单药治疗极易产生耐药性。肝脏毒性较多见，偶尔引起高尿酸血症和关节疼痛。过敏反应较少见。

4）乙胺丁醇（ethambutol，EMB）：乙胺丁醇是一种结核杆菌抑制剂，它可抑制细菌 RNA 合成，阻碍核酸合成，干扰脂类代谢，与其他抗结核药物合用能防止耐药菌产生。在药物敏感试验中，约有 70% 的结核分枝杆菌可被 1μg/mL 的 EMB 抑制，其余的也可被 5μg/mL 的 EMB 抑制。给药 25mg/kg，峰药血浓度可达 1～8μg/mL，平均为 4μg/mL；给药 15mg/kg，平均血药浓度为 1.8～1.9μg/mL。经胃肠道吸收良好，其口服剂量为每日 15～25mg/kg，成人 750～1 000mg/d顿服或分次服用，4h 达峰血浓度，半减期 4h。24 h 内大部分以原形由肾排泄。脑膜炎症时，脑脊液浓度可达同期血药浓度的 10%～50%，大多超过 1μg/mL；脑膜正常时，EMB 难以进入脑脊液。忌与利尿剂配伍，碱性药物能降低药效。单药治疗产生耐药速度缓慢。若剂量偏大，约有 5% 的患者出现球后视神经炎，表现为视物不清、辨色力差，或视野狭窄。常用剂量的球后视神经炎的发生率一般 $<1\%$，在肾功能不全者发生率增高，停药后视神经损害可恢复。过敏反应极少见。

5）链霉素（streptomycin，SM）：尽管链霉素在很大程度上已被更有效、毒性更低的药物取代，但它在结核性脑膜炎的治疗中仍占有一定的地位。它可干扰菌体蛋白质合成和需氧电子运输系统而杀灭或抑制结核菌生长，在碱性的条件下为细胞外杀菌药。链霉素经胃肠道不能吸收，必须胃肠外给药。儿童剂量为每日20~40mg/kg，成人每日1.0g，1.5h达高峰血浓度。有效浓度维持12h，主要分布在细胞外液，易渗入胸腹膜腔，也可透过胎盘进入胎儿循环，不易渗入干酪病灶和脑脊液。在脑膜炎患者，脑脊液浓度可达血药浓度的25%。半减期5h，大部分以原形经肾小球滤过排出。主要毒性反应为第Ⅷ对脑神经的不可逆损害，前庭损害比听力下降更多见。总剂量大或血药浓度过高都可引起这些毒性，成人比儿童更常见。肾脏毒性作用在肾功能不全时尤易发生。此外，尚有皮疹、发热、嗜酸细胞增多和关节痛等。在多数抗结核治疗方案中，一般均在治疗的前几周每日给链霉素，以后逐渐减至每周2~3次，鞘内应用链霉素亦曾是大多数抗结核治疗方案的一部分，但目前已不再主张。常用抗结核药物透过血脑屏障比较见表3-3。

表3-3　抗结核药物对血脑屏障的通透性

药物	每日剂量 [mg/(kg·d)]	峰浓度（μg/mL）		
		血清	CSF（正常脑膜）	CSF（炎性脑膜）
异烟肼	5~10	3.0~5.0	0.6~1.6	2.0~3.2
利福平	10~20	0.4~12.0	0	0.4~1.0
乙胺丁醇	15~25	1.0~7.7	0	0.5~2.5
吡嗪酰胺	25~30	35~50	30	30~50
链霉素	15~40	25~50	一过性	2~9

（2）二线药物：1991年WHO制订抗结核的二线药物为环丝氨酸、乙硫异烟胺、卡那霉素、卷曲霉素、对氨基水杨酸、氨硫脲。二线药物为抑菌药，主要用以防止结核菌耐药性的产生。这些药物对血脑屏障的通透性差异较大。对氨基水杨酸（PAS）曾被广泛用于结核性脑膜炎的治疗，但脑膜没有炎症时不能达到有效的脑脊液浓度；乙硫异烟胺在脑膜正常或有炎症时，其脑脊液浓度都可接近血药浓度；环丝氨酸也有较好的通透性，但由于其严重的神经系统毒性，限制了它在中枢神经系统感染中的应用；卡那霉素（KM）和阿米卡星都具有抗分枝杆菌作用，在脑膜正常时，脑脊液中药物浓度很低，当脑膜有炎症时，脑脊液药物浓度可轻度升高。另外，在喹诺酮类药物中，氧氟沙星最易透过血脑屏障，其脑脊液浓度可达血药浓度的70%，甚至更高。

2. 治疗方案　如下所述。

（1）国外经验：结核性脑膜炎的治疗方案是从其他形式结核的治疗方案演化而来。INH和RFP是治疗方案中的主要药物。INH和RFP联用9个月已可有效治疗非中枢神经系统结核病，但对中枢神经系统感染，大多数医师主张应加用其他抗结核药物。由于PZA的血脑屏障通透性好，所以结核性脑膜炎治疗方案中多含PZA。对儿童结脑患者，可先给予INH、RFP和PZA联用2个月，再继用INH和RFP 4个月，疗效较好。目前，WHO推荐结核性脑膜炎治疗方案为：联合应用INH、RFP、PZA和EMB 2个月后，对成人患者继用INH和RFP 4个月，儿童患者则继用INH和RFP 10个月，在维持治疗的前2个月，可每2~3周加用SM或EMB。

（2）国内方案：我国学者主张联合应用INH、RFP、PZA和SM。①INH：以往应用INH 0.6g/d，但疗效欠佳。由于中国人有80%属INH快代谢型，而快代谢型的血及脑脊液药物浓度仅为慢代谢型的20%~50%，因此为提高脑脊液中的药物浓度需增加INH量至1.2g/d［儿童为20~25mg/(kg·d)］，在起始的1~3个月内静滴，病情稳定后改口服；3个月后减为0.9g/d，6个月后0.6g/d，1年后0.4g/d，直至治疗满2年后停药。由于用量较大，可分为每日2次给药，并密切随访肝功能。②RFP：0.45g/d晨起饭前1h空腹顿服，应用9~18个月，密切随访肝脏功能。③PZA：1.5g/d，分3次口服，若有关节酸痛等症状时减量或暂停，疗程3~4个月。④SM：0.75/d，肌内注射，1个月后改为隔日肌内注射，疗程长短依个体差异而定，凡发现眩晕、头晕，快速转动后出现恶心、呕吐时应立即停药。若无以上明显的不良反应，应连续应用，总量达到60~90g为止。

（3）耐药性结核性脑膜炎的治疗：由于抗结核治疗的不规范和数十年结核杆菌的变异，结核性脑膜炎的耐药患者日趋常见。广大临床医师数十年来的经验已经有了一个比较一致的共识。目前，对耐药菌所致的结核性脑膜炎的治疗方案是：联合4种一线的抗结核杀菌药物，包括INH、RFP、PZA和SM。当药物敏感度报告后，可加用EMB。至少应用两种敏感药物持续治疗18~24个月。在治疗结核性脑膜炎的病程中，常常可发现在刚开始应用抗结核药物时，脑脊液中的生化指标反见恶化，而原来结核杆菌阴性的反而可见阳性，脑脊液蛋白质含量亦可见增高。反之，经积极抗结核治疗，而脑脊液的生化指标没有改变者，往往结核性脑膜炎的诊断值得怀疑。颅内结核瘤的治疗也可见类似的反应，在抗结核治疗过程中，在结核瘤消失之前可有暂时增大的现象。在抗结核治疗过程中，临床症状改善较慢，患者体重增加和一般状况改善常为病情恢复的早期表现，体温降低往往见于持续治疗一个月或更长的时间之后。INH治疗的结核性脑膜炎患者，脑脊液中糖含量的升高、淋巴细胞数的降低常为最早的治疗反应，蛋白质的降低随其之后。整个治疗过程和恢复，大约需要6个月，甚至更长的时间。

3. 辅助治疗　如下所述。

（1）肾上腺皮质激素：尽管皮质固醇类激素的应用与抗结核治疗的基础理论不符，但长期以来仍然主张应用，但它在抗结核性脑膜炎治疗中的地位仍不清楚，结论亦有有效、无效和更坏的说法，但是多数学者仍主张结核性脑膜炎患者应用皮质固醇类激素。目前主张口服泼尼松1mg/（kg·d），一个月内逐步减量并停药，不主张鞘内注射。推荐指征如下：①病期：结核性脑膜炎第2、第3期，有或部分椎管阻塞的患者。②剂量：成人，泼尼松1mg/（kg·d），或地塞米松10~20mg/d分次给予；儿童，地塞米松0.3~0.6mg/（kg·d）。③用药时间：持续3~6周，此后在2~4周内逐步停用。

（2）脱水剂：由于颅内压的增高，常需降压治疗。常用的药物有：①20%甘露醇125~250mL静脉滴注，每日2~3次，应注意肾功能改变。②10%甘油果糖250mL静脉滴注，每日2~3次。③七叶皂苷钠静脉滴注。

（3）抗癫痫药物：结核性脑膜炎患者常可继发癫痫发作。由于抗结核药物的INH的大量应用，抽搐发作颇为多见。服用INH者应加用大剂量维生素B_6，并可选用卡马西平0.1g，每日2~3次；或丙戊酸钠0.2g，每日3~4次。

4. 手术治疗　结核性脑膜炎第3期病者，常继发颅底粘连和阻塞性或交通性脑积水，此时应作手术治疗。常用的方法有：①脑室引流：适用于急性颅内压增高，而颅内结核病灶没有很好控制之时，可作脑室引流；②脑室-颈静脉或脑室-心房引流：适用于脑内病灶稳定，没有活动性病灶，以Omaya手术，作脑脊液分流。

5. 后遗症的治疗　结核性脑膜炎的后遗症主要有两大方面，即广泛性脑功能损害而致的精神、认知功能障碍和继发性神经功能损伤。儿童结核性脑膜炎，特别是2岁之前发生的结核性脑膜炎患者残留后遗症较重，常表现为认知障碍和精神症状。神经损伤主要表现有：①脑神经麻痹，第Ⅵ对脑神经损伤最为多见，治愈以后残留内斜视；②偏瘫，常由结核性脑膜炎累及脑血管后产生的脑梗死所致；③脊蛛网膜炎，由结核性脑膜炎累及脊蛛网膜炎，粘连而引起椎管阻塞，脊髓压迫而产生痉挛性截瘫和排尿功能障碍；④癫痫，50%的结核性脑膜炎患者可以出现癫痫发作。所有结核性脑膜炎的后遗症状均应作相应的症状治疗。

四、真菌性脑膜炎

真菌性脑膜炎是由真菌侵犯脑膜所引起的炎症，常与脑实质感染同时存在，属于深部真菌病。随着抗生素、激素、免疫抑制剂，特别是器官移植后的大剂量和长期应用，艾滋病的发病增加以及家庭饲养动物的增多等因素的影响，中枢神经系统真菌感染的发病率有增加趋势。引起中枢神经系统真菌感染的有致病性真菌和条件致病菌。前者有新型隐球菌、环孢子菌、皮炎芽生菌、副球孢子菌、申克孢子丝菌、荚膜组织胞质菌等；后者有念珠菌、曲霉菌、接合菌、毛孢子菌属等。

（一）病因

真菌是本病的病原，不同的真菌类型，临床特征各有差异：①隐球菌（cryptococcus）：有17种和7个变异种，其中仅新型隐球菌及其变异型具有致病性。该菌存在于土壤及鸽粪中，鸽子是最重要的传染源。鸽粪进入土壤，干燥后引起尘土飞扬，含有新型隐球菌的泥土颗粒及干燥的真菌颗粒（直径约为1mm的隐球菌），随呼吸进入肺泡，并在体内迅速形成荚膜。有荚膜的新型隐球菌具有致病性和免疫原性，并与机体发生免疫反应，当存在机体抵抗力降低，免疫功能受抑制或头部外伤等条件时，将发生中枢神经系统感染。②念珠菌（candida）：属小圆酵母菌，以出芽繁殖。它广泛存在于自然界，特别是奶制品、水果、蔬菜中，属人类正常菌群之一。念珠菌中的白色念珠菌是中枢神经系统感染中最常见的菌种，占念珠菌中枢神经系统感染的90%左右。少见的念珠菌还有热带念珠菌、吉利蓑念珠菌和星状念珠菌。念珠菌感染仅发生于长期应用广谱抗生素、恶性肿瘤化疗、长期应用皮质固醇类激素、糖尿病、药物依赖或艾滋病等免疫抑制状态的患者，不发生于正常健康人群。③曲霉菌（asporgilillosis）：属曲霉属，它广泛分布于自然界、土壤、植物、空气，正常人的面颊、趾间和外耳道，属条件致病菌。曲霉菌有200多种，其中约有9种可引起中枢神经系统感染，它们是烟曲霉、白色曲霉、黄曲霉、米曲霉、灰绿曲霉、杂色曲霉、土曲霉、萨氏曲霉等。其中烟曲霉和黄曲霉是引起人类曲霉菌感染的主要病原体。④球孢子菌（coccidioidomyces immitis）：是具有高度传染的双相型真菌，它可以原发感染，亦可继发感染。原发感染以肺部感染为最多见，其次为皮肤。该病症状一般均较轻，病程短，而且自愈。少数病者由于抵抗力降低，或因吸入大量球孢子菌，则出现较重的肺部症状，而且可以播散到脑膜、皮肤及骨骼。脑膜感染占球孢子菌病的30%强。⑤荚膜组织胞质菌（histoplasma capsulatum）：该菌种分布于全世界，但以北美洲较多，且为该地区的一种流行病。我国于1955年首先在广州发现。该菌存在于土壤中，人体由吸入含有该真菌的尘土而致病。因此，原发病变为肺部感染，仅10%～25%的患者出现中枢神经系统感染。⑥皮炎芽生菌（blastomyces dermatsdcs）：属双相型真菌，它存在于土壤或腐木之中，经呼吸道吸入肺部或皮肤而致病。主要流行于北美洲、非洲，我国亦有报道。⑦副球孢子菌（paracoccidioides brasiliensis）：属双相型真菌。存在于土壤和植物中。经呼吸道传播。主要流行于南美洲，以巴西和阿根廷为多见。上述所有真菌感染均以免疫功能低下状态下多见，但不同真菌的易感人群亦有所不同。

（二）发病机制

新型隐球菌脑膜炎，致病菌为新型隐球菌及其变异型，极易侵入中枢神经，传染途径为：①呼吸道吸入，导致肺部感染；②消化道途径，经食物摄入，但尚无证据证明；③皮肤感染，系由皮肤性隐球菌病后发生。然而，隐球菌进入人体不一定能发生中枢性隐球菌病。

隐球菌性中枢性感染机制为：干燥的隐球菌颗粒仅为1μm大小，土壤及鸽粪中的隐球菌随尘被吸入呼吸道，能直接进入肺泡，在体内后很快形成荚膜，并具有致病性。隐球菌的荚膜（多糖物质）是主要的致病因子，它作为一种特异抗原，引起机体的一系列细胞免疫反应和体液免疫反应。当机体抵抗能力降低，特别是艾滋病或抗肿瘤化疗后的细胞免疫反应能力降低时，抗原的反应能力降低，荚膜性隐球菌即可在体内繁殖和增长，并通过血－脑屏障而进入中枢神经系统，发生脑膜炎、脑膜脑炎。

念珠菌为小圆酵母菌，依赖出芽繁殖。它广泛存在于自然界，但致病机制较为复杂。一般说，可归为三方面因素：①机体免疫功能降低，特别是中性粒细胞减少和T细胞（CD_4^+阳性）的降低，如AIDS病或肿瘤化疗后的患者；②菌体的变化，念珠菌在体外是小圆酵母菌，不易致病，但在体内呈丝状生存，丝状菌体易被吞噬而增加致病性；③医源性条件，例如长期抗肿瘤化疗，大剂量长期抗菌或激素应用，长期置入性导管（静脉导管、脑室引流管等）。在上述三种条件下，念珠菌侵入中枢神经系统，侵犯血管，并累及脑组织，引起中枢神经血管炎、血栓形成和脑膜炎、脑膜脑炎等。

曲霉菌的孢子可由呼吸道吸入引起原发性肺部感染。中枢神经曲霉菌病常为血源感染，经血液循环进入中枢神经系统。在肺曲霉菌中13%～16%并发脑曲霉菌病。散发性曲霉菌患者40%～60%累及脑部。曲霉菌侵入中枢神经系统后可引起慢性炎症、实质性脑脓肿、肉芽肿和脑膜炎；侵犯脑血管而产生血管炎和继发性脑梗死。

其他真菌均属少见的真菌神经系统感染。①球孢子菌病具有高度传染性，多数为肺部感染，或由肺部感染基础上继发脑膜炎。在肺外球孢子菌中，1/3的患者出现真菌性脑膜炎。②荚膜组织胞质菌病，经肺部感染后有10%~25%的机会出现中枢神经系统感染。③表皮炎症芽生菌一般为皮肤感染，机体抵抗力降低时也可侵入中枢神经系统，其发生率6%~33%。

（三）临床表现

真菌性中枢神经系统感染属于一种亚急性或慢性的中枢神经系统感染，临床表现以慢性中枢神经系统感染为多见，但亦随真菌感染类型而异。

1. 隐球菌性中枢感染　隐球菌性中枢感染的临床表现可分为脑膜炎、脑膜脑炎、脑脓肿或脑和脑膜肉芽肿等，以脑膜炎表现为最多见。脑膜炎患者起病隐匿，表现为阵发性头痛，此后逐步变为持续性，并日益加重。极少数患者起病不清，表现为突然发作，剧烈头痛，眩晕，呕吐，或抽搐发作。多数病者除头痛、呕吐外，伴有发热，热度不高，在38℃左右，偶可达40℃，但亦有少数病例不伴发热。体格检查可有颈项强直、凯尔尼格征阳性；眼底检查可见眼底乳头水肿、渗出和出血。晚期患者可因颅底粘连而出现脑神经麻痹（面瘫，眼球运动受限，双侧内斜视）和失明以及交通性脑积水。在脑膜炎基础上，隐球菌感染沿血管进入脑实质后可引起脑内小脓肿，弥漫性脑病而出现意识障碍或癫痫发作。当沿血管发展而出现血管闭塞时可发生脑血栓形成而出现偏瘫的抽搐发作。若隐球菌沿血管进入脑实质，而临床抗真菌治疗比较晚或不彻底则可形成隐球菌性肉芽肿，临床表现为颅内占位病变。其症状依病变所在的解剖部位而出现神经症状，如偏瘫、抽搐、精神症状或共济失调等。

隐球菌性脑膜炎、脑膜脑炎是所有真菌性神经系统感染中最常见的临床类型，若能及时诊断和积极治疗，多数患者可以成活。若不能及时诊断，多数患者可因继发颅底粘连和脑实质感染而致隐球菌性脑炎，导致长期意识障碍或继发脑疝而死亡。

2. 念珠菌性脑膜炎　较少见。见于儿童，免疫功能低下，或长期应用抗菌药物治疗，或长期应用免疫抑制剂而并发。临床表现为低热、头痛、畏光、颈项强直、嗜睡或意识不清。当形成脓肿时，表现为颅内占位病变的症状和体征。当累及血管引起血管炎和脑梗死时产生脑卒中的临床病态和体征。念珠菌的中枢感染者常有颅外多部位的念珠菌感染，如鹅口疮、念珠菌性尿路感染和支气管感染等。严重者可在中枢念珠菌病的同时并发念珠菌性败血症。念珠菌中枢感染者多数预后不良。

3. 中枢神经曲霉菌病　很少见。多数患者均为头面邻近器官曲霉菌病的延续，如耳、鼻、鼻窦等部位的曲霉菌感染后直接蔓延，亦可见于肺部曲霉菌感染后，经血行播散侵犯颅内。曲霉菌进入颅内后根据累及的部位出现相应临床症状和体征。脑膜炎、脑膜血管病、慢性颅内肉芽肿均有可能，但共同的特点往往是头痛、恶心、呕吐，但发热不明显。累及脑动脉后可能继发脑血管炎、脑梗死，出现神经系统定位的症状和体征。脑曲霉菌患者常并发颅外的曲霉菌感染，如肺曲霉菌病而出现咳嗽、哮喘、胸痛、咯血和呼吸困难等。脑曲霉菌患者90%以上均并发有颅外曲霉菌病的存在。

各种真菌侵入中枢神经系统所产生的临床症状有其共性，亦有其各自的特性。一般说，共同的症状有颈强直等脑膜刺激症状、弥漫性精神症状、癫痫或局灶性症状。

（四）实验室检查

1. 血液检查　中枢神经真菌感染者常规血液检查多数正常，白细胞数正常或有轻度升高。血清学检查特别是隐球菌性脑膜炎患者，血清乳胶试验，其敏感性和特异性均达90%以上。但是，类风湿病、红斑狼疮、肿瘤或其他慢性脑膜炎，血清乳胶试验亦可能出现阳性，应当注意。真菌抗原检测，特别是在机体抵抗力降低或肿瘤化疗或患艾滋病等患者，血液中亦可检测到真菌的存在。

2. 脑脊液检查　如下所述。

（1）生化常规：特别是隐球菌感染时，脑脊液压力明显增高，多数人在200mmH_2O以上或达300mmH_2O以上。脑脊液外观清，透明或微混，细胞数增多，以单核细胞为主，细胞数（10×10^7～15×10^7）/L。脑脊液蛋白含量轻度增高，为0.5～1.0g/L，晚期伴颅底粘连时可高达或超过1.0g/L。脑脊液的糖含量往往降低，其降低程度较结核性脑膜炎、化脓性脑膜炎、癌性脑膜炎为轻，多数人为2.0～2.5mmol/L，极少降低至1.0mmol/L以下。应当注意的是，在长期应用免疫抑制剂或长期应用激素治疗的患者继发隐球菌感染时，脑脊液的细胞数可能很低或正常。亦有少数隐球菌性脑病患者仅表现为慢性脑膜炎，出现中性粒细胞增多。

（2）脑脊液病原学检测：真菌感染的直接证据是在脑脊液中找到病原菌。常用的方法有：①脑脊液墨汁涂片直接找真菌。该方法简便。取脑脊液3～5mL，离心（1 000rpm）后取沉渣1滴加于玻璃片上，即加等量印度墨汁涂色后镜检。此方法可在70%的隐球菌性脑膜炎患者中找到阳性结果，其中90%的患者可在一次中得到阳性结果。但由于技术原因，人工镜检亦可出现误诊。②脑脊液培养，从脑脊液中直接培养出真菌是中枢神经真菌的金标准。取2～3mL脑脊液直接注入培养皿中进行培养，可以提高培养的阳性率。隐球菌性脑膜炎的阳性率为75%左右，若将脑脊液离心后再直接倒入培养基中培养其阳性率可以增加。一般的培养周期为2～10d。③脑或脑膜组织活组织检查。除隐球菌外，念珠菌和曲霉菌等感染，常难在脑膜炎的脑脊液培养中找到病原，因此，脑组织活检和脑膜的活检，从病理切片中找到真菌，或取脑组织、脑膜等组织进行培养予以确诊。

3. 影像学检查　头颅CT或MRI常无明确病灶，仅表现脑实质水肿，脑室受压等。在脑实质中可见不均匀的低密度病灶，病灶分布于大脑皮质、基底节和丘脑。脑实质中亦可见到等密度或低密度的阴影，病灶在0.5cm左右，大则1.0cm左右，单发或多发。病灶一般为组织坏死或脓肿形成，若作增强MRI检查则可见病灶周围增强。头颅MRI检查还可显示局灶性改变：①颅内结节或脓肿形成，见颅内片状低密度区或小结节，环形强化病灶相互融合形成脓肿，形成占位病变压迫邻近组织。②脑室扩大，皮质受压变薄，继发交通性脑积水。慢性病程者还可以有脑膜增厚和蛛网膜囊肿，出现假性占位病变。③脑梗死样改变，见于继发性血管病变、血管炎性闭塞，引起相应血管供应区的低信号。④肉芽肿性改变，MRI提示炎性占位病变，可有增强改变，但占位效应不明显。

（五）诊断与鉴别诊断

中枢神经系统真菌感染的诊断主要依赖于慢性起病的病史。临床有脑膜刺激症状和脑脊液中中等数量的细胞数增多，蛋白增高和糖降低的特征改变。它的确诊有赖于实验室的病原诊断，包括真菌涂片、培养以及特异性抗原的免疫学检测结果。真菌的神经系统感染，没有特征性，仅表现慢性或亚急性起病的头痛、发热、颈项强硬等一般性慢性脑膜炎的症状和体征，甚至病程长达数年以上。因此，临床上当遇到下列情况时均应特别注意真菌性感染的可能，并做详细的真菌检查：①临床拟诊为结核性脑膜炎，治疗不满意；②临床拟诊为颅内压增高，原因不明，影像学显示有交通性脑积水表现者；③临床或头颅影像学显示有颅内占位病变，并且伴有发热者；④慢性消耗性疾病，恶性肿瘤或长期使用免疫抑制剂、皮质固醇类激素而出现头痛、发热、颈项强直者。

脑脊液的检查和临床表现是中枢神经系统感染中最常见的诊断和鉴别诊断手段，因此必要和重复的腰椎穿刺检查对脑脊液中的细胞、糖、蛋白质和氯化物分析，肿瘤细胞寻找和真菌涂片、培养等均为十分必要。用于临床诊断的脑脊液分析比较可见表3－4。

表3－4　隐球菌脑膜炎、结核性脑膜炎、脑膜癌病的鉴别诊断

	隐球菌脑膜炎	结核性脑膜炎	脑膜癌病
病原菌	新型隐球菌	结核杆菌	无
起病	慢性或亚急性	亚急性	慢性
发热	早期不明显，以后多不规则	病程中较早出现发热	多无发热
脑神经受累	视神经受累或视盘水肿	视盘水肿少见，展神经受累多见	以展神经受累多见
脑脊液细胞数	轻、中度升高，200×10^6/L以下多见	中度升高，（200～500）$\times10^6$/L以下多见	正常或轻度升高
糖	明显减低	多数在（200～400）g/L	一般为正常（脑膜癌中亦可见显著降低）
蛋白	轻、中度升高	明显增高	一般正常
氯化物	减低	减低	正常

续　表

	隐球菌脑膜炎	结核性脑膜炎	脑膜癌病
涂片查菌	新型隐球菌	结核杆菌	无
隐球菌抗原检测	阳性	阴性	阴性
脑电图	弥漫型异常	弥漫型异常	多有定位性改变
头颅 CT 与 MRI	无特异性改变	无特异性改变	可有特殊改变

（六）治疗

中枢神经真菌感染的治疗包括病原治疗和对症治疗两方面。

1. 抗真菌治疗　抗真菌治疗是真菌性中枢神经病治疗能否有效与患者预后直接相关的治疗。目前用于临床的主要抗菌药物有下列数种。

（1）两性霉素 B（amphotericin B，AMB）：为深部真菌病首选药物，几乎对所有真菌均有活性，本品的作用机制为药物与敏感真菌细胞上的固醇结合，损伤细胞膜的通透性，导致细胞主要物质如钾离子、核苷酸和氨基酸等外漏，从而影响了细胞的正常代谢而抑制其生长。口服本品后肠道吸收少且不稳定。蛋白结合率为 91% ~95%。本品开始时每日静滴 1 ~5mg，逐渐增至每日 0.65mg/kg 时血药峰浓度为 2 ~4mg/L，半减期 24h。在体内经肾脏缓慢排出，每日有 2% ~5% 以药物原形排出，7d 内自尿中排出给药的 40%，停药后药物自尿中排出至少持续 7d，在碱性尿中药物排出增多。临床应用于新型隐球菌、球孢子菌、荚膜组织胞质菌、芽生菌、孢子丝菌、念珠菌、毛霉菌、曲菌等引起的内脏或全身感染。用法：首次 0.02 ~0.1mg/kg 静滴，以后每日或隔日增加 5mg，当增至每日总剂量为 0.6 ~0.7mg/kg 时，即可暂停增加剂量。每日最大剂量不超过 1mg/kg，为减轻不良反应，应加入 5% 或 10% 葡萄糖液 500mL 避光缓滴，并加用 1 ~5mg 地塞米松。总累计量 1.5 ~3.0g，疗程 1 ~3 个月。鞘内注射：应从小剂量开始，首次为 0.05 ~0.1mg，逐渐增至每次 0.5mg，总量 20mg 左右。鞘内给药时宜与地塞米松或琥珀酸氢化可的松同时应用，并需用脑脊液反复稀释药液，边稀释边缓慢注入以减少反应。

两性霉素 B 脂质体：是两性霉素 B 与脂质体的结合物。其突出优势在于不良反应低于两性霉素 B。两性霉素 B 脂质体较两性霉素 B 增加了对真菌细胞膜内麦角固醇的亲和力，降低了对哺乳动物细胞膜胆固醇的亲和力，从而提高了抗真菌活性，而且对宿主器官的损伤大为降低。与两性霉素 B 相比，该药半衰期长（26 ~38h），在肝脏、脾脏和肺脏中的药物浓度高，在血浆、肾脏、淋巴结、脑组织用心脏中的浓度低，主要经网状内皮细胞系统吸收，然后到达感染灶。两性霉素 B 脂质体通过抑制中性粒细胞、巨噬细胞炎症介质的释放，因而减少高热、寒战、血栓形成等的不良反应，并且因其肾内药物浓度较两性霉素 B 低 3 ~8 倍，肾毒性也大大下降。

两性霉素是一种毒性很大的抗真菌药物，临床应用中应特别注意其安全性。静脉滴注中恶心、呕吐、浑身颤抖常可发生，偶有心动过速、心室颤动等心脏不良反应。应当定期检查肝、肾功能和心电图，一旦发现有重要的器官功能受损时，应当及时停药。由于频繁呕吐，应注意电解质失衡；因长期静脉给药，亦应注意静脉炎和深静脉血栓形成。

（2）氟胞嘧啶（flucytosin，5 - FC）：本品对隐球菌属、念珠菌属和球拟酵母菌等具有较高抗菌活性，对着色真菌、少数曲菌属有一定抗菌活性，但对其他真菌抗菌作用均差。本品为抑菌剂，高浓度时具杀菌作用。其作用机制在于药物通过真菌细胞的渗透酶系统进入细胞内，转换为氟尿嘧啶替代尿嘧啶进入真菌的脱氧核糖核酸中，从而阻断核酸的合成。口服吸收迅速而完全，具有正常肾功能的成人，单剂口服 2g 后血药峰浓度为 30mg/L，隐球菌脑膜炎患者口服相同剂量后血药峰浓度可达 48.5mg/L，口服的生物利用度达 80% 以上。2g 单剂静脉滴注后，其血药峰浓度约为 50mg/L。药品的半减期为 3 ~6h，肾功能不全患者可明显延长，有 80% ~90% 的给药量以原形自尿中排出；有 10% 的药物不吸收，随粪便排出。

临床主要用于念珠菌病、隐球菌病和其他敏感真菌所致的感染。由于本品单独应用时真菌易对其产生耐药性，故在治疗深部真菌感染或疗程较长时均宜与两性霉素 B 等抗真菌药联合应用。用法为每日

100～150mg/kg 静滴或口服，口服者分 3～4 次给药，静脉滴注者分 2～3 次给药（成人每次 2.5g 溶解于 250mL 生理盐水中）。

（3）吡咯类药物：目前此类药物较多，作用机制是通过与菌体胞膜结合，使胞质外渗，菌体溶解死亡。常用的药物有：①氟康唑，为新型广谱抗真菌药，在治疗隐球菌及念珠菌感染中取得可靠疗效，它在治疗真菌性中枢神经系统感染中的疗效确切而不良反应少。该药血脑屏障的通透性良好，在中枢神经系统中的半衰期长，极少出现的不良反应，包括粒细胞减少、消化道症状以及严重皮损等。氟康唑单独应用易产生耐药性，宜与氟胞嘧啶或两性霉素 B 联用。②伊曲康唑，为亲脂性制剂，在脑脊液中浓度低，但在脑膜与脑组织中浓度高。有研究推测伊曲康唑能以免疫细胞为载体而直接到达感染灶。该药不良反应相对较少，常见有消化道症状、一过性肝损、低钾血症、皮疹等，患者多能耐受。③酮康唑与咪康唑，因不易渗入脑脊液，故不用于脑膜炎患者的治疗。

长期临床实践与临床研究后，目前针对隐球菌性中枢神经系统感染的治疗方案有了一些共识。抗真菌药物治疗主要有两性霉素 B 与氟胞嘧啶或其他抗真菌药物联合治疗。两性霉素的成人剂量开始为 1mg，加入 10% 葡萄糖液 250mL 内静脉缓慢滴注，滴注时间不少于 6～8h，第 2 与第 3 天各为 2mg 与 5mg，加入 500mL 葡萄糖液中静脉滴注，若无严重反应，第 4 天可将剂量增至 10mg，若仍无严重反应，则以后每日递增 5mg，一般每日达 25～40mg（最高剂量 50mg/d）即可，疗程一般需 3～4 个月，总剂量为 3～4g。对于严重隐球菌脑膜炎，经单用静脉滴注无效者或复发患者，可同时由鞘内或小脑延髓池内给药，首次剂量为 0.05～0.1mg，加地塞米松 2～5mg。注入时用脑脊液反复稀释，以免因药物刺激而导致下肢瘫痪等严重后果，以后逐次增加剂量至每次 1mg 为高限，鞘内给药一般可隔日 1 次或每周 2 次，总量以 20mg 为宜。

采用氟胞嘧啶与两性霉素 B 联合治疗隐球菌脑膜炎时具有协同作用，能增强疗效，降低复发率。氟胞嘧啶成人口服或静脉剂量为每日 5～10g，儿童每日 100～200mg/kg，分次给予。病程 3 个月以上者，疗程第 1 个月须每周检查血常规及肝肾功能，以后每月复查 1 次。联合用药时两性霉素 B 的剂量可减少至 20mg/d。

两性霉素 B 尚可与利福平联用，亦具协同作用。

在隐球菌脑膜炎治疗中曾对氟康唑单独用药的疗效与联合治疗（两性霉素 B 加氟胞嘧啶）作对照，发现前者在最初数周内的治疗失败率高于后者。氟康唑剂量初为 400mg/d，后可改为 200mg/d，分 2 次给药，初用静脉滴注，病情稳定后改为口服。目前，氟康唑多在急性期与两性霉素 B 及 5－氟胞嘧啶联合用药，病情稳定后撤药，或在患者不能耐受两性霉素 B 时采用氟康唑联用 5－氟胞嘧啶或氟康唑单独用药。

抗真菌的治疗，除选择合理方案外，还须对治疗效果进行审慎的评估。一般认为除临床症状、体征完全消失外，还须每周做 1 次脑脊液涂片及培养，连续 4 次阴性，脑脊液糖含量恢复正常，以及脑脊液中抗原转阴方可停药。尽管涂片阳性并非炎症活动的指标，但是如果持续阳性且糖含量偏低或颅内压仍高，宜相应延长疗程直到脑脊液上述指标转为阴性。

中枢神经系统真菌感染的合理药物选择和联合用药的方法学很有讲究，联合应用抗真菌药物可以增强疗效而同时降低每一成分的剂量，减少了不良反应。两性霉素 B 加 5－氟胞嘧啶在治疗隐球菌脑膜炎中取得了显著的疗效。该两种药物联用在治疗念珠菌性脑膜炎中亦能取得疗效。

球孢子菌脑膜炎主要治疗药物为两性霉素 B。用法与隐球菌脑膜炎相同，而总剂量为 1g，可采用鞘内注射。氟康唑每日 400mg 口服，绝大多数患者可获得症状改善，而脑脊液检测指标好转则稍滞后。绝大多数球孢子菌脑膜炎不能治愈，只是抑制感染。对该菌有抑制作用的口服药物氟康唑长期治疗是控制这种难治性感染的巨大进步。球孢子菌脑膜炎的疗程难以确定，一般建议至少保持脑脊液细胞数低于 10×10^6/L 及糖含量正常达 1 年。脑脊液内特异性抗体水平降低亦可用于疗效评估。由于该病的复发率高，常须不定期进行抑菌治疗。

芽生菌以及孢子丝菌脑膜炎的治疗目前尚无足够的经验。个别病例以两性霉素 B 治疗后获得痊愈。中枢神经系统曲霉菌感染极难愈。在机体免疫功能好转时采用大剂量两性霉素 B 治疗有时能够获得较理想的疗效。一般建议在感染获得稳定控制后继续长期服用伊曲康唑进行抑菌治疗。

总结各种联合用药的方案，一般推荐如下列用药方案（表3－5）。

表3－5　抗真菌药物治疗方案

病原体	用药方案
皮炎芽生菌	AMB
粗球孢子菌	FLU TT/AMB
荚膜组织胞质菌	AMB
副球孢子菌	AMB/TTZ
申克孢子丝菌	AMB
接合菌纲	AMB
毛球孢子菌	FLU/AMB
曲霉菌	AMB
念珠菌属	AMB/5FC
新型隐球菌	AMB/5FC FLU

注：AMB为两性霉素B；5FC为5－氟胞嘧啶；FLU为氟康唑；TTZ为酮康唑。

2. 症状治疗　如下所述。

（1）降低颅内压：隐球菌脑膜炎者常伴有急性颅内压增高，可在发病后2周内因颅内压增高，脑疝而死亡。因此急性颅内压增高的治疗十分重要。降低颅内压的药物治疗有：①20%甘露醇250mL静滴，每日2～3次，必要时可加用地塞米松5～10mg/d；②七叶皂苷钠静脉注射，虽然比较安全，但脱水效果没有甘露醇明显；③10%人体清蛋白20～40mL/d静脉滴注，每日1～2次。如药物治疗仍不能改善颅内压增高而出现脑疝前综合征时应考虑脑外引流，但应严格进行头皮及引流装置、导管及手术的无菌操作，防止医院内的医源性继发感染的发生。

（2）支持疗法：由于真菌性中枢感染病者常伴严重的消耗性改变，患者消瘦、营养不良或因严重呕吐、不能进食而出现水和电解质的紊乱。因此，经常了解病者的水盐电解质平衡的维持兼顾而治，切忌强力脱水而不注意水盐平衡。

3. 特殊治疗　如下所述。

（1）手术切除和活组织检查：当真菌病不能证实时，可选择组织或脑膜的活组织检查。特殊类型的真菌感染，如曲霉菌病患者可选择肉芽肿或脓肿的手术切除。一般说，病灶或脓肿大于3cm者可作手术切除，但手术中必须完整，彻底切除之。手术前和手术后均应使用抗真菌药物。若为曲霉菌病者，一般均推荐大剂量曲康唑16mg/（kg·d），联合应用利福平0.6g/d或氟胞嘧啶0.1～0.15g/（kg·d），4次分服，连续3个月为1个疗程。每月随访肝肾功能。

（2）脑室外引流和内引流：脑室外引流适用于急性或慢性颅内压增高，有交通性脑积水，并有可能发生脑疝危险的患者。此法属救急不救病，仅适合急性期真菌病原学没有诊断时用，在手术后积极抗真菌药物治疗。外引流的时间以1周为宜，最长不应超过2周。真菌性脑膜炎晚期，在有效药物治疗的基础上，脑脊液中找不到真菌的前提下可以选择脑室内引流手术治疗。

（七）预后

隐球菌性脑膜炎者，若能早期诊断，积极应用抗真菌药物治疗，多数人预后良好，病死率约在10%，但其他中枢神经系统真菌感染的预后总体较差。一般说，凡有下列表现的隐球菌性脑膜炎者往往预后不好：①急性起病；②长期意识障碍；③确诊前的病程长，起病一个半月后才确诊者；④有明显神经定位症状和严重癫痫发作者；⑤颅外病灶，特别是血培养隐球菌阳性者；⑥脑脊液中蛋白持续升高，糖和氯化物持续降低，隐球菌培养持续阳性；⑦伴有免疫功能低下，或接受化疗，长期激素治疗的免疫功能低下者。

五、其他脑膜炎病

（一）硬脑膜炎

硬脑膜炎（pachymeningitis）是一种罕见的硬脑膜炎性病变，主要特征为头痛和头颅 MRI 可见硬脑膜增厚。根据 Kupersmith 报道，其原因可列为：①特发性颅脊硬膜炎；②低颅压综合征：自发性和腰穿后引流性低颅压；③感染性：莱姆病、梅毒、结核、真菌、囊虫病、恶性外耳道性假瘤和 HIV 感染等；④全身性自身免疫性/血管炎性疾病，包括 Wegener 肉芽肿、风湿性关节炎、结节病、Behcet 病、干燥综合征、颞动脉炎等；⑤恶性病变：硬脑膜癌病、颅骨转移、淋巴瘤、脑膜瘤等；⑥外伤。

主要临床特征表现有头痛、脑神经麻痹、共济失调和癫痫发作等，一般没有定位体征。有低颅压综合征表现者，常表现为头痛与体位相关，补液后头痛改善。脑脊液检查可见细胞增多，以淋巴细胞为主，蛋白质增高，但糖和氯化物正常。头颅 MRI 可见均匀或不均匀的硬脑膜增厚。脑膜活检可见浆细胞和上皮细胞增多，但常难找到有关的病因证据。

激素治疗常能改善症状。硫唑嘌呤和甲氨蝶呤亦可应用。

（二）Mollaret 脑膜炎

Mollaret 脑膜炎（Mollaret′s meningitis）亦称复发性内皮细胞性脑膜炎，或良性复发性脑膜炎综合征。主要临床特征为突然或发病迅速的剧烈头痛、颈部肌肉痛、发热及颈项强直等。患者可在短期内剧烈头痛、烦躁、焦虑不安，但极少伴有呕吐。头痛后迅速发烧，体温可达 39～40℃，持续 1 至数天。头痛和发热以 1～3d 最明显，多数患者在 3～7d 症状消失。体格检查可有颈项强直，50% 的患者伴发抽搐、复视、脑神经麻痹、锥体束征阳性、幻觉等，偶伴昏迷。脑脊液检查可见巨大的内皮细胞，在发病高热期的 24h 较易见到，此后则难以发现。脑脊液生化检查通常正常，偶有球蛋白含量增高。

Mollaret 脑膜炎为反复发作性，每次发作时间约为 3～7d，发作后完全恢复，间歇期一切正常，不留后遗症。数月或数年后可反复发作。既无明确诱因，亦无先兆。

本病病因不清。曾被认为与头颅外伤有关，但无证据。近年来认为与病毒感染，包括 Epstein－Barr 病毒，Coxsakie 病毒 B_5、B_2，ECHO 病毒 9、7 及单孢病毒 Ⅰ、Ⅱ感染有关，但可能仍不是本病的病因。

Mollaret 脑膜炎的诊断为排除性诊断，特别应除外无菌性脑膜炎、内皮囊肿性脑膜炎等可能。1962 年 Byrum 提出下列数条为 Mollaret 脑膜炎的诊断标准：①反复发作的头痛，发热和脑膜炎症状；②脑脊液检查细胞数增多（包括内皮细胞、中性粒细胞和淋巴细胞）；③病程自动缓解；④数周、数月或数年后可复发，发作间歇期完全正常；⑤病因不清。

Mollaret 脑膜炎为自限性疾病，无须特殊治疗可以缓解。近年来认为与病毒感染有关，由此建议使用阿昔洛韦、更昔洛韦等抗病毒治疗。

（三）癌性脑膜病

癌性脑膜病是由恶性细胞在软脑膜多灶种植所引起的，其发生率占所有癌肿患者的 3%～5%，其中实体瘤性脑膜病占 4%～15%，白血病和淋巴瘤占 5%～15%，原发性脑肿瘤占 1%～2%。按组织类型区分，以腺瘤为最常见，如乳房癌、肺癌等。

癌细胞进入脑膜的途径大致归纳为：①血源性，经 Batson 静脉丛或经动脉而血行播散；②肿瘤直接扩展；③系统性肿瘤向中枢移行，沿血管周围或神经周围腔播散。癌细胞一旦进入蛛网膜下隙，即可经脑脊液转运和播散，引起软脑膜上的播散性和多灶性种植。肿瘤的浸润最主要见于颅底，特别是基底池和脊髓下段（圆锥）。由于肿瘤细胞在软脑膜上的种植、沉积而形成结节，特别是第四脑室和基底池，阻塞脑脊液的正常循环，极易继发交通性脑积水。

1. 临床表现　癌性脑膜病的临床表现可归纳为：大脑半球功能障碍、脑神经损害、脊髓和脊神经根损害三大方面。

（1）大脑半球损害的症状：头痛（32%～75%），意识改变，包括昏睡、意识紊乱、记忆丧失（33%～63%），步行困难（27%～36%），昏迷（4%～9%），构音困难（4%），头昏（4%）。主要体征：智能状态改变（45% ~65%），癫性发作（11% ~14%），感觉障碍（11% ~25%），视盘水肿（11% ~21%），糖尿病（4%），偏瘫（2% ~3%）。

（2）脑神经损害：39% ~41%的患者出现脑神经受累的症状，而其中49% ~55%有体征可见。症状以复视最多见，其次是听力丧失、面部麻木、耳鸣、眩晕、构音障碍等。主要体征有运动障碍、面瘫、听神经病、视神经病、三叉神经病、舌下神经麻痹和失明等。

（3）脊髓及脊神经根损伤：主要表现为肢体无力（73%），感觉异常（42%），背及颈部疼痛，神经根痛，膀胱直肠功能障碍等症状，同时出现对称性上下运动神经元瘫痪，感觉缺失，项强及大小便困难等。

除上述大脑半球、脑神经和脊髓损害外，常有一个共同症状和体征，即剧烈头痛、项强和颅内压增高，或圆锥损伤等特殊表现。

2. 实验室检查　脑脊液检查是诊断癌性脑膜病的重要手段。脑脊液检查常见有颅内压升高，蛋白质增高，糖降低，氯化物正常。糖的降低程度随脑脊液细胞数增多而降低。脑脊液中细胞学的检查是癌性脑膜病诊断的必要条件，但首次检查可有45%的为阴性结果，反复多次检查后，其阳性结果为77% ~100%。脑脊液细胞学的检查不仅为癌性脑膜病的诊断提供依据，亦是抗肿瘤治疗效果随访的重要参数。

神经影像学检查是评估癌性脑膜病的重要手段。头颅CT检查除证明有无脑室扩大和脑积水之外，对本病的诊断没有什么意义。头颅MRI，特别是应用镉增强MRI，常可见到脑膜增强或软脑膜上结节性增强。近年来，应用放射核素以及PET的应用，为癌性脑膜病的早期诊断提供了极大方便，但总体阳性率仍在70%左右。

3. 诊断　癌性脑膜病的诊断主要依赖于有肿瘤病史，脑脊液检查时蛋白质升高，糖含量降低和氯化物的基本正常，特别是脑脊液中找到癌细胞为诊断依据。在没有肿瘤病史的慢性脑膜病变者中，凡伴剧烈头痛、颈项强直者，在排除蛛网膜下隙出血、后颅凹占位和真菌性脑膜炎后，均应排除癌性脑膜病之可能，并多次寻找脑脊液中的肿瘤细胞，直到证实为止。

4. 治疗　如下所述。

（1）确诊癌性脑膜病者首先化疗，可以首选氨甲蝶呤（methotrexate）、阿糖胞苷（cytarabine）局部注射，或全身大剂量化疗治疗。可选用的药物随肿瘤性质而异。

（2）可根据病变范围进行局部或颅、脊髓放疗。

（3）神经外科引流或脑脊液分流手术，适用于脑脊液循环受阻者。

（王　鑫）

第三节　脑脓肿

一、概述

脑脓肿（cerebral abscess）主要指各种化脓性细菌，通过身体其他部位的感染灶转移或侵入脑内形成的脓肿，破坏脑组织和产生占位效应。近年来，由于神经影像技术如CT和MRI的应用，有效抗生素的使用，脑脓肿的诊断和治疗水平显著提高。脑脓肿可发生于任何年龄，男性多于女性。

二、病因及发病机制

1. 邻近感染病灶扩散所致的脑脓肿　根据原发化脓性病灶可分为耳源性脑脓肿和鼻源性脑脓肿。其中以慢性化脓性中耳炎或乳突炎导致的耳源性脑脓肿为最多，约占全部脑脓肿的一半以上。这种脑脓肿多发生于同侧颞叶或小脑半球，多为单发脓肿，以链球菌或变形杆菌为主的混合感染多见。鼻源性脑脓肿为继发于鼻旁窦炎的化脓性感染，较少见。

2. 血源性脑脓肿　血源性脑脓肿占脑脓肿的25%。血源性脑脓肿由身体远隔部位化脓性感染造成的菌血症或脓毒血症经血行播散到脑内而形成。根据原发感染部位的不同分为胸源性脑脓肿（即继发于脓胸、肺脓肿、慢性支气管炎伴支气管扩张等）和心源性脑脓肿（即继发于细菌性心内膜炎、先天性心脏病等）。此外，面部三角区的感染、牙周脓肿、化脓性扁桃体炎、化脓性骨髓炎、腹腔盆腔感染都可以导致血源性脑脓肿。血源性脑脓肿通常多发，常位于大脑中动脉供血的脑白质或白质与皮质交界处，故好发于额叶、颞叶、顶叶。致病菌以溶血性金黄色葡萄球菌多见。

3. 创伤性脑脓肿　创伤性脑脓肿开放性颅脑损伤时，化脓性细菌直接由外界侵入脑内所致。清创不彻底、不及时，异物或骨折片进入脑组织是创伤性脑脓肿产生的主要原因。此外，颅脑外伤后颅内积气、脑脊液漏、颅骨骨髓炎也可能引起脑脓肿。此类脓肿多位于外伤部位或异物所在处。病原菌多为金黄色葡萄球菌或混合菌。

4. 医源性脑脓肿　医源性脑脓肿由颅脑手术后感染所引起的脑脓肿。多与无菌操作不严格、经气窦的手术、术后发生脑脊液漏而没有及时处理、患者抵抗力低下、并发糖尿病或使用免疫抑制剂有关。致病菌多为金黄色葡萄球菌。

5. 隐源性脑脓肿　隐源性脑脓肿占脑脓肿的10% ~15%。指病因不明，无法确定其感染源的脓肿。可能因原发感染病灶轻微，已于短期内自愈或经抗生素药物治愈，但细菌已经血行潜伏于脑内，在机体抵抗力下降时形成脑脓肿。

细菌进入脑实质后，其病理变化是一个连续的过程，大致可分为3个阶段。

（1）急性脑炎期：病灶中心有坏死，局部出现炎性细胞浸润伴病灶周围血管外膜四周炎症反应。病灶周围脑水肿明显。临床上有全身感染症状（如发热、寒战、头痛等），也可有脑膜刺激症状，并可出现脑脊液的炎性改变等。

（2）化脓期：脑实质内化脓性炎症病灶进一步坏死、液化、融合，同时与脑软化、坏死区汇合逐渐扩大形成脓腔，周围炎症反应带有炎症细胞和吞噬细胞。此期脓肿壁尚未完全形成。因为炎症开始局限，所以全身感染症状趋于好转。

（3）包膜形成期：脓肿周边逐渐形成包膜，炎症进一步局限。显微镜下见包膜内层主要为脓细胞或变性的白细胞，中层为大量纤维结缔组织，外层为增生的神经胶质、水肿的脑组织和浸润的白细胞。脓肿包膜的形成决定于病原菌、感染途径及机体抵抗力的强弱。需氧菌如金黄色葡萄球菌和链球菌性脑脓肿易形成包膜而且包膜较厚，厌氧菌如肠道杆菌引起的脑脓肿包膜形成缓慢，而且常不完善。直接蔓延所致的脑脓肿包膜较血源性者完善。

三、临床表现

（一）症状

（1）全身中毒症状：患者多有近期原发病灶感染史，随后出现脑部症状及全身表现。有发热、畏寒、头痛、全身乏力、肌肉酸痛、精神不振、嗜睡等表现。体检有颈阻阳性，克氏征、布氏征阳性。外周血白细胞增多，中性粒细胞比例升高，血沉加快等。隐源性脑脓肿的中毒症状不明显或缺如。中毒症状可持续1 ~2周，经抗生素治疗，症状可很快消失。部分患者可痊愈，部分脓肿趋于局限化，即进入潜伏期，时间长短不一，持续时间可从数天到数年。

（2）颅内压增高症状：颅内压增高症状在脑脓肿急性脑炎期即可出现，随着脓肿的形成和逐渐增大，症状更加明显。头痛多为持续性，并有阵发性加重。头痛部位与脓肿位置有关，一般患侧较明显。头痛剧烈时常伴喷射性呕吐。半数有视视神经盘水肿，严重时可有视网膜出血及渗出。患者常常伴有脉搏缓慢、血压升高、呼吸缓慢等表现，严重者甚至出现表情淡漠、反应迟钝、嗜睡、烦躁不安等表现。

（3）局灶性症状：脑脓肿局灶性症状与脑脓肿所在的部位有关。额叶脓肿常有表情淡漠、记忆力减退、个性改变等精神症状，可伴有对侧肢体局灶性癫痫或全身大发作、偏瘫或运动性失语（优势半球）等。颞叶脓肿可出现欣快、感觉性或命名性失语（优势半球）等。

应警惕颞叶或小脑脓肿随着脓肿的不断扩大容易发生脑疝。一旦出现，必须紧急处理。此外，脑脓肿溃破引起化脓性脑炎、脑室炎，患者表现为突然高热、寒战、意识障碍、脑膜刺激征、癫痫等。腰穿脑脊液白细胞明显增多，可呈脓性。应迅速救治，多预后不良。

（二）类型

（1）急性暴发型：起病突然，发展迅速。呈急性化脓性脑炎症状。患者头痛剧烈，全身中毒症状明显。早期即出现昏迷，并可迅速导致死亡。

（2）脑膜炎型：以化脓性脑膜炎表现为主。脑膜刺激症状明显，脑脊液中白细胞和蛋白含量显著增高。

（3）隐匿型：无明显的颅内压增高或神经系统体征。仅有轻度头痛、精神和行为改变、记忆力下降、嗜睡等症状。诊断较困难，脑脓肿常被忽略，多数是开颅手术或尸检时才得以证实。

（4）脑瘤型：脓肿包膜完整，周围水肿消退，病情发展缓慢，临床表现与脑瘤相似，手术证实为慢性脑脓肿。

（5）混合型：临床表现多样，不能简单归于以上任何一类。脓肿形成过程中的各种症状均可出现，较为复杂。

四、诊断及鉴别诊断

（一）诊断

通常脑脓肿的诊断依据有：①患者有原发化脓性感染病灶，如慢性胆脂瘤性中耳炎、鼻窦炎等，并有近期的急性或亚急性发作的病史。②颅内占位性病变表现，患者有高颅压症状或局灶症状和体征。③病程中曾有全身感染症状。

具有以上3项者须首先考虑脑脓肿的诊断，如再结合CT或MRI扫描可对典型病例做出诊断。

（二）鉴别诊断

（1）化脓性脑膜炎：化脓性脑膜炎起病急，脑膜刺激征和中毒症状较明显。神经系统定位体征不明显，CT或MRI扫描无占位性病灶。

（2）硬膜外和硬膜下脓肿：单纯的硬膜外脓肿颅内压增高和神经系统体征少见。硬膜下脓肿脑膜刺激征严重。两者可与脑脓肿并发存在。通过CT或MRI扫描可明确诊断。

（3）脑肿瘤：某些脑脓肿患者临床上全身感染症状不明显。CT扫描显示的“环形强化”征象也不典型，故与脑肿瘤（如胶质瘤）、脑转移性肿瘤不易鉴别，有时甚至需通过手术才能确诊。因此，应仔细分析病史，结合各种辅助检查加以鉴别。

五、辅助检查

1. 实验室检查　如下所述。

（1）外周血常规：急性期白细胞增高，中性粒细胞显著增高。脓肿形成后，外周血常规多正常或轻度增高。大多数脑脓肿患者血沉加快。

（2）脑脊液检查：脑脓肿患者颅内压多增高，因此腰椎穿刺如操作不当可能诱发脑疝。腰穿脑脊液多不能确定病原菌（除非脓肿破入脑室）。脑膜脑炎期脑脊液中白细胞可达数千以上，蛋白含量增高，糖降低。脓肿形成后白细胞可正常或轻度增高，一般在（50～100）$\times 10^6$/L，蛋白常升高，糖和氯化物变化不大或稍低。

2. 影像学检查　如下所述。

（1）X线片：可见原发感染部位骨质变化。耳源性及鼻源性脑脓肿可见颞骨岩部、乳突、鼻窦骨质有炎性破坏。外伤性脑脓肿可见颅骨骨折碎片、金属异物等。

（2）CT扫描：是目前诊断脑脓肿的首选方法，敏感性为100%。脓肿壁形成前，CT平扫病灶表现为边缘模糊的低密度区，有占位效应。增强扫描低密度区不发生强化。脓肿形成后CT平扫见低密度边缘密度增高，少数可显示脓肿壁，增强扫描可见完整、厚度均一的环状强化，伴周围不规则脑水肿和占位效应。这种“环状强化影”是脑脓肿的典型征象。

（3）MRI：脑脓肿MRI的表现随脓肿形成的时期不同表现也不同。急性脑炎期表现为边界不清的

不规则长 T_1、长 T_2 信号影。包膜形成后病灶中央区在 T_1 加权像表现为明显低信号，周边水肿区为略低信号，两者之间的环状包膜为等或略高信号。T_2 加权像病灶中央脓液为等或略高信号，包膜则为低信号环，周围水肿区信号明显提高。Gd－DTPA 增强后 T_1 加权像包膜信号呈均匀、显著增强。病灶中央脓液及包膜周围水肿区信号不变。

六、治疗

原则上，急性脑炎及化脓阶段以内科治疗为主。一旦脓肿形成，则应以外科手术治疗为主。

1. 治疗原发病灶　临床上常常因为脑脓肿病情较为危急，因此应先处理脑脓肿。术后情况许可，再处理原发病灶。如耳源性脑脓肿可先做脑部手术，术后病情许可时再行耳科根治手术。

2. 内科治疗　主要是抗感染、降颅内压和对症治疗。少数患者经内科治疗可以治愈，多数患者病情可迅速缓解，病灶迅速局限，为进一步手术治疗创造好条件。

内科治疗时抗生素应用原则：①及时、足量使用抗生素。一般静脉给药，必要时可鞘内或脑室内给药。②选用对细菌敏感和容易通过血脑屏障的抗生素。细菌培养和药敏试验结果出来前，可按病情选用易于通过血脑屏障的广谱抗生素，待结果出来之后，及时调整。③用药时间要长。必须在体温正常，脑脊液及血常规检查正常后方可停药。脑脓肿静脉使用抗生素的时间为 6～8 周。

3. 外科治疗　脑脓肿包膜形成后，应在抗感染、脱水、支持治疗的同时，尽早采用外科治疗。

（卢　娜）

第四节　神经梅毒

神经梅毒（neurosyphilis）是由梅毒螺旋体感染人体后引起的大脑、脑膜或脊髓损害的一组临床综合征，通常是晚期梅毒全身性损害的重要表现之一。神经梅毒的临床表现十分复杂，导致临床诊断时误诊的概率较大。

一、流行病学

在抗生素广泛应用以前，西方国家成人梅毒感染率为 8%～10%，其中超过 40% 的病例出现神经系统受累。随着青霉素等抗生素的应用，梅毒的感染率曾一度保持相对稳定，但近年来由于艾滋病的流行和毒品的泛滥，梅毒感染率急剧回升。1999 年联合国卫生组织估计全世界成年人中梅毒新发病例为 1 200万。西欧梅毒发病率较低，在英国人群中为 0.3/10 万，而俄罗斯 1996 年 20～29 岁人群中梅毒发病率为 900/10 万。20 世纪 50 年代以后梅毒曾经在我国几乎绝迹，但 70 年代以后发病又有上升趋势。据文献报道，1989—1998 年，我国梅毒的发病增加了近 20 倍。

二、病因和发病机制

神经梅毒的病原体是苍白密螺旋体，可直接经过皮肤和黏膜破损部位感染人体，进入人体后引起螺旋体血症，并可通过血液循环进入子宫导致母婴感染或因共用注射器而引起血源性传播。通常在侵入机体 3～18 个月以后，梅毒螺旋体逐步侵入中枢神经系统。神经梅毒的主要病理改变是脑（脊）膜的炎症和小动脉的血管内膜炎。

三、临床表现

神经梅毒是全身梅毒的一部分，多发生于梅毒晚期，未经治疗的梅毒患者中 4%～9% 可以发展成为有症状的神经梅毒。按发病过程和临床表现，神经梅毒分为以下类型。

1. 无症状性神经梅毒　临床无神经系统症状和体征，诊断完全依赖于血清学和脑脊液检查。

2. 脑（脊）膜血管型梅毒　广泛的脑（脊）膜炎症和小动脉血管内膜炎是脑（脊）膜血管型梅毒的共同发病基础。临床以慢性脑膜炎为主，常见间歇性头痛、头晕以及记忆力下降等；少数患者可以出现急性脑膜炎或脑膜脑炎的表现，表现为发热、头痛、意识障碍、癫痫发作等，体征主要表现为颈项强直，Kernig 征阳性。影响脑脊液循环时可出现颅内压增高的症状和体征。

脑膜血管和大脑表面血管内膜炎时可以阻塞血管而出现相应供血区的脑梗死症状。临床上往往突然发病，局灶性神经系统症状和体征与脑卒中没有明显差别，主要是偏瘫、偏身感觉障碍、偏盲、失语、吞咽困难和前庭功能障碍等。

脊膜血管型梅毒相对少见，主要表现为脊髓脊膜炎或者横贯性脊髓炎。

3. 脑（脊髓）实质型梅毒　自抗生素应用以来已罕见，是由梅毒螺旋体直接侵袭神经组织并破坏组织结构引起的，常在感染后数年或数十年后出现，主要包括麻痹性痴呆和脊髓痨两种类型。

（1）麻痹性痴呆：记忆力减退、判断力丧失和情绪不稳是最常见的症状，也可出现人格改变、虚构和夸大妄想等精神症状。体格检查可见瞳孔对光反应迟钝，最终可进展成阿 - 罗瞳孔。疾病后期痴呆和肢体瘫痪症状加重，也可出现癫痫发作。

（2）脊髓痨：一般在梅毒感染后 15 ~ 20 年出现，其特征性的临床表现为“闪电样疼痛”，常发生在肢体远端，表现为剧烈的刺痛、放射痛，历时短暂，可反复发作。因主要累及脊髓后索，可出现进行性共济失调症状，因此也称为进行性运动性共济失调。腰骶神经根受累时尚可出现括约肌功能障碍，主要表现为膀胱功能失调和男性性功能损害等。主要体征包括膝反射和踝反射消失，下肢震动觉和位置觉减退以及闭目难立征等。

4. 先天性梅毒　梅毒未经彻底治疗的母亲生出的新生儿中，可出现类似于成人梅毒的临床表现，可以为无症状性梅毒，也可以表现为其他任何一种类型。部分患儿可以出现脑积水和哈钦森三联征（间质性角膜炎、畸形齿和听力减退）。

四、实验室检查及特殊检查

脑脊液检查表现为淋巴细胞轻度增高，蛋白质含量增高，糖含量正常或减低。

从脑、脑膜或者脑脊液中分离出梅毒螺旋体才能确诊神经梅毒，但因为实行难度大，难以用于临床梅毒的诊断。

目前梅毒的血清学和脑脊液检查是诊断的主要方法。疑诊患者可先应用 RPR（rapid plasma reagin）或高效价 VDRL（venereal disease research laboratory）筛查，阳性者可采用 TPHA（treponema pallidum haemagglutination assay）或 FTA - abs（fluorescent treponemal antibodies）进行确诊。筛查试验敏感度高，假阳性可见于自身免疫性疾病、结核、疫苗接种和其他类型的螺旋体感染等。其中 VDRL 能进行浓度测定，可用于随访治疗的效果。确诊试验的特异性更强，有文献报道 TPHA 的灵敏度和特异度分别为 98.3% 和 100%。艾滋病患者的梅毒筛查和确诊试验都可出现假阴性。

五、诊断和鉴别诊断

活动期神经梅毒的诊断需要满足 3 个标准，即相关的临床病史（不洁性接触史、皮肤梅毒症状史等）、脑脊液表现和梅毒血清学检查阳性，同时还要排除其他可引起同样神经功能缺失和脑脊液异常的神经系统疾病。

无症状梅毒的诊断必须依据血清学和脑脊液检查。

本病需要与其他各种原因引起的脑膜炎、脑血管病、痴呆和脊髓病相鉴别，梅毒血清学和脑脊液检查具有重要的鉴别价值。

六、治疗

神经梅毒应早期治疗。

（1）青霉素为首选药物，高剂量的青霉素能在脑脊液中达到杀灭梅毒螺旋体的药物浓度。青霉素 G 可安全有效地治疗有或无症状的梅毒患者，剂量为每天 1 800 万 ~2 400 万 U，每 4h1 次静脉滴注或连续滴注，10 ~ 14 天为 1 个疗程。普鲁卡因青霉素每天 240 万 U，肌内注射，并发丙磺舒每次 500mg，每日4次，10～14天为1个疗程。

（2）青霉素过敏者可以改用头孢曲松2g肌内注射或静滴，每日1次，连用14天；或用四环素500mg口服，每日4次，连用14天。

治疗过程中应密切注意有无Jarisch－Herxheimer反应出现。这是抗生素应用后导致大量的病原体死亡，释放毒素入血而导致的发热反应。临床表现为突然发热、寒战、颜面潮红、呼吸急促和血压下降等。据报道50%以上的患者在治疗时可出现该反应，通常发生在首剂抗生素治疗后2～6h，可持续24h。该反应发生时情况危重，应立即使用氢化可的松200～300mg，或地塞米松5～10mg，静脉滴注，同时予以饮水、镇静、退热和抗休克治疗。

神经梅毒治疗后应在第3、6、12个月以及第2、3年年底进行临床检查和血清学与脑脊液检查，如果第6个月脑脊液细胞数仍不正常或脑脊液VDRL滴度仍未降低者，可认为治疗不彻底，仍可重复应用大剂量青霉素治疗。

闪电样疼痛可应用卡马西平进行治疗。

七、预后

麻痹性痴呆患者难以独立生活，未经治疗者可在3～4年内死亡；脊髓梅毒预后不定，多数患者可以获得改善；其他类型的梅毒经正规积极治疗后，一般预后较好。

（卢　娜）

第四章

中枢神经系统脱髓鞘疾病

第一节　多发性硬化

一、概述

多发性硬化（MS）是临床最常见的炎性脱髓鞘疾病，CNS 白质出现多灶性和反复发作的炎性脱髓鞘病灶，病理和神经免疫组化显示带有明显的自身免疫反应的特征，临床上则表现出多发性神经功能障碍，并且有反复发作与缓解的病程。

二、病因及发病机制

MS 的病因尚未完全清楚，疾病发作期，细胞免疫和体液免疫明显异常，出现了针对 CNS 髓鞘抗原组分的异常的免疫攻击。病灶内小血管周围淋巴细胞浸润，存在多种针对不同髓鞘抗原组分的抗体分泌细胞（如针对 MBP、MOG、MAG 的抗体），也可见多种活化的 T 细胞，分泌 IFN－γ、IL－2、TNF－α 等促炎性细胞因子。此外，主要组织相容性抗原－Ⅱ（MHC－Ⅱ）分子对抗原的提呈作用、黏附分子对活化 T 细胞进入病灶区的促进作用也都是自身免疫炎症的促发因素。MS 的炎症病灶是多种细胞免疫、体液免疫因素共同作用导致的结果，而这种异常免疫反应的诱导因素和过程尚不清楚，可能与下列因素有关：

（1）病毒感染：麻疹、腮腺炎、风疹，单孢病毒、EB 病毒等，可能与 MS 病有关。

（2）遗传：部分 MS 发病有家族聚集倾向，纯合子双生子发病率大大高于杂合子双生子和一般人群。

（3）环境：高纬度地区发病明显增多，其他如环境毒素、饮食等因素也可能有影响。

常见的受累部位为：大脑半球白质（脑室周围）、脑干、视神经、胼胝体、小脑、脊髓，可出现萎缩，切面上的白质散在大小不一的灰色病灶；镜下病灶表现为：白质脱髓鞘、血管周围淋巴细胞浸润，慢性病灶髓鞘脱失程度不一，轴索肿胀，可有断裂等少量轴索病变，伴星形细胞增生。

三、临床表现

发病年龄在 15～50 岁，偶可见小于 10 岁或超过 60 岁者。症状、体征因病变部位和病程演变的差异而呈多样性表现。

（一）发作方式

多为急性、亚急性起病，前者数日内、后者在数周至 1～2 个月内达到高峰。

（二）临床病程与分型

70% 为复发－缓解病程，其余表现为进展性，部分复发－缓解病例可逐步转化为进展性病程，分型如下。

1. 复发－缓解型　有明确的缓解、复发病史，每次发作不少于 24h，缓解期则长短不一。

2. 原发进展型　首次发病后无明显缓解，呈缓慢进行性单相病程。

3. 继发进展型 由复发-缓解型MS逐步演变为进展性病程。

4. 进展复发型 总病程表现为逐步进展，间或有不同程度的复发。

个别表现为急性发作，迅速进展，在数月内严重致残或死亡。有作者称之为急性（恶性）型（属原发进展型）。

（三）神经功能障碍

大脑半球、脑干和脊髓的单发或多发病灶累及锥体束，产生肢体无力、瘫痪、肌张力增高、腱反射亢进、病理征阳性，可产生单肢瘫、偏瘫、截瘫、交叉瘫，常伴有因病灶刺激和高肌张力导致痉挛性疼痛。累及脊髓丘脑束产生感觉障碍，传导束型痛、温、触觉减退或缺失，轻者麻木、束带感、烧灼、针刺样异常，后索病变出现深感觉障碍，部分患者屈颈时出现背部触电样异常感觉，称Lhermitte征，为颈段后索及神经根受损所致。

脑干功能障碍，出现复视、眼球活动受限、眼震、核间性眼肌麻痹；也可表现为眩晕、构音不清、听力障碍、面神经麻痹、面部感觉异常，双侧皮质脑干束受累出现假性延髓性麻痹、强哭强笑。

视神位损害常见，可表现为急性视神经炎和球后视神经炎（单或双眼视力迅速下降），轻者可表现为视野缺损。

小脑功能障碍，出现吟诗样语言、共济失调、意向性震颤及眼震，有时不对称。

自主神经功能障碍，脊髓病变常出现尿急、尿频、尿失禁等排尿异常。大便干燥、费力，偶见大便失禁者。性功能减退常见，以男性阳痿，女性性欲减退多见，颈脊髓侧角病变可导致同侧Horner征，脊髓病灶水平以下常有少汗、无汗，有时伴直立性低血压和阵发性心律失常。

认知功能损害，记忆力、注意力、空间感知能力缺损，急性期可有较重的精神症状，但一般表现为欣快或抑郁，缓解期伴发焦虑、抑郁或二者并存。多数患者出现疲劳现象，表现为肌肉的易疲劳性。

发作性症状常见肢体的强直性抽搐，一般伴疼痛；发作性眩晕和面部疼痛，为病灶刺激所致，个别病例可有癫痫发作。

四、辅助检查

1. 脑脊液 压力一般正常，白细胞、蛋白有轻度增高，IgG可有增高，急性期多出现IgG鞘内合成增高（IgG指数或IgG合成率），80%以上患者寡克隆区带（OB）阳性。

2. 免疫指标异常 急性期或活动期，血及CSF中免疫炎性活性因子增加，如IFN-γ、TNF-α、IL-2和IL-2R，IL-6R等。外周血CD_4^+细胞增加，CD_8^+细胞下降，CD_4^+/CD_8^+比值增加；急性期MBP抗体增多。

3. 视、听、体感诱发电位 常用于发现无症状体征的亚临床病灶。视觉诱发电位（VEP）：潜伏期延长，波形异常者可达80%。

听觉诱发电位（BAEP）：约三分之一患者可出现BAEP异常（以潜伏期延长为主）。

体感诱发电位（SEP）：表现为传导阻滞、潜伏期延长，见于60%的患者。

4. CT 多发白质低密度病灶，急性期可出现强化。

5. MRI 对于发现大脑半球、脑干、小脑、脊髓病灶有决定性意义，可用以确定病灶部位、大小、数量、形态和活动性，为长T_1、长T_2信号，有的为等T_1，长T_2，活动性病灶强化明显。

五、诊断与鉴别诊断

（一）诊断

诊断基于临床症状、体征和多种实验室检查，明确在时间与空间上存在多发性。一般应考虑：10～50岁发病，CNS内同时存在两个或两个以上病灶，有缓解复发病史（每次发作持续24h以上），缓慢进展半年以上。同时应排除其他性质病变造成的神经系统症状、体征的可能（Schumacher诊断标准）。

近年广泛采用Poser诊断标准，将MS分为临床确诊MS、实验室支持确诊MS、临床可能MS和实验室可能 MS 四种诊断，具体标准如下：

1. 临床确诊 MS（CDMS） 如下所述。

（1）有两次发作，临床具备两个部位病灶（或一个临床病灶，并有两个或两个以上亚临床病灶）。

（2）一次发作史，一个临床提示病灶，两个亚临床病灶。

2. 实验室支持确诊 MS 如下所述。

（1）有两次发作史，一个临床病灶，一个或一个以上的亚临床病灶，OB（+）。

（2）有一次发作，两个临床提示病灶，CSF 有异常。

（3）一次发作，一个临床病灶，一个或一个以上的亚临床病灶，脑脊液异常。

3. 临床可能 MS 如下所述。

（1）两次发作，伴一个临床病灶。

（2）一次发作，两个临床病灶。

（3）一次发作，一个临床病灶，一个亚临床病灶。

4. 实验室可能 MS 两次发作，伴脑脊液 OB（+）。

（二）鉴别诊断

MS 的鉴别诊断需要考虑的疾病有：脑血管病，如中、青年起病的多发性脑梗死（如 MELAS）以及颅内血管炎等多灶性血管病变，其他如进行性多灶性白质脑病、系统性红斑狼疮性脑病等。此外，尚须与脊髓血管病、运动神经元病和寰枕畸形等鉴别，脑干、小脑的脱鞘病变要注意与肿瘤（淋巴瘤、胶质瘤）相鉴别。

六、治疗

MS 的治疗分为免疫治疗与一般治疗，前者主要应用皮质类固醇激素、β－干扰素及其他免疫抑制剂，是主要针对 CNS 急性免疫性炎症采用的治疗措施。目的是抑制炎症、减轻水肿、减少脱鞘、减慢疾病进展。一般治疗主要是对症，减少症状发作，减轻痛苦，提高生存质量。

（一）免疫治疗

1. 皮质类固醇 具有抑制免疫炎症过程，减轻水肿，减少毛细血管通透性的作用，对急性期，活动期有效，明显缓解神经症状，但对部分患者效果欠佳或无效（对慢性进展性病例疗效差）。

甲泼尼龙：多采用冲击治疗，500～1 000mg/d，3～7d 为一疗程，静点，儿童酌减，后接口服泼尼松 60～90mg/d［0.5～1mg/（kg·d）］2 周，渐减量，共 6～8 周，症状控制欠佳可适当延长疗程和降低减药速度。

地塞米松：20mg/d，静点 7～14d 后渐减量为 10～15mg，1～2 周后以泼尼松口服替代，并按前述方式渐减量至停服。

泼尼松（强的松）：60～80mg/d，晨顿服，7～10d 后渐减量，减量速度视症状缓解程度而定（一般 5～10mg/周），4～8 周为一疗程。

激素治疗中应注意其各种不良反应，应定期查电解质，常规补钾，水潴留或高血压可加用利尿剂，口服西咪替丁、雷尼替丁等保护胃黏膜；注意患者伴发糖尿病和血压增高情况，必要时激素减量或停用并控制血糖；注意患者继发感染及伴发结核病，必要时应予以抗生素及抗结核治疗；长期反复治疗应注意出现库欣反应；骨质疏松及股骨头坏死并发症也可见到，应适当补钙并权衡利弊调整治疗。

2. 免疫抑制剂 主要针对进展型 MS，如果 RR－MS 疗效不佳，也可加用或单用此类治疗。

硫唑嘌呤：用于多种自身免疫疾病，对 MS 可减少复发，一般持续口服 1～2 年，2mg/（kg·d），常与激素合用，但应注意不良反应；骨髓抑制作用，白细胞降低及贫血，胃肠道不良反应有：恶心，呕吐，腹泻等。个别可出现脱发。

环磷酰胺：可抑制细胞免疫，用于慢性进展病例，常与激素合用。冲击治疗：200～400mg/d 静点，20d 为一个疗程；也有试用 50mg，口服，bid，持续 1 年，可减少不良反应。不良反应：出血性膀胱炎，白细胞及血小板减少。

甲氨蝶呤：小剂量7.5mg/周，持续2年以上，有可能减缓疾病进展，同时不良反应也较小。

克拉立平（Cladribine）：剂量0.2mg/（kg·d），静点，7d为一个疗程，可减少MRI活动性病灶。不良反应：骨髓抑制等。

3. β-干扰素（β-IFN） 为治疗MS新型免疫调节剂，可明显抑制促炎性细胞因子，抑制细胞免疫，在减少复发、缓解病灶活动性和减慢病程进展几方面均有效，是R-R-MS可供选择的治疗方法之一，对进展性MS，也可试用，有效率30%~40%（在减少复发和控制MRI病灶方面）。常用种类为β-1b与β-1a，一般采用每周1~3次皮下注射或肌内注射，持续2年以上，剂量视不同药物剂型要求而定，不良反应较少。

4. Copaxone 为多肽共聚物，结构与MBP有相似，可竞争性抑制MBP与TCR（T细胞受体）结合，具有缓解发作，减少复发，减慢病程，降低致残性等作用。用法与β-IFN类似，副反应则少于β-IFN。

（二）一般治疗

1. 痉挛 一般为MS病灶引起，治疗首选巴氯芬（Baclofen），为GABA类似物，抑制兴奋性神经递质释放，为作用于脊髓部位的骨骼肌松弛剂，剂量以5mg，tid起始，可渐增至30~40mg/d，注意出现肌无力和肌疲劳时应酌减，其他副反应可有头晕，恶心、嗜睡等。硝苯呋海因（Dantrolene Sodium，丹曲林钠）也可选用，25mg，tid，但应注意以用于无明显瘫痪者为宜，并注意其肝毒性。其他可选用苯二氮䓬类，如安定，氯硝西泮等，局部痉挛突出者也可采用A型肉毒毒素局部注射治疗。

2. 疼痛 骨盆带，肩部和面部的疼为MS导致神经损害所致，首选卡马西平，也可选用Baclofen，其他药物如苯妥英钠、氯硝西泮也可试用，对难治性烧灼样神经痛可加用丙咪嗪。

3. 发作性症状 发作性头面疼痛、感觉异常、共济失调和构音障碍，首选用卡马西平；其他可选用溴隐亭；癫痫发作可口服卡马西平或丙戊酸钠，一般不需长年服药，数月后可缓解。

4. 震颤 可选用Artane或氯硝西泮，也可试用美多巴、普萘洛尔。

5. 疲劳 金刚烷胺0.1g，tid；也可选用苯异妥因（Pemoline，匹莫林）。

6. 括约肌障碍 尿失禁因逼尿肌抑制丧失而致其兴奋性增高者，可口服普鲁苯辛7.5~15mg，tid；尿潴留可选用拟胆碱药卡巴胆碱。

7. 认知与情绪障碍 焦虑、抑郁，可将心理疏导与药物治疗结合应用，可酌情应用改善记忆药物；控制和改善抑郁及焦虑，可选用氟西汀、舍曲林等。

8. 康复治疗 注意瘫肢保持功能位，适当做主动对抗运动，配合体育疗法、理疗、针灸、按摩，防止肌挛缩畸形和失用性萎缩。

9. 预防复发 确切的复发因素尚不十分肯定，应注意避免病毒感染，精神和情绪剧烈波动，疾病活动期和复发频繁者不宜接受疫苗接种。

（胡 凡）

第二节 弥漫性硬化

一、概述

弥漫性硬化又称弥漫性轴周性脑炎、Schilder病，为大脑半球多发性或单个大片脱髓鞘病变。本病多见于少年儿童或幼儿。1912年Schilder首先报道，为1例14岁女孩表现为进行性意识障碍和颅内压增高，尸检病理为双侧大脑半球白质大片脱髓鞘病灶和一些小脱髓鞘病灶。由于病理变化以炎症反应明显，而轴索相对保留，称之为轴周性脑炎。

二、病因及发病机制

本病的病因为免疫诱导的中枢神经脱髓鞘。

病理主要为大脑半球白质的广泛脱髓鞘病变，病变常不对称，多以一侧枕卧为主，也有以额叶或放射冠为主。皮质下的弓状纤维受累较轻或保留完整，偶见脑干和脊髓受累。通常脱髓鞘区轴索相对保留，但病灶中央区，轴索可显著破坏，甚至形成空洞。病灶内血管周围可有淋巴细胞、巨噬细胞浸润，格子细胞内可见髓鞘分解颗粒，星形胶质细胞增生。急性病例的炎症反应明显，脑组织可见充血、水肿。本病的病理改变很难与多发性硬化症鉴别，一些学者认为本病为发生在儿童期和少年的多发性硬化。

三、临床表现

本病多在儿童或幼儿起病，常常呈亚急性发病。多以视力障碍、癫痫发作或精神行为异常起病，少数以头痛、呕吐起病。视力障碍多表现为偏盲或象限盲，严重者可有皮质盲，多为视放射或视皮层病变所致。典型的病例眼底正常，瞳孔光反射正常，极少数伴有视神经炎的病例在急性期出现视盘水肿，晚期可出现视盘萎缩。随病程进展可出现行走困难、肢体瘫痪、肌张力增高、共济失调及假性球麻痹等。可有眼震、复视、皮质聋、皮质形感觉障碍。严重者智能衰退明显，言语功能丧失。少数患者因急性广泛脱髓鞘病变脑水肿明显而出现高颅压症状。

四、辅助检查

实验室检查脑脊液常规检查多正常，蛋白可略升高，有时有 IgG 升高或有寡克隆区带。脑电图可见与脱髓鞘病灶相对称的慢波。CT 示脑白质区大片低密度灶，常为多发性，多不对称；典型病灶其周边可增强。MRI 对脱髓鞘病灶敏感，先是病灶为长 T_1、T_2 信号。

五、治疗

可用肾上腺皮质激素治疗，方法同多发性硬化。本病预后不佳，多数病例在 1 ~ 2 年内死亡，严重者可在 1 ~ 2 个月内死亡。少数患者可暂时缓解，或病情进展数年后停止发展，处于相对稳定阶段。

（胡　凡）

第三节　急性播散性脑脊髓炎

一、概述

急性播散性脑脊髓炎（ADEM）为一种广泛累及脑、脊髓的急性脱髓鞘病，有多种命名，如：急性播散性血管髓鞘病、过敏性脑脊髓炎、疫苗接种后脑脊髓炎、感染后脑脊髓炎等。多见于青壮年，一年四季散发，常发生于病毒感染后，如麻疹、疱疹、风疹、EB 病毒等。

本病确切的病因尚不清楚，因一般多发生于病毒感染（有报道也发生于支原体感染后），故认为可能系感染造成人体髓鞘的破坏，触发了免疫系统对髓鞘碱性蛋白等髓鞘成分的免疫反应。前提条件是仅发生于特异的人体（可能与遗传易感性有关）。也可能是感染或疫苗接种触发了过强的免疫反应。实验动物研究中，外源性给予 MBP，经过一定的潜伏期后，可发生实验性变态反应性脑脊髓炎（EAE），与临床 ADEM 的发病过程和病理改变均十分相似。

二、临床表现

单相病程，没有缓解期，一般无复发。出现神经症状前 1 ~ 3 周，常有感染史，如麻疹、水痘、风疹感染，也可是腮腺炎、流感等感染，其他如上感、腹泻、病前受凉史，疫苗接种史和各种手术史也可见到。

神经症状以脑、脊髓的弥散性损害为主，有抽搐、精神症状、意识障碍，头痛、呕吐、脑膜刺激征。患者神情呆滞、注意力下降，定向力、计算力障碍，行为障碍，可有欣快、躁动，也可有高热、谵妄、木僵，直至昏迷。此过程常在2～3d至1～2周内达高峰，因病灶累及脑干、小脑、脊髓，可出现多脑神经麻痹，交叉瘫，颈项强直，脊髓受累可突发四肢弛缓性瘫伴尿便障碍，可有自主神经受累，多汗，下丘脑病变出现中枢性高热、消化道出血。患者脑水肿明显，常有颅压高，有时出现去脑强直发作。

根据临床症状特点，本症又分为脑型、脊髓型和脑脊髓型。

三、辅助检查

1. 腰穿　压力可有增高，脑脊液中白细胞轻度至中度增高（淋巴细胞为主），脑脊液蛋白增高，鞘内合成IgG增多，糖、氯化物正常，OB（+），部分患者脑脊液可正常。

2. EEG　80%病例出现弥散性慢波，呈中度以上异常，有时有棘波，棘慢综合波。

3. 影像学　CT为双额、顶叶脑室旁低密度病灶，偶可见于丘脑、基底节区，但不具特异性，可呈结节状或有环状增强。MRI多为大脑半球白质多发长T_1、长T_2信号，也可见于丘脑、底节和脑干，病灶可有强化，MRI敏感性高于CT。

四、诊断及鉴别诊断

主要依据病史，临床表现做出诊断。

好发于儿童，青壮年，一年四季散发，病前往往有感染史或疫苗接种史，1～3周后出现神经症状（脑和脊髓为主），病灶弥漫、多灶性，病情较重，精神症状、意识障碍等全脑症状明显，EEG、MRI有助于确诊，但应注意与单纯疱疹脑炎、乙脑、急性MS相鉴别。

五、治疗

（一）皮质类固醇

在抗炎、抗过敏、抑制免疫炎症、减轻水肿方面起重要作用，目前主张早期、足量、疗程也要足够，可选用下列治疗：

1. 甲泼尼龙（大剂量）　750～1 000mg/d（成人），静点，儿童15～20mg/（kg·d），3h滴完，连续3～7d。后继以地塞米松15～20mg/d，静点，1～2周，渐减量；或甲强龙停用后，直接继以口服泼尼松60～80mg/d，每日顿服。

2. 地塞米松　20mg/d，静点，1～2周后渐减量，后接口服泼尼松60mg/d，渐减量至停药。

3. 促肾上腺皮质激素　ACTH 40U，Bid，肌内注射或静点，7日后减为20U，bid，后渐减量。

（二）其他免疫抑制（调节）治疗

1. 静注免疫球蛋白　对不宜使用激素者（如水痘感染后脑炎、严重消化道出血和伴发严重糖尿病），可试用大剂量静点免疫球蛋白（IVIg），常用方法为：0.4g/（kg·d），连续5d，疗程剂量达2g/kg。

2. 血浆置换　此方法需要血浆分离装置，每次交换血浆2～4L，隔日一次或每周2次，达9～12L为一疗程，有条件可酌情试用。

3. 其他免疫抑制剂　病程进展严重，可在激素治疗同时，选用环磷酰胺，硫唑嘌呤，或环孢素A，但疗效尚不肯定。试用时则要注意骨髓抑制、出血性膀胱炎和肾功损害等副反应。

（三）对症及支持治疗

（1）加强脑功能状态和生命体征的观察。

（2）脱水降颅压及抗脑水肿治疗。

（3）控制癫痫发作。

（4）控制和治疗精神症状。

（5）预防和控制继发感染。

（6）加强营养支持治疗和护理。

（周慧杰）

第五章

脊髓疾病

第一节　概述

一、脊髓的大体结构

脊髓位于椎管内，由三层结缔组织包绕，这三层结缔组织统称为脊膜。紧贴脊髓表面的一层为软脊膜，软脊膜外为延续自脑的蛛网膜，蛛网膜与软脊膜间为蛛网膜下腔，内有脑脊液循环流动；在最外层的结缔组织为硬脊膜，上自枕骨大孔水平接续硬脑膜，下至第二骶骨水平。硬脊膜外称硬膜外腔，硬脊膜与蛛网膜间称硬膜下腔。

在胚胎3个月以前，脊髓占据整个椎管，但自此以后，脊髓生长速度落后于椎管，脊髓逐渐上移，出生时，脊髓的末端对第3腰椎，至成年则相当于第1腰椎下端或第2腰椎上端。因此，通往各个椎间孔的神经根，只有在脊髓上部（颈部）是平行的，从胸髓开始，神经根便向下斜行，在脊髓圆锥以下的腰骶节段神经根，在椎管内的方向，则几乎是垂直的，构成马尾。

和脊髓的节段数相当，从脊髓发出31对运动前根，并有31对感觉后根进入脊髓，前根和后根在椎管内逐渐接近，通过位于椎间孔的脊神经节后合成一束，由两根构成的运动和感觉纤维总束从椎间孔穿出，称为根神经。脊神经的数目和名称一般与相应的椎体相对应，但由于第一对脊神经由第一颈椎的上方进出，故颈神经根节段有8个，颈1神经根从寰椎和枕骨之间进来，其余的颈脊神经在同名椎体上方进出，颈8神经从胸1椎体上方进出，在其他的脊柱节段，神经根节段以及脊神经的数目与相应的椎体完全一致，即胸神经12对，腰神经5对，骶神经5对，各神经根分别从相应椎体的下方进出，此外还可有1根或多根尾神经。

脊髓的结构大致为一扁圆形，在各椎体节段又稍有不同，在脊髓前面有前正中沟，后有后正中裂，在颈髓节段和腰髓节段分别有两个膨大，分别为颈膨大（C_5 ~ T_2）和腰膨大（L_1 ~ S_2）。脊髓下端逐渐变细成为圆锥，末端移行为终丝，其在硬膜囊内的部分称为内终丝，另一部分在穿出硬膜囊下界后包以终丝鞘，在髓管内呈扇状走行固定于尾椎，脊神经根在腰膨大水平纵行向下围绕终丝形成马尾神经根。

1. 脊髓灰质　在脊髓横断面的大体切片上，可明显地区分出位于中央的灰质与周围的白质，灰质呈四角伸展的蝴蝶形或“H”形，其中央有一狭窄的覆以室管膜的中央管，在正常状态下，中央管常常是闭合的，中央管前面的灰质横条称为灰质前连合，中央管后面的灰质称为后连合，灰质的其余部分分为脊髓前角和后角，在前角的外侧部灰质向外突出，称为侧角（在下颈髓和上胸髓中比较明显），由此走向后角的细条灰质网，称为网状结构。

脊髓灰质由神经细胞、细胞突起以及胶质细胞组成。根据脊髓神经元的形态、大小、密度及细胞学的特征，将脊髓灰质划分为Ⅰ~Ⅹ个细胞层，除第Ⅹ层位于中央管周围外，其余大致与脊髓灰质的背侧面和腹侧面平行，第Ⅰ~Ⅸ层是皮肤感觉传入纤维的主要终止区，是节内和节间反射弧连接处，也是一些上行径路的起始区。

2. 脊髓白质　脊髓白质内的上、下行纤维是脊髓与脑之间和脊髓节段间的联络纤维，前者为位于表层的长纤维，后者为位于深层的短纤维，脊髓传导通路排列为三个环行层，最中央为 H 形的灰质，其外为由短纤维构成的固有束或基束，周围则为长纤维。

二、髓内的传导通路

1. 上行通路　薄束和楔束传导深感觉，薄束传递来自下半身的深感觉和识别性触觉，楔束自胸 4 以上出现，传导来自上半身的深感觉和识别性触觉。自下而上，薄束和楔束纤维逐渐向内加入，下半身的传导束逐渐被推向外侧。

脊髓丘脑前束在脊髓前联合处交叉于对侧前索内上行，传导触觉，脊髓丘脑侧束经前联合和灰质交叉到对侧，在后索内上行，传导痛、温觉。脊髓小脑前束及脊髓小脑后束传导来自身体深部部分本体感觉传入小脑，维持躯体平衡。

2. 下行通路　主要有皮质脊髓前束和皮质脊髓侧束即所谓锥体束，与运动的执行有关。另有顶盖脊髓束、红核脊髓束、网状脊髓束、前庭脊髓束、橄榄脊髓束与运动的维持和平衡有关。

三、脊髓的节段性支配

脊髓发出和根神经有节段性支配的特点，大致有以下几个临床常用的标志。肱二头肌反射为 $C_{5\sim6}$，肱三头肌反射为 $C_{7\sim8}$，桡骨膜反射为 $C_{5\sim6}$，膝腱反射为 $L_{2\sim4}$，跟腱反射为 $S_{1\sim2}$，乳头平面为 T_4 节段，剑突水平为 T_6 节段，肋缘水平为 T_8 节段，平脐为 T_{10} 节段，腹股沟为 T_{12} 节段，上、中、下腹壁反射的反射中枢分别位于 $T_{7\sim8}$、$T_{9\sim10}$、$T_{11\sim12}$。

由于相邻神经节的皮节有重叠，故单一神经节损伤时往往不容易在临床上发现，多个神经节损伤时才会在由于支配的重叠存在，对确定损伤的上下界应当加以考虑。

四、脊髓的血液供应

1. 脊髓前动脉　来自两侧椎动脉的颅内段，多在延髓腹侧合并成一支，沿着脊髓前正中裂下行供应脊髓全长，接受各节段的分支动脉供血。在前正中裂内每 1cm 的脊髓前动脉分出 3 ~4 支沟动脉，这些沟动脉不规则地左右交替深入脊髓，供应脊髓前 2/3 区域的血液，沟动脉系终支动脉，容易发生缺血性病变，上胸段血管细小容易发生缺血，引起脊髓前动脉综合征。脊髓前动脉供应的主要结构有脊髓前角、脊髓丘脑束和部分锥体束。

2. 脊髓后动脉　在上颈段由椎动脉发出，在脊髓的后外侧沟内表面下行，并不形成主干，略呈网状，也接受各节段动脉血。供应脊髓后 1/3 区域血液，供应的主要结构为后索、后根和脊髓灰质背侧部分，吻合支尚可供应前索和侧索。由于分支吻合较好，因此较少发生血液供应障碍。

3. 根动脉　颈段的来自椎动脉及甲状腺下动脉的分支，胸、腰段来自肋间、腰、髂腰和骶外各动脉的分支，因为这些分支都沿着脊神经根进入椎管，故统称为根动脉，根动脉进入椎间孔后分为根前动脉和根后动脉分别与脊髓前、后动脉吻合，构成围绕脊髓的冠状动脉环。

脊髓静脉回流通过与脊髓前、后动脉并行的根前和根后静脉回流至椎静脉丛，在胸段与胸腔内奇静脉及上腔静脉相通，在腹部与门静脉和盆腔静脉、下腔静脉有多处相通，椎静脉丛内的压力很低，没有瓣膜，常受胸、腹压力的变动而改变血流方向，成为感染和恶性肿瘤的颅内或椎管内转移的途径。

五、脊髓病变的特点

1. 脊髓横贯性损害　出现损害平面以下各种感觉缺失、上运动神经元瘫痪及括约肌功能障碍等，在急性脊髓炎和脊髓外伤的急性期往往出现脊髓休克症状，包括操作平面以下呈迟缓性瘫痪，肌张力低，腱反射减弱或消失，病理反射不能引出。休克期一般持续 3 ~4 周，以后逐渐转为上运动神经元瘫痪，包括肌张力增高．腱反射亢进，出现病理性反射及反射性排尿。

根据脊髓损害节段不同，其临床特点亦不相同，现分述如下。

（1）高颈段（$C_{1\sim4}$）：四肢呈上运动神经元瘫痪，病变平面以下全部感觉缺失或减退，尿失禁，四肢及躯干常无汗，可有神经根痛，$C_{3\sim5}$段损害时，造成两侧膈神经麻痹，可出现呼吸困难、腹式呼吸运动减弱甚至消失，咳嗽无力，若该处受刺激，则发生呃逆，病变如损害一侧三叉神经脊束核，下端则出现同侧面部外侧痛、温觉缺失，若累及副神经核则出现胸锁乳突肌和斜方肌瘫痪、萎缩。由于该部位病变接近枕骨大孔，故可出现颅后窝病变的症状和体征，如眩晕、眼球震颤、共济失调、饮水返呛、吞咽困难及强迫头位等，若病变累及下部的心血管运动中枢和呼吸中枢，会引起呼吸、循环障碍而死亡，上颈段病变常伴高热。

（2）颈膨大（$C_5\sim T_2$）：双上肢呈下运动神经元性瘫痪，双下肢呈上运动神经元性瘫痪，病灶平面以下各种感觉缺失，可有肩及上肢放射的根性神经痛，$C_8\sim T_1$ 节段侧角细胞受损时，可产生 Horner 综合征。上肢腱反射改变有助于病变节段的定位，如肱二头肌反射减弱或消失，而肱三头肌反射亢进，提示病损在 $C_5\sim C_6$ 水平，肱二头肌反射正常，而肱三头肌反射减弱或消失，提示病变在 C_7。

（3）胸段（$T_3\sim T_{12}$）：胸髓因在脊髓中最长而血液供应较差，最易发病，胸髓横贯性损害时，两下肢呈现上运动神经元瘫痪（截瘫），病变平面以下各种感觉缺失，尿便功能性障碍，出汗异常，常伴受损节段相应、腹部根性神经痛和（或）束带感，感觉障碍的平面是确定脊髓节段的重要依据，如乳头平面为 T_4 节段，剑突水平为 T_6 节段，肋缘水平为 T_8 节段，平脐为 T_{10}节段，腹股沟为 T_{12}节段，上、中、下腹壁反射的反射中枢分别位于 $T_{7\sim8}$、$T_{9\sim10}$、$T_{11\sim12}$，故腹壁反射消失有助于定位，病变在 $T_{10\sim11}$ 时，下半部腹直肌无力，而上半部肌力正常，口仰卧用力抬头时，可见脐孔被上半部腹直肌而向上移动，即 Beevor 征。

（4）腰膨大（$L_1\sim S_2$）：受损时表现两下肢下运动神经元性瘫痪，两下肢及会阴部感觉缺失，尿便功能障碍，损害平面在 $L_{2\sim4}$时膝腱反射消失，在 $S_{1\sim2}$时跟腱反射消失，$S_{1\sim3}$损害会出现阳痿。

（5）脊髓圆锥（$S_{3\sim5}$和尾节）受损时无肢体瘫痪及锥体束征，表现为鞍区感觉缺失，即肛门周围及会阴部皮肤感觉缺失，肛门反射消失和性功能障碍，真性尿失禁及直肠失禁。

（6）马尾：其病变与脊髓圆锥的病变相似，但损害时症状及体征为单侧或不对称，根性神经痛多见且严重，位于会阴部或小腿，咳嗽或用力时加重，可有 L_4 以下根性分布的感觉障碍，下肢可有下运动神经元性瘫痪，尿便功能障碍常不明显或出现较晚，这些可与圆锥病变相鉴别。

2. 脊髓半侧损害　表现为病变平面以下同侧肢体瘫痪，反射亢进，深感觉和触觉辨别觉障碍，对侧痛、温度觉障碍，而两侧粗触觉均保留，称为布朗－色夸综合征（Brown－Sequard syndrome），也称脊髓半切综合征，多见于脊髓外伤、髓外肿瘤的早期，椎间盘压迫出现不完全的脊髓半节损害。

3. 节段性损害　节段性运动障碍发生于前角或前根病变，表现为肌张力低、肌萎缩、反射消失以及电生理改变，下运动神经元瘫痪，特点是体征与病变的节段一致。

节段性感觉障碍发生于后根、后角或灰质前联合病变：后根病变可出现根性疼痛，各种感觉减退或消失，后角病变可不出现疼痛或仅有感觉异常，灰质前联合病变可出现节段范围内发冷、发热感等，有深浅感觉分离。

六、脊髓病变的定位

1. 确定脊髓病变的上、下界　在确定脊髓病变的上界时神经根痛有重要意义。确定各种感觉更新换代的上界，也是确定病灶上界的重要根据；在脊髓休克解除后还可根据反射决定病灶水平，即反射消失的最高节段可能是病灶存在的节段。判定脊髓病变的下界时，首先要根据反射的变化，以反射亢进的最高节段常可推定病灶的下界；发汗试验可有助于确定病变的下界；某些内脏功能的改变有助于判定病灶下界，如膀胱功能的改变、Horner 征等。

2. 髓内病变与髓外病变的鉴别　髓内病变多起始于脊髓中央管周围，在发病后相当长的时间内，症状和体征仅限于病变的节段范围内，呈节段型感觉障碍，因不刺激神经根，很少发生根痛；髓外病变可早期出现神经痛，表现为条带样串痛，多伴脑脊液冲击征。

髓内病变与髓外病变的鉴别，见表5－1。

表5－1　髓内病变与髓外病变的鉴别

	髓内病变	髓外硬膜内病变	硬膜外病变
早期症状	多为双侧	一侧进展为双侧	多一侧开始
根痛	少见	早期剧烈，部位明显	早期可有
感觉障碍	早期出现分离性感觉障碍，上界可变	传导束性，一侧开始，自下向上发展	多为双侧传导束性
节段性肌无力和萎缩	早期出现明显	少见，局限	少见
锥体束征	不明显	早期出现，一侧开始	较早出现，多为双侧
括约肌功能障碍	早期出现	晚期出现	较晚期出现
棘突压痛、叩痛	无	较常见	常见
感觉过敏带	无	有	少见
椎管梗阻	晚期出现	早期出现	较早期出现
CSF蛋白增高	不明显	明显	较明显
MRI检查	脊髓梭形膨大	髓外占位，脊髓移位	硬膜外占位性病变

（周慧杰）

第二节　急性脊髓炎

急性脊髓炎（acute myelitis）是由免疫或感染等原因所诱发的脊髓急性炎症，是脊髓的一种非特异性炎性病变，而中毒、血管病、代谢疾病、营养障碍、放射性损害所引发的脊髓损伤，通常被称为脊髓病。炎症常累及几个脊髓节段的灰白质及其周围的脊膜、并以胸髓最易受侵而产生横贯性脊髓损害症状。临床特征为病损平面以下的肢体瘫痪，传导束性感觉缺失和自主神经功能损害，如尿便功能障碍。部分患者起病后，瘫痪和感觉障碍的水平均不断上升，最终甚至波及上颈髓而引起四肢瘫痪和呼吸肌麻痹，并可伴高热，危及患者生命安全，称为上升性脊髓炎。

一、病因

病因至今尚未明确，1975年亚洲流感流行后，该病发病率一度明显增高，证明本病与病毒感染相关。常见于2型单纯疱疹病毒、水痘－带状疱疹病毒及肠道病毒，对亚洲流感后患者流感A、B病毒抗体滴度测定和患者脑脊液病毒抗体及特异性DNA的测定均显示病毒对脊髓的直接损害可能是主要原因，但尚未直接从病变脊髓或脑脊液中分离出病毒。推测病毒感染的途径可能为长期潜伏在脊神经节中的病毒在人体抵抗力下降时，沿神经根逆行扩散至脊髓而致病，或者病毒感染其他身体部位后经血行播散至脊髓。根据其病前多有上呼吸道感染、腹泻、疫苗接种等病史，目前多数学者倾向于认为本病更可能与病毒感染后所诱导的自身免疫反应有关，而外伤和过度疲劳可能为诱因。

二、病理

病变可累及脊髓的任何节段，但以胸段最为常见（74.5%），其次为颈段和腰段。病损为局灶性或横贯性亦有多灶融合或散在于脊髓的多个节段，也可累及脑干或大脑，但较少见。病变多累及脊髓灰白质及相应的脊膜和神经根，多数病例以软脊髓、脊髓周边白质为主。肉眼观察受损节段脊髓肿胀、质地变软、软脊膜充血或有炎性渗出物。切面可见受累脊髓软化、边缘不整、灰白质界限不清。镜下可见软脊膜和脊髓内血管扩张、充血，血管周围炎性细胞浸润，以淋巴细胞和浆细胞为主，有时也可见少量中性粒细胞；灰质内神经细胞肿胀、碎裂，虎斑消失，尼氏体溶解，胞核移位，白质中髓鞘脱失、轴突变性，病灶中可见胶质细胞增生。早期患者病变主要集中在血管周围，有炎细胞渗出和髓鞘脱失，病变严重者有坏死，可融合成片状或空洞，在这个过程中亦可以看到胶质细胞增生，以小胶质细胞增生为多见，若吞噬类脂质则成为格子细胞而散在分布于病灶中。后期病变部位萎缩，并逐渐形成纤维瘢痕，多伴星形胶状细胞增生，脊髓萎缩变细；脊膜多伴原发或继发改变，多表现为血管内皮细胞肿胀，炎细胞渗出，血管通透性增加，后期则可出现血管闭塞。

三、临床表现

一年四季均可发病，以冬春及秋冬相交时为多，各年龄组和职业均可患病，以青壮年和农民多见，无明显性别差异，散在发病。

患者多在脊髓症状出现前数天或1~4周可有发热、全身不适或上呼吸道感染或腹泻等症状，或有疫苗接种史。起病急，常先有背痛或胸腰部束带感，随后出现双下肢麻木、无力等症状，伴尿便障碍。多数患者在数小时至数天内症状发展至高峰，出现脊髓横贯性损害症状。临床表现多变，取决于受累脊髓节段和病变范围。

1. 运动障碍　以胸髓受损害后引起的截瘫最常见，一方面可能胸段脊髓较长，损害概率较大；另一方面由于T_4为血管供应交界区，容易缺血而受到炎症损伤，因此胸髓病变以T_4部位多见。表现为双下肢截瘫，早期主要表现为脊髓休克现象，呈弛缓性瘫痪，病变水平以下肢体肌张力降低，腱反射减弱或消失，病理征多为阴性，腹部及提睾反射消失。一般认为该现象的产生是由于脊髓失去高级神经中枢的抑制后，短期内尚未建立独立功能，因此出现的一种暂时性的功能紊乱。休克期持续时间差异较大，从数天到数周不等，也有多达数月的情况，后者少见。一般持续3~4周，其时间跨度与脊髓损伤程度和并发症密切相关，脊髓损伤完全者其休克期较长，并发尿路感染、压疮者，休克期更长，甚至数月至数年无法恢复。经过积极治疗后，脊髓自主功能可逐渐恢复，并逐渐过渡到痉挛性瘫痪，即瘫痪肢体肌张力由屈肌至伸肌逐渐增高，腱反射逐渐增高，肌力恢复始于远端，如足趾，逐渐膝、髋等近端关节运动逐步恢复，甚至可恢复行走能力。若脊髓损害完全，休克期后可以出现伸性反射、肌张力增高，但肌力恢复较差，尽管其脊髓本身神经兴奋性有恢复，甚至高于正常水平。脊髓损伤不完全的患者，下肢可表现为内收、足内旋，刺激下肢皮肤可引起肢体的抽动。严重损伤患者，在其足底、大腿内侧或腹壁给予轻微刺激，即可引起强烈的肢体痉挛，伴出汗、竖毛，甚至出现二便失禁，临床上称该现象为“总体反射”。该类型患者预后大多不良。部分患者并发症较少，但截瘫长期恢复不佳，反射消失，病理征阴性，可能与脊髓供血障碍或软化相关。

如颈髓受损则出现四肢瘫痪，并可伴有呼吸肌麻痹而出现呼吸困难。若病变部位在颈膨大，则出现双上肢弛缓性瘫痪和双下肢中枢性瘫痪，胸段病变引起双下肢中枢性瘫痪，腰段脊髓炎胸腹部不受累，仅表现双下肢弛缓性瘫痪，骶段病变则无明显肢体运动障碍和锥体束征。

2. 感觉障碍　损害平面以下肢体和躯干的各类感觉均有障碍，重者完全消失，呈传导束型感觉障碍，系双脊髓丘脑束和后索受损所致。有的患者在感觉缺失上缘常有1~2个节段的感觉过敏带，病变节段可有束带样感觉异常。少数患者表现为脊髓半切综合征样的感觉障碍，出现同侧深感觉和对侧浅感觉缺失，主要是因为脊髓炎的局灶性损伤所致。骶段脊髓炎患者多出现马鞍区感觉障碍、肛门及提睾反射消失。另有一些儿童患者由于脊髓损伤较轻而无明显的感觉平面，恢复也较快。随着病变恢复，感觉障碍平面会逐渐下降，逐渐恢复正常，但恢复速度较运动功能恢复更慢。甚至有些患者终身遗留部分感觉功能障碍。

3. 自主神经障碍　脊髓休克期，由于骶髓排尿中枢及其反射的功能受到抑制，排尿功能丧失，因膀胱对尿液充盈无任何感觉，逼尿肌松弛，而呈失张力性膀胱，尿容量可达1 000mL以上；当膀胱过度充盈时，尿液呈不自主地外溢，出现尿失禁，称之为充盈性尿失禁或假性尿失禁。此时需给予导尿。在该期患者直肠运动不佳，常出现大便潴留，同时由于肛门内括约肌松弛，还可出现大便失禁。当脊髓休克期过后，随着脊髓功能逐渐恢复，因骶髓排尿中枢失去大脑的抑制性控制，排尿反射亢进，膀胱内的少量尿液即可引起逼尿肌收缩和不自主排尿，谓之反射性失禁。如病变继续好转，可逐步恢复随意排尿能力。随着脊髓功能恢复，大便功能可逐渐正常。在脊髓休克期，如果膀胱护理不得当，长期引流，无定期地膀胱充盈，在脊髓恢复期可出现尿频、尿急、尿量少，称为痉挛性小膀胱或急迫性尿失禁。个别患者由于脊髓损伤较重，长期弛缓性瘫痪，膀胱功能难以恢复正常。痉挛性屈曲性截瘫者常有便秘，而长期弛缓性瘫痪者结肠运动和排便反射均差。此外，损害平面以下躯体无汗或少汗、皮肤干燥、苍白、发凉、立毛肌不能收缩；截瘫肢体水肿、皮肤菲薄、皮纹消失、趾甲变脆，角化过度。休克期过后，皮肤出汗及皮肤温度均可改善，立毛反射也可增强。如是颈髓病变影响了睫状内脏髓中枢则可出现Horner征。

急性上升性脊髓炎少见，但病情凶险，在数小时至数日内脊髓损害即可由较低节段向上发展，累及较高节段，临床表现多从足部向上，经大腿、腹胸、上肢到颈部，出现瘫痪或感觉障碍，严重者可出现四肢完全性瘫痪和呼吸肌麻痹，而导致呼吸困难、吞咽困难和言语不能，甚至累及延髓而死亡。当上升性脊髓炎进一步累及脑干时，出现多组脑神经麻痹，累及大脑可出现精神异常或意识障碍，病变超出脊髓范围，称为弥漫性脑脊髓炎。

四、辅助检查

1. 实验室检查　急性期周围血白细胞总数可稍增高，并发感染可明显增高。腰穿查脑脊髓液压力多正常，少数因脊髓肿胀至椎管轻度阻塞，一般无椎管梗阻现象。外观多无明显异常，脑脊液细胞总数特别是淋巴细胞和蛋白含量可有不同程度的增高，但也可正常，多以淋巴细胞为主。脑脊液蛋白定量正常或轻度升高，葡萄糖及氯化物正常。蛋白和白细胞数的变化多于脊髓的炎症程度和血脑屏障破坏程度相一致。

2. X线和CT　脊柱X线片常无明显异常改变，老年患者多见与脊髓病变无关的轻、中度骨质增生。CT多用于除外继发性脊髓疾病，如脊柱病变引起的脊髓病，脊髓肿瘤等。

3. MRI　磁共振成像能早期显示脊髓病变的性质、范围、程度，是确诊急性脊髓炎最可靠的方法，其分辨率和准确率均优于CT。急性期可见病变部位水肿、增粗，呈片状长T_1长T_2异常信号，信号均匀，增强可有斑片状强化，也可早期发现多发性硬化的病理变化。

4. 视觉诱发电位、脑干诱发电位　多用于排除脑干和视神经的早期损害。对鉴别视神经脊髓炎作用明显。

五、诊断和鉴别诊断

多青壮年发病，病前两周内有上呼吸道感染、腹泻症状，或疫苗接种史，有外伤、过度疲劳等发病诱因。急性起病，迅速出现肢体麻木、无力，病变相应部位背痛和束带感，体检发现：①早期因“脊髓休克期”表现为弛缓性瘫痪，休克期后病变部位以下支配的肢体呈现上运动神经元瘫痪；②病损平面以下深浅感觉消失，部分可有病损平面感觉过敏带；③自主神经障碍：尿潴留、充盈性尿失禁、大便失禁。休克期后呈现反射性膀胱、大便秘结，阴茎异常勃起等。辅助检查发现：①急性期外周血白细胞计数正常或稍高。②脑脊液压力正常，部分患者白细胞和蛋白轻度增高，糖、氯化物含量正常。③脊髓MRI示病变部位脊髓增粗，长T_1长T_2异常信号。

根据急性起病，病前的感染史，横贯性脊髓损害症状及脑脊液所见，不难诊断，但需与下列疾病鉴别：

1. 周期性麻痹　多有反复发作病史，但无传导束型感觉障碍及二便障碍，发病时离子检查可见血钾低于正常（<3.5mmol/L），补钾后症状迅速缓解，恢复正常。

2. 脊髓压迫症　常见的有脊髓硬膜外血肿、脓肿、脊柱转移瘤和脊柱结核。脊髓肿瘤一般发病慢，逐渐发展成横贯性脊髓损害症状，常有神经根性疼痛史，多呈进行性痉挛性瘫痪，感觉障碍呈传导束型，常从远端开始不对称减退，脑脊液细胞多正常，但蛋白增高，与椎管梗阻有关，属于髓外压迫。硬膜外脓肿起病急，脓肿所在部位压痛明显，但常有局部化脓性感染灶、全身中毒症状较明显，瘫痪平面常迅速上升，脊髓造影可见椎管有梗阻，属髓外硬膜外压迫。

3. 吉兰－巴雷综合征　与急性脊髓炎休克期相似，表现为急性起病的四肢弛缓性瘫痪，不同之处在于该综合征感觉障碍应为末梢型而非传导束型，运动障碍远端重，脑脊液可见蛋白、细胞分离现象。

4. 急性脊髓血管病　脊髓前动脉血栓形成呈急性发病，剧烈根性疼痛，损害平面以下肢体瘫痪和痛温觉消失，但深感觉正常。脊髓血管畸形可无任何症状，也可表现为缓慢进展的脊髓症状，有的也可表现为反复发作的肢体瘫痪及根性疼痛，且症状常有波动，有的在相应节段的皮肤上可见到血管瘤或在血管畸形部位所在脊柱处听到血管杂音，须通过脊髓造影和选择性脊髓血管造影才能确诊。

5. 视神经脊髓炎　急性或亚急性起病，兼有脊髓炎和视神经炎症状，常有复发缓解，如两者同时或先后相隔不久出现，易于诊断。与急性脊髓炎相比，首次发病后脊髓功能恢复较差，胸脊液白细胞数、蛋白量有轻度增高。常规行视觉诱发电位及 MRI 检查可帮助早期明确诊断。

6. 急性脊髓灰质炎　儿童多见，多有发热、腹泻等前驱症状后，出现不完全、不对称性的软瘫，无传导束型感觉障碍及尿便障碍。

7. 脊髓出血　多急性起病，起病时多诉背部突发剧痛，持续数分钟或数小时后出现瘫痪，可有感觉障碍，二便无法控制，腰穿脑脊液呈血性。

六、治疗措施

针对病因制定治疗方案，有明确病原感染者，需针对病原用药；大多急性脊髓炎以炎性脱髓鞘损害为主要病理改变，因此治疗重点在于早期调节免疫，努力减轻脊髓损害，防止并发症，促进功能恢复。

1. 皮质类固醇疗法　本病急性期治疗应以激素为主，早期静脉给予甲泼尼龙 1g/d，3～5d 后减量，也可选用地塞米松 10～20mg 或者氢化可的松 100～300mg 静脉滴注，10～14d 为 1 个疗程，每天一次；以后可改为泼尼松 30～60mg/d 或者地塞米松 4.5mg/d 口服，病情缓解后逐渐减量，5～6 周停用。应注意给予补充足够的钾盐和钙剂，加强支持，保证足够的入液量和营养，必要时给予抗生素预防感染，对于高血压、糖尿病、消化系统溃疡患者应谨慎使用。

2. 脱水　有研究显示脊髓炎早期脊髓水肿肿胀，适量应用脱水药，如 20% 甘露醇 250mL 静脉滴注，bid；或 10% 葡萄糖甘油 500mL 静脉滴注，qd，可有效减轻脊髓水肿，清除自由基，减轻脊髓损伤。

3. 免疫球蛋白　可调节免疫反应，通过中和血液的抗髓鞘抗体及 T 细胞受体，促进髓鞘再生及少突胶质细胞增生。一般 0.4g/（kg·d），缓慢静脉滴注，连续 5d 为 1 个疗程。对急性期的危重症患者尤为适合，不良反应少，偶有高黏血症或过敏反应。

4. 改善血液循环，促进神经营养代谢　可给予丹参、烟酸、尼莫地平或低分子右旋糖酐或 706 代血浆等改善微循环、降低红细胞聚集、降低血液黏稠度；同时可给予神经营养药物如 B 族维生素、维生素 C、胞磷胆碱、三磷腺苷、辅酶 A、辅酶 Q_{10} 等药物口服，肌内注射或静脉滴注，有助于神经功能恢复。

5. 抗感染治疗　预防和治疗肺部及泌尿系统感染。患者大多有尿便障碍，导尿常会继发泌尿系统感染。危重患者，尤其是上升型脊髓炎患者多有呼吸肌麻痹，肺部感染多见，同时由于激素治疗，进一步影响了患者的抵抗力，容易感染。因此，根据感染部位和细菌培养结果，尽早选择足量敏感抗生素，以便尽快控制感染。部分学者主张常规应用抗病毒药，如板蓝根、阿昔洛韦、利巴韦林等。

6. 血液疗法　对于激素治疗收效甚微且病情急进性进展的患者可应用血浆置换疗法，该法可以将患者血液中自身抗体和免疫复合物等有害物质分离出来，再选用正常人的血浆、白蛋白等替换补充，减轻免疫反应，防止损害进一步加重，改善肌力，促进神经肌肉功能恢复，但所需设备及费用比较昂贵，难以普遍使用。相对经济的方法包括新鲜血浆输注疗法，200～300mL，静脉滴注，2～3 次/周，可提高患者免疫力，也可缓解患者病情，减轻肌肉萎缩，但疗效较血浆置换差。

7. 中药治疗　可给予板蓝根、金银花、赤药、杜仲、牛膝、地龙等药物，清热解毒、活血通络，促进肢体恢复。

8. 其他　可给予转移因子、干扰素等调节机体免疫力，对有神经痛者给予镇痛对症治疗。有学者指出可给予高压氧治疗，改善和纠正病变部位的缺血缺氧损害，利于机体组织再生和修复。

七、防治并发症

1. 维护呼吸功能　上升性脊髓炎常因呼吸肌麻痹而出现呼吸困难，危及患者生命，因此保持呼吸道通畅，防治肺部感染，成为治疗成功的前提，应按时翻身、变换体位、协助排痰，对无力咳痰者必要时及时做气管切开，如呼吸功能不全可酌情使用简易呼吸器或人工呼吸机。

2. 压疮的防治　如下所述。

（1）压疮的预防和护理

1）避免局部受压：每2小时翻身1次，动作应轻柔，同时按摩受压部位。对骨骼突起处及易受压部位可用气圈、棉圈、海绵等垫起加以保护，必要时可使用气垫床或水床等。

2）保持皮肤清洁干燥，勤翻身、勤换尿布，对大小便失禁和出汗过多者，要经常用温水擦洗背部和臀部，在洗净后敷以滑石粉。

3）保持床面平坦、整洁、柔软。

（2）压疮的治疗与护理：主要是不再使局部受压，促进局部血液循环，加强创面处理。局部皮肤红肿、压力解除后不能恢复者，用50%乙醇局部按摩，2～4次/天，红外线照射10～15min，1次/天。皮肤紫红、水肿、起疱时，在无菌操作下抽吸液体、涂以甲紫、红外线照射，2/d。水疱破裂、浅度溃烂时，创面换药，可选用抗生素软膏，覆盖无菌纱布。坏死组织形成、深度溃疡、感染明显时，应切除坏死组织，注意有无无效腔，并用1∶2 000高锰酸钾或过氧化氢或1∶5 000呋喃西林溶液进行清洗和湿敷，创面换药，红外线照射。创面水肿时，可用高渗盐水湿敷。如创面清洁、炎症已消退，可局部照射紫外线，用鱼肝油纱布外敷，促进肉芽生长，以利愈合，如创面过大，可植皮。

3. 尿潴留及泌尿道感染的防治　尿潴留阶段，在无菌操作下留置导尿管，每4小时放尿1次。有研究认为为预防感染，可用1∶5 000呋喃西林溶液或4%硼酸溶液或生理盐水冲洗膀胱，2/d，但也有学者认为该法对预防尿道感染不仅无效，有可能有害，因此不主张对膀胱进行冲洗。切忌持续开放尿管，以免膀胱挛缩，容积减少。鼓励患者多饮水，及时清洗尿道口分泌物和保持尿道口清洁。每周更换导管一次。泌尿道发生感染时，应选用抗生素。若膀胱出现节律性收缩，尿液从导管旁渗出时，应观察残余尿量，若残余尿量在100mL左右时，拔除导尿管。

4. 直肠功能障碍的护理　鼓励患者多吃含粗纤维的食物和食酸性食物，多吃蔬菜瓜果，无法正常进食者应尽早鼻饲饮食，保证患者营养。对便秘患者应及时清洁灌肠，并可服缓泻药，防止肠麻痹。对大便失禁患者应及时识别排便信号，及时清理。

5. 预防肢体挛缩畸形，促进功能恢复　瘫痪肢体应保持功能位，早期被动活动，四肢轮流进行，应及时地变换体位和努力避免发生肌肉挛缩，促进瘫痪肢体功能恢复。如患者仰卧时宜将其瘫肢的髋、膝部置于外展伸直位，避免固定于内收半屈位过久。棉被不宜过重，注意防止足下垂，并可间歇地使患者取俯卧位，以促进躯体的伸长反射。瘫痪下肢可用简易支架，早期进行肢体的被动活动和自主运动，并积极配合针灸、按摩、理疗和体疗等。

八、预防及预后

增强体质，预防上呼吸道感染或其他感染对防治本病意义重大，一旦发病应尽早就诊和治疗，鼓励患者积极配合治疗。急性脊髓炎患者如发病前有发热、腹泻、上感等前驱症状，脊髓损伤局限，无压疮、呼吸系统及泌尿系统感染等严重并发症，治疗及时有效，通常多数在3～6个月可治愈。如脊髓损伤较重，并发症较多，治疗延误，则往往影响病情恢复，或留有不同程度的后遗症。上升性脊髓炎如治疗不力，可于短期内出现呼吸功能衰竭。因此，患者应及时诊治。对本病的诊治专科性较强，劝告患者及其家庭应到有条件的神经疾病专科诊治。关于本病与多发性硬化的关系在疾病早期尚难肯定，有少数病者以后确诊为多发性硬化，因此，应长进行随访观察。

（李　阳）

第三节　脊髓血管疾病

脊髓血管疾病（vascular diseases of the spinal cord）分为缺血性、出血性及血管畸形三大类。发病率远低于脑血管疾病，对脊髓血管病的基础和临床研究亦滞后于脑血管病。虽然两者的疾病谱相似，都可发生出血、缺血、畸形、炎症等病变，但脊髓血液循环有着完全不同的特点，决定了它的临床表现及治疗的明显不同。

（1）脊髓循环呈节段性供血，自颈颅交界到圆锥通常有6～8根主要根髓动脉为脊髓提供血流，其充分的侧支循环使脊髓对缺血的耐受性明显高于脑组织。节段性供血的不利因素是在两根动脉供血区域之间存在一个血供的“分水岭”（如T_4和L_2水平），这一区域血供相对较少，因而更易受到缺血性的损害。实验证明颈段和腰段脊髓血流量明显高于胸段，特别是上胸段。

（2）根髓动脉大多起自肋间动脉和腰动脉，胸、腹腔大动脉的压力变化将直接影响脊髓血供，如手术操作、大动脉的阻断均可反应为脊髓缺血。

（3）脊髓静脉回流入胸腰腔，且回流静脉缺乏静脉瓣，胸腹腔的炎症、肿瘤等病变常能轻易侵入椎管腔静脉丛。可以理解，为什么硬脊膜外转移性肿瘤多来自胸腹腔的原发灶。胸腹腔压力的突然变化，可以直接反应为椎管内静脉压力升高，成为椎管内出血的原因之一。

（4）脊髓供血动脉均穿过骨性孔道进入椎管腔，因而这些动脉可因脊椎骨折和椎间盘突出等原因而造成供血动脉被阻断，并因此产生脊髓缺血性损害。脊髓前动脉亦可因后纵韧带钙化等机械因素造成脊髓缺血。

（5）脊髓位于骨性管道之内，且神经结构紧密，即使是较小的血管损害亦可能造成严重的神经功能障碍。近20年来，由于MRI的问世，选择性血管造影及介入治疗的广泛应用，显微外科技术的发展，特别是对脊髓显微解剖及血流动力学的研究成果，使人们对脊髓血管病有了更正确认识，使治疗更趋合理。

一、脊髓缺血

（一）病因

动脉硬化是脊髓缺血的主要原因，而且近年来缺血性脊髓病的发生率趋于上升，对高龄人群的影响更明显。由于血供不足可以造成短暂的脊髓缺血的症状，严重者可发展成为永久性脊髓损害。其他病因产生的短暂性血压过低，可以使上述病理过程加重或加速发展。由于脊髓血供大多数来自肋间动脉和腰动脉，主动脉的血流障碍可直接减少脊髓供血，主动脉病变如夹层动脉瘤、损伤和主动脉手术时临时阻断，均可使脊髓缺血加重，甚至产生脊髓软化，造成永久性截瘫。

（二）病理

临床及实验均证实脊髓对缺血有较好的耐受性。在实验室条件下，狗的脊髓可耐受20～26min的缺血而不致造成永久性神经损害。间歇性供血不足既可因适当的治疗和休息而得到缓解，又可因继发性缺血加重而致病情恶化。轻度神经损害在供血恢复后可完全消失。严重缺血则造成永久性的脊髓梗死。

（三）症状

下肢远端无力和间歇性跛行为其特点。下肢无力情况在行走后更加明显，同时可以出现下肢腱反射亢进及病理反射。休息或使用扩血管药物可使无力现象缓解，病理反射也消失。病情继续进展则造成永久性损害，下肢无力不再为休息和药物治疗所缓解，并出现肌肉萎缩、共济失调和感觉障碍，晚期出现括约肌功能障碍。

（四）诊断

虽然近年来本病的发生率有所上升，但较之其他脊髓疾病依然较低。因此，当出现脊髓功能损害时，应首先考虑其他常见的脊髓疾病，以免延误诊断。根据足背动脉搏动的存在可以与周围血管疾病所造成的间歇性跛行相区别。

（五）治疗

主要针对动脉硬化治疗。轻病例早期增强心脏输出功能和服用扩血管药物都有助于症状的缓解；血压较低的患者可使用腹部束紧的办法，以改善脊髓的血液循环状况。任何原因造成的短暂性低血压均可能使症状加重，应尽量避免。

二、脊髓动脉血栓形成

（一）病因

动脉硬化是老年人动脉血栓形成的主要原因。结节性动脉周围炎、糖尿病、大动脉夹层动脉瘤等也可能成为致病原因。梅毒及结核性动脉炎曾经是动脉血栓形成的主要原因。但是，脊髓动脉血栓形成的机会远较脑动脉少。从200例脑动脉硬化的尸检中，仅发现2例伴有动脉硬化性脊髓病。而235例进行性脊髓病的高龄患者中，几乎均有脊髓动脉硬化的表现。轻微损伤能够引起脊髓前动脉血栓形成已被尸检证实。但应首先考虑到椎间盘突出、脊髓肿瘤等对动脉压迫所致的闭塞或出血。轻微损伤导致脊髓血管畸形闭塞或出血的报道亦不鲜见。

（二）病理

肉眼观察可见脊髓动脉呈节段性或区域性闭塞，动脉颜色变浅。病变的早期有脊髓充血水肿，可以发生脊髓前部或后部的大片梗死，这要依脊髓前或是脊髓后动脉受累而定。脊髓梗死的范围可达数个乃至十几个节段。组织学改变取决于发病时间的长短和侧支循环建立的情况。

（三）临床表现

1. 脊髓前动脉综合征　起病突然，亦有数小时或数日内逐步起病者。剧烈的根痛为最早出现的症状，少数病例为轻微的酸痛。疼痛的部位一般在受累节段上缘相应的水平，偶尔与受累节段下缘相符合。颈部脊髓前动脉闭塞，疼痛部位在颈部或肩部。瘫痪出现之后，疼痛仍可持续数日到数周。瘫痪一般于最初数小时内发展到顶峰，很少有延迟到数日者。个别病例瘫痪发生后旋即好转，数日后再度恶化。瘫痪可以是不对称的，早期表现为脊髓休克，肌张力减低，腱反射消失。脊髓休克过去以后，病变相应节段出现松弛性瘫痪，病变水平以下为痉挛性瘫痪，肌张力增高，腱反射亢进，并出现病理反射。早期就有大小便功能障碍。感觉分离是其特征性表现：痛觉和温觉丧失而震动觉和位置觉存在。侧支循环建立后，感觉障碍很快得到改善。

当动脉闭塞发生在胸段，则仅有相应节段的肌肉瘫痪，常缺乏感觉分离现象。

腰段受累主要表现为下肢远端的轻瘫、括约肌功能障碍，缺乏感觉分离的特征。感觉消失区有皮肤营养障碍。

如果闭塞仅累及脊髓前动脉的小分支，可能发生局部小的软化灶，临床表现为单瘫或轻度截瘫，不伴有感觉障碍。

2. 脊髓后动脉血栓形成　脊髓后动脉有较好的侧支循环，因而对血管闭塞有较好的耐受性。当脊髓后动脉闭塞时，经常没有广泛的神经损伤，所以也不构成综合征。临床表现为深反射消失、共济失调、神经根痛和病变水平以下的感觉丧失，但括约肌功能常不受影响。

（四）诊断与鉴别诊断

能够造成横断性或部分性脊髓损害的疾病很多，因而为脊髓动脉血栓形成的诊断带来困难。急性脊髓炎的感觉丧失是完全的，没有感觉分离现象，同时伴发热及脑脊液中炎性细胞增加等感染征象，有助于鉴别诊断。如果怀疑有脊髓肿瘤或出血，可借助于腰椎穿刺、脊髓造影、CT或MRI加以鉴别。

（五）治疗

脊髓动脉血栓形成与脑血栓形成的治疗原则相同。对截瘫患者应注意防止发生压（褥）疮和尿路感染。

三、自发性椎管内出血

椎管内出血不常见。可伴发于外伤特别是脊椎骨折时，或伴发于脊髓血管畸形或椎管内肿瘤等，亦可因腰穿或硬脊膜外麻醉而起病。医源性因素（如使用抗凝药）或与凝血相关的疾病可使椎管内出血的概率明显增加。患者可因日常活动，如排便、翻身、咳嗽甚至握手等轻微动作而诱发椎管内出血。

（一）硬脊膜外血肿

1. 症状　椎管内血肿大部分为硬脊膜外血肿，血肿几乎全部位于背侧。早期症状为突然发生的背痛，数分钟到数小时之内出现神经根刺激症状，并迅速出现神经损害症状，继而逐步发生脊髓圆锥受累的表现。

2. 诊断　除根据典型症状外，腰穿和脑脊液检查、脊髓造影加高分辨率 CT 扫描均有助于确诊。MRI 的诊断意义最大，有条件时可作为首选诊断手段。

3. 鉴别诊断　包括所有能引起急性背痛和根性损害的疾病。硬脊膜外脓肿及急性椎间盘突出，虽然症状类似，但其感染和外伤史是重要鉴别点。

4. 治疗与预后　预后与脊髓损害的程度、患者的年龄及处理是否及时有关。硬脊膜外血肿多采用尽早椎板减压清除血肿的办法。术后近 50% 病例可望部分或完全恢复。

（二）硬脊膜下血肿

发病率低于硬脊膜外血肿。虽然理论上有可能性，但临床上很少有硬脊膜内、外同时发生血肿者。除损伤因素外，硬脊膜内血肿的发病大多与抗凝治疗有关，少数与腰穿、肿瘤出血有关。

1. 症状　起病与临床表现和硬脊膜外血肿极其相似。急性背痛和根性症状是其特点，继之以病变节段以下的截瘫。

2. 诊断　脑脊液动力学检查常显示蛛网膜下腔梗阻，甚至出现抽不出脑脊液的“干池”现象。脊髓造影、CT 及 MRI 是明确诊断的重要依据。

3. 治疗　椎板减压和（或）血肿引流使 30% ~50% 的患者可望恢复。

（三）脊髓型蛛网膜下腔出血

自发性脊髓型蛛网膜下腔出血的发病率很低，不及外伤性蛛网膜下腔出血的 1%。常见的出血原因为脊髓动静脉畸形、血管瘤（包括感染性动脉瘤、海绵状血管瘤等）、主动脉缩窄症及脊髓肿瘤，其中许多病例在接受抗凝治疗中发病。

1. 症状　突然起病的背痛并迅速出现截瘫，当血液进入颅内时可产生与颅内蛛网膜下腔出血相似的表现。

2. 诊断　症状典型者诊断不难。腰穿可获得血性脑脊液。脊髓造影和 MRI 有助于明确病因。本病需与快速累及脊髓的其他脊髓病相鉴别。

3. 治疗　如有血肿存在应考虑椎板减压术，同时需注意纠正凝血功能障碍和病因治疗。

（四）脊髓内出血

脊髓内出血（又称出血性脊髓炎）很罕见。通常的致病原因有：①脊髓动静脉畸形；②血友病或其他凝血障碍性疾病；③髓内肿瘤；④脊髓空洞症；⑤其他不明原因。

脊髓内出血起病突然，以剧烈的背痛为首发症状，持续数分钟到数小时后疼痛停止，代之以截瘫、感觉丧失、大小便失控和体温升高。上颈段受累时可发生呼吸停止，重症者可于数小时之内死亡。度过脊髓休克期后出现痉挛性截瘫。轻者可于发病后数日或数周后恢复。但多半会遗留下或轻或重的神经损害，且存在复发的可能性。

急性期主要是对症处理，保持呼吸道通畅，防止并发症。同时注意病因学检查，以确定进一步的诊治方案。

四、脊髓血管畸形

脊髓血管畸形常与其他原因所致的脊髓病相混淆。其临床表现的多变性给诊断带来许多困难。近年来，对脊髓血流动力学和选择性脊髓血管造影的深入研究，使人们对这种疾病有了更正确的认识，治疗也更趋合理。

（一）分类

从血流动力学角度考虑，脊髓血管畸形可分类为以下各型。

1. 脊髓血管畸形Ⅰ型　即硬脊膜动静脉瘘，又称硬脊膜动静脉畸形、葡萄状脊髓动静脉血管病等，是最常见的脊髓血管畸形，占该类患者的75% ~80%。其病理基础是硬脊膜接近神经根地方的动静脉直接交通。血供来自根动脉，沿软脊膜静脉丛回流。

ⅠA：由单一根髓动脉供血。

ⅠB：由多根根髓动脉供血。

2. 脊髓血管畸形Ⅱ型　即血管团样髓内动静脉畸形，是由单根或多根髓动脉供应的髓内团块样血管畸形。血管团较局限，病理血管之间没有神经组织，与正常脊髓组织之间有一层胶质细胞相隔。

3. 脊髓血管畸形Ⅲ型　称为幼稚型髓内动静脉畸形，是髓内巨大而复杂的血管团块状结构异常，血供丰富，与正常神经组织之间没有明确界限，且与Ⅱ型一样可与正常神经组织共享供血动脉，因而危害更大，治疗更困难。

4. 脊髓血管畸形Ⅳ型　为脊髓表面动静脉畸形，亦称脊髓动静脉瘘，是脊髓软脊膜的动静脉直接沟通。血管造影时出现的粗大静脉及静脉压力增高为其特征，亦为症状产生的主要原因。多呈逐步起病，病程可长达2 ~25 年。根据血供情况可分为3 个亚型：

Ⅳ－A 型：仅有一个供血动脉，血流慢，压力中等。

Ⅳ－B 型：血供及引流情况介于Ⅳ－A 和Ⅳ－C 之间。

Ⅳ－C 型：有多根巨大供血动脉和团块样引流静脉。

5. 脊髓海绵状血管瘤　脊髓海绵状血管瘤或称海绵状血管畸形，由局限性海绵状的毛细血管扩大而构成，其间不含神经组织。

（二）病理生理

脊髓血管畸形对临床的影响取决于许多因素，而且这些因素可以单独起作用或相互叠加。

1. 缺血　是引起脊髓损害症状的主要因素之一，缺血可以是盗血，静脉高压所致脊髓低灌注状态的结果，缺血对神经功能的影响是长期渐进的。

2. 压迫作用　常来自扩张的引流静脉或动静脉畸形血管团或海绵状血管瘤。脊髓对压迫的反应很敏感，因而导致神经损害。

3. 出血　可使脊髓血管畸形呈卒中样起病或病情突然恶化。海绵状血管瘤的多次髓内小量出血，可表现为临床症状的反复发作。

4. 血栓形成　血黏度升高，血流淤滞及血管损伤可能是造成血栓形成的基础。动脉血栓形成造成脊髓急性缺血，而静脉受累则加重了静脉淤滞，使脊髓低灌注和受压状况进一步恶化。

（三）临床表现

1. 脊髓动静脉畸形　如下所述。

（1）绝大部分45 岁以前发病，其中50% 16 岁以前出现症状，男女之比为3 ∶ 1。临床特点是突然起病、症状反复再发，急性发病者系畸形血管破裂所致，出现蛛网膜下腔出血或脊髓内血肿；缓慢起病多见。逐渐加重，亦可呈间歇性病程，有症状缓解期。

（2）血管畸形出血可在该脊髓神经支配区突发剧烈根痛、根性分布感觉障碍或感觉异常，受累水平以下神经功能缺失，如上和（或）下运动神经元性瘫，表现不同程度截瘫，根性或传导束性分布感觉障碍，以及脊髓半切综合征，少数病例出现后索性感觉障碍或脊髓间歇性跛行，括约肌功能障碍早期尿便困难，晚期失禁。少数表现单纯脊髓蛛网膜下腔出血，可见颈强直及 Kernig 征等。

（3）2/3 的髓内 AVM 首发症状是不完全性瘫，有时病前有轻度外伤史，发生 AVM 破裂出血，一年内复发率接近40%。血管畸形压迫和浸润脊髓可引起亚急性脊髓病变或位内病变症状体征，如分离性感觉障碍、病变节段以下运动障碍等。瘫痪常可自行好转，不久又可复发。

（4）脊髓血管畸形常伴同节段其他组织畸形，1/4～1/3 的患者合并脊柱附近皮肤血管瘤、血管痣、椎体血管畸形、颅内血管畸形、脊髓空洞症及下肢静脉曲张等，对脊髓血管瘤定位有一定价值。

2. 髓周硬膜下动静脉瘘　多发于14～42岁，无性别差异。起始症状为脊髓间歇性跛行，主要表现不对称性根－脊髓综合征，临床进展缓慢，发病7～9年可能导致截瘫。

3. 硬脊膜动静脉瘘　多见于男性，平均发病年龄大于髓周硬膜下动静脉瘘。病灶几乎均位于胸腰髓，常见疼痛、感觉异常、括约肌功能障碍和上下运动神经元同时受损症状，症状常在活动或改变姿势后加重。典型病例呈慢性进行性下肢瘫，有时类似脊髓肿瘤或周围神经病（如慢性炎症性脱髓鞘性多发性神经病），至今尚无该病引起出血的报道。

4. 海绵状血管瘤　表现进行性脊髓功能障碍，髓内海绵状血管瘤多见于中青年，常引起进行性或阶段性感觉运动障碍。

（四）辅助检查

1. 脑脊液检查　如椎管梗阻可见 CSF 蛋白增高，压力低。血管畸形破裂发生脊髓蛛网膜下腔出血可见血性脑脊液。

2. 脊柱 X 线片　可显示 Cobb 综合征患者椎体、椎板及附件破坏。脊髓碘水造影可确定血肿部位，显示脊髓表面血管畸形位置和范围。不能区别病变类型。可显示碘柱内粗细不均扭曲状透亮条影附着于脊髓表面，透视下可发现畸形血管搏动。注入造影剂后患者仰卧如显示“虫囊样”可提示本病。脊髓造影可显示盆周硬膜下动静脉瘘异常血管影，病变血管水平出现梗阻或充盈缺损，脊髓直径正常，也可显示 Cobb's 综合征脊髓膨大、髓周血管影及硬膜外占位征象。

3. CT 及 MRI 检查　对脊髓血管畸形有重要诊断价值，可显示脊髓局部增粗、出血或梗死等，增强后可发现血管畸形。CT 及 MRI 可显示椎体呈多囊性或蜂窝状结构改变。MRI 可见髓内动静脉畸形，硬脊膜动静脉瘘血管呈蜿蜒线状或脊髓背侧环绕圆形低信号血管影，海绵状血管瘤表现局部脊髓膨大，内有高低混杂信号。

4. 选择性脊髓动脉造影　对确诊脊髓血管畸形有价值，可明确区分血管畸形类型，如动静脉畸形、动静脉瘘、海绵状血管瘤及成血管细胞瘤等，显示畸形血管大小、范围及与脊髓的关系，可对病变精确定位，有助于治疗方法选择。脊髓血管造影能清楚显示髓内动静脉畸形的大小、供血动脉管径及引流静脉，显示髓周硬膜下动静脉瘘或硬脊膜动静脉瘘的瘘口部位、大小、供血动脉、引流静脉及循环速度等；海绵状血管瘤血管造影正常。选择性动脉血管造影并向大动脉胸部分支注射造影剂可能找到供应该畸形的动脉分支。

（五）诊断及鉴别诊断

1. 诊断　根据患者的病史及症状体征，脊髓造影或选择性脊髓血管造影可为诊断提供确切证据。临床诊断要高度重视突然起病及症状反复再发的临床特征，也要注意到可以呈缓慢起病的间歇性病程。急性发病时剧烈根痛，以及慢性病程中脊髓性间歇性跛行都高度提示本病，并发同节段血管痣、皮肤血管瘤对本病诊断及定位有意义。

2. 鉴别诊断　此病诊断较困难，早期常被误诊为其他类型脊髓病，须注意鉴别。

（六）治疗

脊髓血管畸形治疗根据患者情况可采取选择性介入栓塞治疗，血管显微神经外科畸形血管结扎术或切除术，这些技术应用极大地提高本病的临床疗效。

（1）脊髓动静脉畸形治疗：①治疗前应先行 MRI 和 DSA 检查，明确病灶体积、形态及其纵向与横向延伸，血流流速、供血动脉、引流静脉方向或有无静脉瘤样扩张等，伴动静脉瘘须了解瘘口部位、大小及循环速度等，根据畸形类型选择及制定合适治疗方案。②髓内 AVM 含丰富弥散的畸形血管团，手术难度大，致残率高，临床首选超选择性介入栓塞疗法。该治疗通过动脉导管将栓塞剂注入畸形血管。③脊髓 AVM 威胁到脊髓功能时，属显微外科手术彻底切除病变适应证，是目前脊髓血管畸形标准化治疗方法，由于本病预后差，尽可能早期诊断，早期手术治疗，一旦出现严重脊髓功能损害再行手术则无裨益。

（2）髓周动静脉瘘治疗可根据脊髓 DSA 显示影像，如超选择性插管可到达瘘口前端，可选择栓塞法；若供血动脉细长，导管很难到位，手术直接夹闭瘘口治愈率也相当高。

（3）硬脊膜动静脉瘘需首选栓塞治疗，不便于栓塞治疗或治疗失败者可手术夹闭。

（4）椎体和椎旁动静脉畸形多伴脊髓压迫症状，术前栓塞可减少 AVM 大部分血供，减轻椎管内静脉高压，手术能有效去除占位效应，通常可选栓塞与手术联合治疗。

（5）对此类脊髓血管畸形除针对病因治疗，还须使用脱水药、止血药等对症治疗。截瘫患者应加强护理，防止并发症如压疮和尿路感染。急性期过后或病情稳定后应尽早开始肢体功能训练及康复治疗。

五、脊髓血管栓塞

脊髓血管栓塞与脑血管栓塞的病因相同，但其发病率远较后者低。血凝块、空气泡、脂肪颗粒、炎性组织碎块、转移性恶性肿瘤组织和寄生虫都可能成为脊髓血管栓塞的栓子。

（一）临床表现

脊髓血管栓塞常常与脑血管栓塞同时发生，因而临床症状常被脑部损害症状所掩盖。来自细菌性内膜炎或盆腔静脉炎的炎性组织块所造成的脊髓血管栓塞，除因动脉梗阻产生的局灶坏死外，还可能因炎性栓子的侵蚀造成弥漫性点状脊髓炎或多发性脊髓脓肿，临床表现为严重的截瘫和括约肌功能障碍。

减压病是高空飞行和潜水作业者的常见病，气栓栓塞偶尔成为胸腔手术或气胸者的并发症。在游离气泡刺激脊髓神经根时，可发生奇痒、剧痛等不愉快的感觉，进而产生感觉障碍，下肢单瘫或截瘫。

转移性肿瘤所致的脊髓血管栓塞，常伴有脊柱和椎管内的广泛转移、根痛和迅速发生的瘫痪为其特点。

疟疾患者偶尔伴发脊髓损害，随着体温的升高出现周期性截瘫和大、小便失禁，数小时后随着体温的恢复正常。截瘫的原因可能是由于被疟原虫寄生的红细胞阻塞了毛细血管，因而造成脊髓缺血水肿。抗疟疾治疗可制止它的再发。

（二）治疗

主要治疗措施与脑血管栓塞相同。

（李　阳）

第六章

运动障碍性疾病

第一节 帕金森病

一、概述

帕金森病（Parkinson disease，PD）或称震颤麻痹（paralysis agitans），是一种多发于中老年期的中枢神经系统变性疾病。首先由英国医生帕金森（James Parkinson）于1817年报道，1960年，科学家在实验动物中偶然发现利舍平可引起类似帕金森病的一系列症状，受这一事实的启发，他们对震颤麻痹死亡之病例的脑组织进行了单胺类物质的测定，才了解到这种患者纹状体内多巴胺含量较正常人为低。从此，该病的研究大大加速。目前，已知黑质和纹状体中多巴胺能神经元变性是本病的主要病理变化。震颤、肌强直和运动障碍为其主要特征。

本病在欧美国家60岁以上人群患病率0.1%，在我国为81/10万，目前我国有帕金森患者120万，患病率随年龄增长而增高。患者寿命明显缩短，起病后10年内有2/3患者严重残废或死亡，主要死亡原因是支气管肺炎和尿路感染。

二、病理

主要病理改变在黑质、苍白球、纹状体和蓝斑。黑质和蓝斑脱色是其肉眼变化特点。显微镜下最明显的变化是神经细胞变性和减少，黑色素细胞中的黑色素消失，胞体变性，黑质和纹状体中多巴胺含量显著减少，其减少与黑质变性的程度成正比，同时伴有不同程度神经胶质细胞增生。据报道，纹状体多巴胺含量下降到50%以上时才出现症状。残留的神经细胞胞内有Lewy小体形成，所有这些改变以黑质最明显，且黑质的致密带改变比网状带重。另一病理变化是进行性弥漫性脑萎缩，有脑萎缩者占90%以上，并且脑萎缩程度与年龄的大小、疾病的严重程度、类型和病程的长短有明显关系。

免疫细胞化学也揭示黑质多巴胺能神经元减少。帕金森病不仅多巴胺含量减少，而且基底节中多巴胺代谢产物高香草酸（homovanillic acid，HVA）、多巴胺合成的限速酶（酪氨酸羟化酶）和多巴胺脱羧酶也明显减少。脑内多巴胺能神经元大量丧失，多巴胺含量下降，使多巴胺绝对和相对不足而乙酰胆碱的兴奋作用相对增强，引起震颤麻痹。

三、临床表现

1. 震颤　为静止性、姿势性震颤，多从一侧上肢的远端开始，后渐扩展到同侧下肢及对侧上、下肢。早期随意运动时震颤减轻，情绪激动时加重，睡眠时消失。手部可形成搓丸样（pill - rolling）动作。

2. 肌强直　因患肢肌张力增高，关节被动运动时，可感到均匀的阻力，称为“铅管样强直”；若并发震颤则似齿轮样转动，称为“齿轮样强直”。躯干、颈面部肌肉均可受累，患者出现特殊姿势，头部前倾，躯干俯屈，上肢之肘关节屈曲，腕关节伸直，前臂内收，下肢之髋及膝关节均略为弯曲。手足姿势特殊，指间关节伸直，手指内收，拇指对掌。

3. 运动障碍　平衡反射、姿势反射和翻正反射等障碍以及肌强直导致的一系列运动障碍。运动缓慢和减少，不能完成精细动作，出现“写字过小征（micrographia）”。步态障碍甚为突出，首先下肢拖曳，然后步伐变慢变小，起步困难，一旦迈步则向前冲，且越走越快，出现慌张步态（festination）。

4. 其他　自主神经系统症状可表现为大量出汗和皮脂腺分泌增加，且出汗仅限于震颤一侧。食管、胃以及小肠的运动障碍导致吞咽困难和食管反流，患者可有顽固性便秘。精神异常可表现为忧郁、多疑、智能低下及痴呆等。有时患者也有语言障碍。少数患者可有动眼危象。

四、诊断

（一）诊断要点

原发性帕金森病的诊断主要根据以下几点：①至少具备四个典型症状和体征（静止性震颤、少动、强直和位置性反射障碍）中的二个。②是否存在不支持诊断原发性帕金森病的不典型症状和体征，例如锥体束征、失用性步态障碍、小脑症状、意向性震颤、凝视麻痹、严重的自主物神经功能障碍、明显的痴呆伴有轻度锥体外系症状等。③脑脊液中多巴胺的代谢产物高香草酸减少。

（二）诊断分级

目前分级的方法有多种，如 Hoehn 和 Yahr 修订分级、Schwab 和 England 日常活动修订分级、联合帕金森病评分分级和 Webster 评分。临床常用以评价病情程度和治疗效果较客观全面的是 Webster 评分法，其详细内容如下：

1. 手部动作和书写　0 分：无异常。1 分：患者自述在拧毛巾、系衣扣、写字时感到困难，检查时手内转外转动作缓慢。2 分：明显或中等程度手的轮替动作缓慢，一侧或双侧肢体有中等程度的功能障碍，书写明显困难。3 分：严重的轮替动作困难，不能书写，不能系衣扣，应用食具明显困难。

2. 僵硬　0 分：未出现。1 分：可出现颈肩部僵硬，反复运动后僵硬增加，一侧或双侧上肢有轻度休止状态下的僵硬。2 分：颈肩关节中等度僵硬，患者在不服用药物情况下有休止性全身性僵硬。3 分：颈肩严重僵硬，全身的休止性僵硬用药后也不能控制。

3. 震颤　0 分：未出现。1 分：休止状态下手、头部震颤，振幅 <1 英寸。2 分：振幅 <4 英寸，但患者能采取某种姿势控制震颤。3 分：振幅 >4 英寸，持续不能控制（小脑性意向性震颤除外），不能自己进食。

4. 面部　0 分：正常，无惊恐、嘴紧闭、忧郁、焦虑等表情。1 分：面部表情障碍，嘴紧闭、忧虑、焦虑。2 分：中等程度的面肌运动障碍，情绪变化引起面部表情变化迟钝，中等程度的焦虑、忧郁，有时出现张口流涎的表情。3 分：面具脸，张口程度仅能张开 1/4 英寸。

5. 姿势　0 分：正常，头部前倾，离开中线不超过 4 英寸。1 分：驼背，头部前倾，离开中线超过 5 英寸。2 分：开始上肢屈曲，头前屈明显，超过 6 英寸，一侧或双侧上肢曲线形，但腕关节的水平位置低于肘关节的水平位置。3 分：猿猴样步态，手呈屈曲样，指间关节伸直，掌指关节屈曲，膝关节屈曲。

6. 上肢摆动　0 分：双上肢摆动正常。1 分：一侧上肢摆动不如对侧（行走时）。2 分：一侧上肢在行走时无摆动，另一侧摆动变弱。3 分：行走时双上肢无摆动。

7. 步态　0 分：步幅 18 ~ 30 英寸，转身不费力。1 分：步幅 12 ~ 18 英寸，转身缓慢，时间延长，走路有时脚跟碰脚跟。2 分：步幅 6 ~ 12 英寸，两脚跟拖地。3 分：拖曳步态，步幅 <3 英寸，有时走路常停步，转弯时非常慢。

8. 皮脂腺分泌　0 分：正常。1 分：面部出汗多，无黏性分泌物。2 分：面部油光样，为黏性分泌物。3 分：头面部皮脂腺分泌明显增多，整个头面部为黏性分泌物。

9. 语言　0 分：声音清楚、响亮，别人可以理解。1 分：声音开始嘶哑，音量、音调、语调变小，但能理解。2 分：中等度嘶哑，声音弱，音量小，语调单调，音调变化迟缓，别人理解困难。3 分：明显声音嘶哑，无力。

10. 生活自理能力　0分：正常。1分：能自己单独生活，甚至从事原来的工作，但缓慢。2分：生活自理能力减退（尚能缓慢地完成大多数日常工作），在软床上翻身困难，从矮椅上站起困难等。3分：生活不能自理。

以上各项分为正常（0分）、轻度障碍（1分）、中度障碍（2分）及严重障碍（3分）。临床病情轻重程度按总分值可分为：轻度（1~10分）、中度（11~20分）、重度（21~30分）。治疗效果按下列公式计算：疗效=（治疗前分数-治疗后分数）/治疗前分数。计算结果：100%为痊愈，50%~99%为明显进步，20%~49%为进步，0%~19%为改善，0%为无效。

五、治疗

帕金森病治疗的原则是使脑内多巴胺-乙酰胆碱系统重获平衡，或是补充脑内多巴胺的不足，抑或是抑制乙酰胆碱的作用而相对提升多巴胺的效应，或二者兼用，以达到缓解症状的目的。临床医生根据这一原则采用药物治疗和手术治疗。

（一）药物治疗

1. 多巴胺替代疗法　此类药主要是补充多巴胺的不足，使乙酰胆碱-多巴胺系统重新获得平衡，而改善症状。多巴胺本身不能通过血-脑脊液屏障，故选用其能够通过血-脑脊液屏障的前体——左旋多巴，或者应用多巴胺脱羧酶抑制剂。

（1）左旋多巴（Levodopa）：可透过血-脑脊液屏障，经多巴胺脱羧酶脱羧转化为多巴胺而发挥作用。开始应用时，125mg/次，每日3次，在一周内渐增至250mg/次，每日4次，以后每日递增125mg，直至治疗量达3~6g/d。不良反应有食欲差、恶心、呕吐、低血压及心律不齐。服药期间禁止与单胺氧化酶抑制剂和麻黄碱同时应用，与维生素B_6或氯丙嗪合用将降低疗效。

（2）卡比多巴（Carbidopa，又称α-甲基多巴肼）：外周多巴胺脱羧酶抑制剂，本身不透过血-脑脊液屏障，从而使低剂量的左旋多巴即可产生有效的多巴胺脑内浓度，并降低外周多巴胺的不良反应。主要与左旋多巴合用（信尼麦Sinemet，卡比多巴：左旋多巴=1∶4或者1∶10）治疗帕金森病。有10/100、25/250和25/100三种片剂，分别含左旋多巴100mg、250mg和100mg，以及卡比多巴10mg、25mg和25mg。开始时用信尼麦10/100半片，每日3次，以后每隔数日增加一片，直至最适剂量为止。苄丝肼（benserazide）也是多巴胺脱羧酶抑制剂，与左旋多巴合用（美多巴Madopar，苄丝肼：左旋多巴=1∶4）治疗帕金森病，美多巴的用法与信尼麦类似。强直、呕吐、恶心、厌食、失眠、肌痉挛、异常动作为其不良反应。妊娠期间避免使用卡比多巴和左旋多巴。

长期服用左旋多巴可产生开关现象（on-off phenomenon）等不良反应，“开”是指多动，“关”是指本病三主征中的不动，出现开关现象的患者可于原来不动状态中突然变为多动，或于多动中突然变为不动。产生该现象的原因尚不清楚，但多巴胺受体状况的改变是值得注意的。因为多巴胺受体一方面神经超敏，另一方面又失敏。超敏很可能是突触后多巴胺受体（D_2）亚型增多，失敏可能是突触前多巴胺受体（D_3）亚型丧失，失去反馈调控功能，不能调节多巴胺的适度释放。目前对这类患者的有效药物是多巴胺受体激动剂麦角碱类衍生物。其中溴隐亭较常用，其作用机制不同于左旋多巴。溴隐亭作用时程较长，减少开关现象出现机会；它能有效地直接兴奋突触后多巴胺受体，而不涉及突触前多巴胺受体功能；溴隐亭是伴有部分阻滞作用的混合型激动剂，有多巴胺受体激动剂与阻滞剂的双重特性，这种混合型作用可能有助于阻滞多巴胺受体出现低敏反应。

2. 抗胆碱能药物　此类药物抑制乙酰胆碱的作用，相应提升多巴胺的效应。常用的有：安坦（Artane）2mg，每日3次，可酌情适量增加；开马君（Kemadrin）5~10mg，每日3次；东莨菪碱（Scopolamine）0.2mg，每日3~4次；苯甲托品（Benztropine）2~4mg，每日1~3次。苯甲托品通过阻滞纹状体突触对多巴胺的重摄取而起作用，治疗强直的疗效比震颤好，运动不能的疗效最差。此类药有头昏、眩晕、视力模糊、瞳孔散大、口干、恶心和精神症状等不良反应。老年人偶有尿潴留。青光眼和重症肌无力患者忌用。

3. 溴隐亭（Bromocriptine）　激动纹状体的多巴胺受体，其疗效比左旋多巴差，但可用于对左旋多巴失效者。现多与左旋多巴或复方多巴合用，作为它们的加强剂。与左旋多巴合用时可产生幻觉。开始时每日 0.625mg，缓慢增加，但每日量不超过 30mg。不良反应有恶心、头痛、眩晕、疲倦。肝功能障碍时慎用，禁用于麦角碱过敏者。

各种药物治疗虽然能使患者的症状在一定时间内获得一定程度好转，皆不能阻止本病的自然进展。长期服用药物均存在疗效减退或出现严重不良反应的问题。另外约 15% 患者药物治疗无效。

（二）外科治疗

对于药物治疗无效的患者，常采用外科治疗。学者们曾进行脊髓外侧束切断术、大脑脚切断术、大脑皮质区域切除术、脉络膜前动脉结扎术、开颅破坏豆状襻和豆状束等手术，终因手术风险大、疗效差而废弃。立体定向手术治疗帕金森病始于 20 世纪 40 年代，丘脑腹外侧核毁损术和苍白球毁损术曾是治疗帕金森病的热门手段，但疗效不能够长期维持，且双侧损毁术并发永久性构音障碍和认知功能障碍的概率较高，逐渐被脑深部电刺激术取代。脑深部电刺激术是 20 世纪 70 年代发展起来的，它最早用于疼痛的治疗，具有可逆性、可调节性、非破坏性、不良反应小和并发症少等优点，可以通过参数调整达到对症状的最佳控制，长期有效，不存在复发问题，并保留新的治疗方法的机会，现已成为帕金森病外科治疗的首选方法。该技术于 1998 年在国内开展并逐渐推广，取得了良好的临床效果。

1. 丘脑毁损术　如下所述。

（1）手术原理：毁损丘脑腹外侧核可阻断与帕金森病发病相关的两个神经通路。一个是苍白球导出系即从苍白球内侧部，经豆状襻、豆状束、丘脑腹外侧核前下部到达大脑皮质（6 区）。阻断此通路，对解除肌强直有效。另一个来自对侧小脑，经结合臂核丘脑腹外侧核后部，到达大脑皮质（4 区）。阻断此通路，对解除震颤有效。根据帕金森病的发病机制，肌强直系因 γ 运动系统受抑制所致，震颤系因 α 运动系统亢进所致。阻断此两通路可恢复 α 和 γ 运动系统的平衡，达到治疗效果。这两个系统均经丘脑下方 Forel 区，然后向上和稍向外，进入丘脑腹外侧核的下部。此区为毁损灶所在。

（2）手术适应证和手术禁忌证

1）手术适应证：①诊断明确的帕金森病，以震颤为主，严重影响生活和工作能力。②躯体一侧或双侧具有临床症状。③一侧曾行 Vim 损毁手术的，另一侧可行电刺激手术。④年龄在 75 岁以下，无重要器官严重功能障碍。⑤无手术禁忌证。

2）手术禁忌证：①严重精神智能障碍、自主神经功能障碍及有假性球麻痹者。②严重动脉硬化、心肾疾病、严重高血压、糖尿病、血液系统疾病及全身情况很差者。③主要表现为僵直、中线症状以及单纯的运动减少或运动不能者。④症状轻微，生活及工作无明显影响者。

（3）术前准备和评价：手术前应注意进行全面的体格检查。在手术过程中需要患者的完全配合，因此，对于言语表达能力困难的患者，术前应进行必要的训练，以便在手术过程医生和患者之间能顺利交流。由于手术在局部麻醉下进行，可不给予术前用药，以保证整个手术过程中观察患者症状。一般在术前 1d 停药，对用药剂量大、对药物有依赖性的患者，可逐渐停药或不完全停药，只要在术中观察到症状即可；如果即使在“开”状态下患者症状仍然非常明显，则没有必要停药。术中应进行监护，保持生命体征平稳。术前应进行 PD 的震颤评分。

（4）手术步骤

1）靶点选择：丘脑腹外侧核包括腹嘴前核（Voa）、腹嘴后核（Vop）和腹内侧中间核（Vim），一般认为毁损 Voa 及 Vop 对僵直有效，毁损 Vop 及 Vim 对震颤有效，靠近内侧对上肢效果好，外侧对下肢效果好。靶点选择一般在 AC－PC 平面，后连合前 5～8mm，中线旁开 11～15mm。

2）靶点定位：①安装立体定向头架：患者取坐位将立体定向头架固定于颅骨上，安装时要使头架不要左右倾斜，用耳锥进行平衡；前后方向与 AC－PC 线平行。②MRI 扫描：安装好定位框后，将患者头部放入 MRI 扫描圈内，调整适配器，使扫描线与头架保持平行。进行轴位 T_1 和 T_2 加权像扫描，扫描平面平行于 AC－PC 平面。扫描层厚为 2mm，无间隔，将数据输入磁带或直接传输到计算机工作站。③靶点坐标计算：各种立体定向仪的靶点计算方法不尽相同，可以用 MRI 或 CT 片直接计算，但较烦琐，可采用先进的手术计划系统（Surgiplan System），这套系统具有准确、直观和快速的特点。④微电极记录和电刺激：微电极技术可以直接记录单个细胞的电活动，可以根据神经元的放电类型，提供良好的丘脑核团生理学分析基础。

一般认为，丘脑内治疗震颤有效的部位是：①聚集着自发放电频率与震颤频率一致的神经元（震颤细胞）。②电极通过时，机械的损伤或小的电流刺激能够抑制震颤。试验性的靶点位置位于生理学资料确定的 Vim 核。由于 Vim 核被认为是运动觉的中继核，Vim 核高频刺激引起对侧肢体的感觉异常。刺激 Vim 核还可引起对侧肢体的运动幻觉，如果电极针位置太低，也可引起其他特殊感觉，如眩晕、晕厥或恐惧等。判断电极针是否位于正确的另一参数是震颤的反应，在 Vim 核内低频刺激（2Hz）方可引起震颤加重，而高频刺激则可使震颤减轻，如果高频刺激在 1 ~4V 电压范围内使震颤减轻，则表明电极针位置良好。在 Vim 核内存在由内到外的体表部位代表区，Vim 的最靠内侧为口面部代表区，最外侧即靠近内囊部位是下肢代表区，中部为上肢代表区。靶点位置应与震颤最明显的肢体部位代表区相对应，因此上肢震颤时位置应稍偏内，下肢震颤时偏外，靠近内囊。

3）麻醉、体位和手术入路：患者仰卧位于手术床上，头部的高低以患者舒适为准，固定头架，常规消毒头部皮肤，铺无菌单，头皮切口位于冠状缝前中线旁开 2.5 ~3cm，直切口长约 3cm，局部 1% 利多卡因浸润麻醉，切开头皮，乳突牵开器牵开。颅骨钻孔、电灼硬脑膜表面后，“十”字剪开，电灼脑表面，形成约 2mm 软膜缺损，用脑穿针试穿，确定无阻力，以使电极探针能顺利通过，将立体定向头架坐标调整至靶点坐标后，安装导向装置。

4）靶点毁损：核对靶点位置后，先对靶点进行可逆性的毁损，射频针直径为 1.1mm 或 1.8mm，长度为 2mm，加热至 45℃，持续 60s，此时要密切观察对侧肢体震颤是否减轻，有无意识、运动、感觉及言语障碍。若患者症状明显改善，而又未出现神经功能障碍，则进行永久性毁损，一般温度为 60 ~85℃，时间 60 ~80s，超过上述温度和时间，毁损灶也不会增大。毁损从最下方开始，逐渐退针，根据丘脑的大小，可毁损 4 ~6 个点，毁损期间仍要密切注意患者肢体活动、感觉及言语情况，一旦出现损害症状，立即终止加热。毁损完毕后，缓慢拔除射频针，冲洗净术野，分层缝合皮肤。

5）术后处理：手术结束后，在手术室内观察 30min，若无异常情况，将患者直接送回病房。最初 24 ~72h 内，继续进行心电监护及血压监测，并观察患者瞳孔、神志及肢体活动情况，直至病情稳定为止。应将血压控制在正常范围，以防颅内出血。患者可取侧卧位或仰卧位，无呕吐反应者可取头高位。手术当日即可进食，有呕吐者暂禁食。切口 5 ~7d 拆线，患者一般术后 7 ~10d 出院。

6）术后是否服药应根据具体情况，若手术效果满意，患者本人认为不用服药已经可达到满意效果，即使另一侧仍有轻微症状，也可不服药或小剂量服用非多巴胺类制剂。当然，如果另一侧症状仍很明显，严重影响患者生活，则需继续服用抗帕金森病药物，其服药原则是以最小剂量达到最佳效果。

（5）手术疗效：丘脑毁损术能改善对侧肢体震颤，在一定程度上改善肌强直。而对运动迟缓、姿势平衡障碍、同侧肢体震颤无改善作用。各家报道震颤消失的发生率在45.8% ~92.0%，41.0% ~92.0% 患者的肌强直得以改善。

（6）手术并发症：①运动障碍运动障碍多为暂时性，但少数可长期存在。偏瘫发生率约 4%，平衡障碍约 13%，异动症发生率 1% ~3%。多因定位误差、血管损伤、血栓和水肿等累及邻近结构所致。②言语障碍术后发生率为 8% ~13%。言语障碍表现为音量减小、构音障碍和失语症三种形式，多见于双侧手术与主侧半球单侧手术患者。言语功能障碍的发生与否，与术前言语功能无关。它们多为暂时性，常于数周后自行改善或消失。不过不少患者长期遗留有命名困难、持续言语症、言语错乱等。③精神障碍发生率为 7% ~8%。④脑内出血可因穿刺时直接损伤血管或损毁灶局部出血，CT 检查可及时确诊得到相应处理。

2. 苍白球毁损术　如下所述。

（1）手术原理：在 PD 患者，由于黑质致密部多巴胺能神经元变性，多巴胺缺乏使壳核神经元所受到的正常抑制减弱，引起壳核投射于外侧苍白球（Gpe）的抑制性冲动过度增强，从而使 Gpe 对丘脑底核（STN）的抑制减弱，引起 STN 及其纤维投射靶点内侧苍白球（Gpi）的过度兴奋。STN 和 Gpi 的过度兴奋被认为是 PD 的重要生理学特征。这已被 MPTP 所致猴 PD 模型上的微电极记录和 2 - 脱氧葡萄糖摄取等代谢研究所证实。在 PD 患者也发现了类似的生理学和代谢改变。Gpi 过度兴奋的结果是通过其投射纤维使腹外侧丘脑受到过度抑制，从而减弱丘脑大脑皮质通路的活动，引起 PD 症状。一般认为 Gpi 电刺激术同苍白球毁损术（Posteroventral Pallidotomy，PVP）的作用原理一样。也是通过减弱内侧苍白球的过度兴奋或阻断到达腹外侧丘脑的抑制性冲动而实现抗 PD 作用的。

（2）手术适应证和禁忌证

1）手术适应证：①原发性帕金森病至少患有下列四个主要症状中的两个：静止性震颤、运动迟缓、齿轮样肌张力增高和姿势平衡障碍（其中之一必须是静止性震颤或运动迟缓）。没有小脑和锥体系损害体征，并排除继发性帕金森综合征。②患者经过全面和完整的药物治疗，对左旋多巴治疗有明确疗效，但目前疗效明显减退，并出现症状波动（剂末和开关现象）和（或）运动障碍等不良反应。③患者生活独立能力明显减退，病情为中或重度。④无明显痴呆和精神症状，CT 和 MRI 检查没有明显脑萎缩。⑤以运动迟缓和肌强直为主要症状。

2）手术禁忌证：①非典型的帕金森病或帕金森综合征。②有明显的精神和（或）智能障碍。③有明显的直立性低血压或不能控制的高血压。④CT 或 MRI 发现有严重脑萎缩，特别是豆状核萎缩，脑积水或局部性脑病变者。⑤近半年内用过多巴胺受体阻滞剂。⑥伴有帕金森病叠加症状如进行性核上性麻痹及多系统萎缩。⑦进展型帕金森病迅速恶化者。⑧药物能很好控制症状者。

（3）术前准备和评价：患者要进行全面的术前检查，所有患者术前应进行 UPDRS 评分、Schwab 和 England 评分、Hoehn 和 Yahr 分级，还应对患者进行心理学测试、眼科学检查，术前常规进行 MRI 检查，以排除其他异常。术前 12h 停用抗帕金森病药物，以便使患者的症状能在手术中表现出来，至少术前 2 周停用阿司匹林及非激素类抗炎药物。全身体检注意有无心血管疾病，常规行血尿常规、心电图、胸透等检查，长期卧床及行动困难的患者，应扶助下床活动，进行力所能及的训练，以增强心功能。高血压患者应用降压药物使血压降至正常范围。如果患者精神紧张，手术前晚应用适量镇静药物。

（4）手术步骤

1）靶点选择和定位：MRI 检查的方法基本上与丘脑电刺激术相同。由于 Gpi 位于视盘后缘水平、视束外侧的上方，为了精确的计算靶点，MRI 检查要清楚地显示视束。为使 MRI 能够很好地显示基底核的结构，可将 Gpe 和 Gpi 分别开来。在轴位像上，Gpi 通常占据一个矩形的前外侧的三角部分，这个矩形的范围是中线旁开 10～20mm，在前后位像上 Gpi 从前连合一直延伸到前连合后 10mm。Gpi 的靶点坐标是 AC－PC 中点前方 2～3mm，AC－PC 线下方 4～6mm，第三脑室正中线旁开 17～23mm。

2）微电极记录和微刺激：微电极记录和微刺激对于基底核的功能定位是一种重要手段。利用微电极单细胞记录的方法先后在猴和人证实，苍白球内、外侧核团的放电特征不同，并发现 PD 患者通常在苍白球腹内侧核放电活动明显增加。因此，通过记录和分析单细胞放电特征、主被动关节运动和光刺激对细胞放电影响以及电刺激诱发的肢体运动和感觉反应，可以确定电极与苍白球各结构及与其相邻的视束和内囊的关系及其准确部位。微电极记录通常在预定靶点 Gpi 上方 20～25mm 就开始，根据神经元的不同放电形式和频率，可以确定不同的神经核团和结构（如内、外侧苍白球）。根据由外周刺激和自主运动所引起的电活动，可以确定 Gpi 感觉运动区的分布，而且微电极记录可以确定靶点所在区域神经元活动最异常的部位。微电极还可以被用于微刺激以确定视束和内囊的位置。应用微电极和微刺激在不同部位（内、外侧苍白球，视束，内囊）可记录到特征性电活动，通过微刺激所诱发的视觉反应（如闪光、各种色彩的亮点）和所记录到的闪光刺激诱发的电活动，可以确定视束的位置。微刺激所引起的强直性收缩、感觉异常等表现则可用于内囊的定位。

3）体位、麻醉与入路：基本同丘脑毁损术，头皮切口应为中线旁开 3～3.5cm。

4）靶点毁损：基本同丘脑毁损术。

5）术后处理：术后处理同丘脑电刺激术。

（5）手术疗效：苍白球毁损术对帕金森病的主要症状都有明显改善作用，尤其对运动迟缓效果好，它一般对药物无效或“关”期的症状效果明显，它对药物引起的症状波动和运动障碍也有很好的效果，对步态障碍也有作用。苍白球毁损术能够改善帕金森病患者个人生活质量，提高其生命活力和社会功能，而又不引起明显的认知和精神障碍。

（6）手术并发症：最近的许多研究表明，苍白球毁损术是一种病死率和致残率较低的相对比较安全的手术。苍白球毁损术有可能损伤视束及内囊，因为这些结构就在苍白球最佳毁损位点附近，发生率约为3% ~6%。苍白球毁损术急性并发症包括出血、癫痫、视觉障碍、术后语言困难或构音障碍、意识模糊、感觉丧失、偏瘫、认知障碍等；远期并发症很难预测，需定期随访和仔细询问。

3. 脑深部电刺激术（deep brain stimulation，DBS） 如下所述。

（1）手术原理：①丘脑腹中间内侧核（Vim）电刺激术：由于DBS核毁损术作用于Vim都能减轻震颤，因而有人认为DBS可能是通过使受刺激部位失活发挥作用，而这种失活可能是通过一种去极化阻滞的机制而发生的。此外，DBS可能是激活神经元，但这种激活可能通过抑制或改善节律性神经元活动来阻滞震颤性活动。②苍白球内侧部（Gpi）电刺激术：Gpi电刺激术治疗帕金森病的机制可能与丘脑电刺激术类似。Gpi电刺激术引起的帕金森病运动症状的改善，很可能是因Gpi输出减少引起的。而Gpi输出的减少是通过去极化阻滞直接抑制（或阻滞）神经元活动，或者是激活对Gpi神经元有抑制作用的其他环路（即逆行激活）而产生的。③丘脑底核（STN）电刺激术：与Gpi电刺激术类似，STN电刺激术对帕金森病的治疗作用也有几种可能的机制，包括：①电刺激直接使STN失活。②改变Gpi的神经元活动来激活STN，这种改变可能是降低，也可能是阻滞其传导或使其活动模式趋于正常化。③逆行激动Gpe，从而抑制STN及（或）丘脑的网状神经元，并最终导致丘脑神经元活动的正常化。

（2）电刺激装置与手术方法

1）脑深部电刺激装置的组成：①脉冲发生器（IPG），它是刺激治疗的电源。②刺激电极由4根绝缘导线统成一股线圈，有4个铝合金的电极点。每个电极长1.2mm，间隔0.5mm。③延伸导线连接刺激电极和脉冲发生器。④程控仪和刺激开关（磁铁）。

2）手术方法：①局部麻醉下安装头架。②CT或MRI扫描确定把点坐标。③颅骨钻孔，安装导向装置。④微电极进行电生理记录及试验刺激，进行靶点功能定位。⑤植入刺激电极并测试，然后固定电极。⑥影像学核实电极位置。⑦锁骨下方植入脉冲发生器并连接刺激电极。

3）刺激参数的设置：DBS的刺激参数包括电极的选择，电压幅度、频率及宽度，常用的刺激参数为：幅度为1 ~3V，频率为135 ~185Hz，脉宽为60 ~90μsec。患者可以根据需要自行调节，以获得最佳治疗效果而无不良反应或不良反应可耐受。可以24h连续刺激，也可以夜间关机。

（3）脑深部电刺激术的优点：①高频刺激只引起刺激电极周围和较小范围（2 ~3mm）内神经结构的失活，创伤性更小。②可以进行双侧手术，而少有严重及永久性并发症。③通过参数调整可以达到最佳治疗效果，并长期有效，即使有不良反应，也可通过调整刺激参数使之最小化。④DBS手术具有可逆性、非破坏性。⑤为患者保留新的治疗方法的机会。

（4）脑深部电刺激术的并发症：①设备并发症：发生率为12%，其中较轻微的并发症占了一半以上。感染的发生率仅1%，而且仅在手术早期出现。设备完好率为99.8%。②手术本身的并发症：与毁损手术并发症类似，但发生率低于毁损手术。③治疗的不良反应：包括感觉异常、头晕等，多较轻微且能为患者接受。

（5）脑深部电刺激术的应用

1）Vim电刺激术

a. 患者选择：以震颤为主的帕金森患者是Vim慢性电刺激术较好的适应证，双侧或单侧DBS手术都有良好的效果，Vim慢性电刺激术对帕金森综合征患者的运动不能、僵直、姿势和步态障碍等症状是无效的。对一侧行毁损手术的患者，需要进行第二次另一侧手术以控制震颤，也是慢性电刺激术一个较好的适应证。

b. 术前准备：同丘脑毁损术。

c. 手术步骤：丘脑Vim慢性电刺激术的靶点选择和定位程序与丘脑毁损术是完全一致的，只是在手术的最后阶段，当靶点已经确定并进行合理验证之后，采用了另外两种不同的技术。丘脑Vim慢性电刺激术的手术程序可以分为四个步骤：①影像学解剖定位。②微电极记录和刺激。③电极植入并固定。④脉冲发生器的植入。

d. 靶点选择：同丘脑毁损术一样，进行丘脑刺激术时其刺激电极置于丘脑 Vim，其最初解剖靶点位置为 AC－PC 平面、AC－PC 线中点后方 4～5mm，中线旁开 11～15mm。由于丘脑的解剖位置中存在个体差异，手术过程中还需对靶点进行生理学定位。

e. 靶点定位：同丘脑毁损术。

f. DBS 电极植入：将一个经过特殊设计的 C 形塑料环嵌入骨孔，这个 C 形环上有一个槽，可以卡住 DBS 电极，并可用一个塑料帽将电极固定在原位。将一个带针芯的套管插入到靶点上 10mm 处，套管的内径略大于 DBS 电极针。拔出针芯，将电极针通过套管内插入，经过丘脑的脑实质推进剩余的靶点上 10mm 到达靶点。用一个电极固定装置，用于当拔出套管时将 DBS 电极固定在原位，保证 DBS 电极不移位。去除套管后，电极嵌入骨孔环上的槽内，用塑料帽将电极固定在原位。在这一阶段，电极针通过一个延伸导线连接在一个手持式的脉冲发生器上，并进行刺激，以测试治疗效果和不良反应。在许多情况下，由于植入电极时对靶点的微小的机械性损伤，有时出现微毁损效应，即患者的症状减轻或消失，这说明靶点定位准确。如果在一个很低的阈值出现不良反应，应该将电极重新调整到一个更加适当的位置。当保证电极位于满意的位置时，将 DBS 电极连接在一个经皮导线上，待术后调试，也可直接进行脉冲发生器的植入。

g. 脉冲发生器的植入：常用的脉冲发生器是埋入式的，可程控的，配有锂电池，可以发送信号维持几年。其植入的程序类似于脑室腹腔分流，患者全身麻醉，消毒头皮、颈部及上胸部皮肤，术前给予静脉应用抗生素，患者取仰卧位，头偏向对侧，在锁骨下 3cm 处做一长 6cm 的水平切口。在锁骨下切口与头皮之间做一皮下隧道，将电极线从锁骨下切口经皮下隧道送到皮下切口。电极线用 4 个螺钉与脉冲发生器相连并固定，在头皮切口处将 DBS 电极与电极线相连，缝合切口。

h. 手术并发症：DBS 治疗震颤的并发症主要有三类：①与手术过程有关的并发症。②与DBS 装置有关的并发症。③与 DBS 刺激有关的并发症。

立体定向手术导致的颅内出血发生率仅为 1%～2%。与 DBS 装置有关的并发症是机器失灵、电极断裂、皮肤溃烂及感染，这些并发症并不常见，发生率为 1%～2%。

与 Vim 刺激有关的并发症有感觉异常、头痛、平衡失调、对侧肢体轻瘫、步态障碍、构音不良、音调过低、局部疼痛等。应该注意的是，这些并发症是可逆的，而且症状不重。如果刺激强度能良好地控制震颤，这些并发症也是可以接受的。实际上，Vim 慢性电刺激术的不良反应本质上与丘脑毁损术的并发症相似，二者最大的区别是由 DBS 引起的不良反应是可逆的，而丘脑毁损术的不良反应是不可逆的。

i. 手术效果：与丘脑毁损术相比，DBS 的优点是其作用是可逆性的。治疗震颤所用电刺激引起的任何作用，可以通过减少、改变或停止刺激来控制。DBS 另一个重要特征是可调整性，完全可以通过调整刺激参数使之与患者的症状和体征相适应。因此，DBS 技术的应用为药物难以控制震颤的手术治疗提供了新的手段。

Vim 刺激的效果已得到充分的证实，对帕金森病患者，控制震颤是 Vim 刺激唯一能够明显得到缓解的症状。治疗震颤最佳的刺激频率是 100Hz 以上，抑制震颤的刺激强度为 1～3V，在 Grenoble（1996）报道的一大宗病例中，Vim 刺激使 86% 的帕金森病患者震颤在术后 3 个月消失或偶尔出现轻微的震颤；6 个月时帕金森病患者震颤控制为 83%。Benabid 对 80 例 PD 患者行 118 例（侧）电极植入，随访 6 个月至 8 年，震颤的完全和近完全缓解率为 88%。

2）Gpi 电刺激术：靶点选择和定位同苍白球毁损术。Gpi 位于 AC－PC 中点前 2～3mm，AC－PC 平面下方 5～6mm，中线旁开 17～21mm 处。研究发现，STN 活动的增强及其导致的 Gpi 活动增强在帕金森病中起重要的作用。应用苍白球腹后部切开术（PVP）对运动不能及僵直进行的有效治疗中得到证实，一组 117 例患者综合分析显示，UPDRS 运动评分改善率为 29%～50%。Laitinen（1992）统计苍白球切开术的并发症发生率为 14%，主要有偏瘫、失用、构音困难、偏盲等。双侧苍白球切开术更易致严重不良反应及并发症。而应用微电极记录及刺激术只能使这些并发症的发生率略有下降。尽管如此，用双侧 Gpi 刺激术治疗左旋多巴引起的运动障碍或开关运动症状波动时，所有患者的运动障碍都有改善。因此，Gpi 刺激术为双侧苍白球切开术的一种替代治疗，但 Gpi 刺激术后患者抗帕金森药物用量无明显减少。

3）STN 电刺激术：STN 电刺激术的靶点参数为 AC－PC 中点下方 2～7mm，中线旁开 12～13mm，但因为 STN 为豆状，体积小（直径为 8mm），而且周围没有标志性结构，故难以将刺激电极准确植入 STN。

Benabid 及其同事对有严重僵直及运动迟缓的患者进行 STN 刺激术证实，包括步态紊乱的所有 PD 特征性症状均有明显效果。一组 58 例病例综合分析，在双侧刺激下，UPDRS 运动评分改善率为 42%～62%，单侧者为 37%～44%。双侧 STN 刺激还可缓解 PD 患者书写功能障碍，一般认为 STN 是治疗 PD 的首选靶点。

STN 电刺激术较少有严重的不良反应。年老及晚期的帕金森病患者术后可能有一段意识模糊期，偶尔也伴有幻觉，时间从 3 周到 2 个月不等。近年来，STN 刺激术已被用于临床，与丘脑电刺激术及苍白球电刺激术相比，STN 刺激术似乎能对帕金森病的所有症状都起作用，还可以显著减少抗帕金森病药物的用量，并且其治疗效果比 Gpi 电刺激术更理想，STN 电刺激术主要适应证是开关现象，也能完全控制震颤。

总之，应用 DBS 治疗帕金森病，应根据需治疗的症状选择靶点。DBS 仅仅是在功能上阻滞了某些产生特殊帕金森病症状中发挥重要作用的靶点，但由于它具有疗效好、可逆、永久性创伤轻微、适于个人需要、能改变用药等优点，DBS 正成为立体定向毁损手术的替代治疗方法。

（张　洁）

第二节　舞蹈病

舞蹈病一词源于希腊语中描述舞蹈的词语。炼金术士 Paracelsus（1493—1541）首先将该词用于医学上描述圣维特斯舞蹈病［Chorea Sancti Viti（St Vitus' dance）］。

舞蹈病的舞蹈样动作是一种累及面、躯体、肢体肌的异常运动。受累肌肉常过度运动而不受意识控制，各肌群的快速收缩互不协调。临床上表现为一种极快的不规则的跳动式和无目的的舞蹈样怪异动作，动作变幻不定，有一定连续性。舞蹈样动作多累及肢体近端肌或远端肌。当此异常动作出现在肢体近端时，往往幅度较大，甚至带有一定程度的投掷状，如肩、肘关节的快速收展、屈伸、举、垂等不规律活动。也有累及颅面部出现挤眉弄眼、张口舔唇等奇怪表情。舞蹈动作在静止时出现，自主运动、情绪激动时加重，睡眠时可消失，但也有报道认为睡眠中也可能会持续存在。舞蹈症常有肌张力降低、肌力减退。

舞蹈病是由许多疾病造成的一个症状。按年龄分类，可分为：儿童型和成年型舞蹈病。从病因学角度可分为遗传性和散发性舞蹈病。

常见的遗传性舞蹈病的病因包括亨廷顿病、舞蹈－棘红细胞增多症、遗传性非进行性舞蹈病（良性家族性舞蹈病）、先天性舞蹈病、脊髓小脑变性、遗传性痉挛性截瘫、毛细血管扩张性共济失调、橄榄体脑桥小脑萎缩、齿状核红核苍白球丘脑下体萎缩、先天性皮质外轴索再生障碍症、戊二酸血症Ⅰ型、δ－甘油酸血症、苯丙酮尿症、莱－尼（Lesch－Nyhan）综合征、亚硫酸盐氧化酶缺乏症、GM_1 神经节苷脂沉积症、GM_2 神经节苷脂沉积症、肝豆状核变性、苍白球黑质红核色素变性、婴儿亚急性坏死性脑病、结节硬化症。

散发性舞蹈病常见病因：

1. 脑部炎症性疾病　如病毒、细菌、螺旋体感染。

（1）病毒性脑炎：如昏睡性脑炎及天花、麻疹、流行性感冒、ECHO25 型、传染性单核细胞增多、HIV 等病毒性脑炎。

（2）细菌性感染：如白喉、猩红热、伤寒、结核、淋病等细菌性脑炎。

（3）螺旋体感染：如脑梅毒、莱姆（Lyme）病。

2. 脑部血管性疾病 基底节区梗死、出血、动－静脉畸形、静脉性血管瘤、烟雾病等。

3. 颅内占位性疾病 硬膜下血肿、原发性或转移性脑肿瘤、脑脓肿等。

4. 中枢神经系统脱髓鞘性疾病 多发性硬化症、急性播散性脑脊髓膜炎。

5. 颅脑外伤后 拳击性帕金森病。

6. 以舞蹈样运动为伴发症状的全身性疾病 常见的有以下几种。

（1）营养不良：蛋白质－热量营养不良后（post protein – calorie malnutrition，恶性营养不良病后）、婴儿维生素 B_1 缺乏症（脚气病）、维生素 B_{12} 缺乏症。

（2）代谢障碍性疾病：高钠血症、低钠血症、低钙血症、低镁血症、高糖血症（含高血糖性非酮症性脑病）、低糖血症、心肺分流术的并发症、缺氧性脑病、胆红素脑病，以及前述神经系统遗传性疾病中的代谢障碍性疾病。

（3）内分泌功能障碍性疾病：甲状腺功能亢进或减退、假性甲状旁腺功能减退、胰岛细胞（B 细胞）肿瘤、胰岛素分泌过多、肾上腺功能不足。

（4）肝病：肝性脑病、急性黄色肝萎缩、慢性肝病性肝脑退行性变（hepatocerebral degeneration）。

（5）肾性脑病。

（6）结缔组织病：系统性红斑狼疮、抗磷脂抗体综合征、结节性多动脉炎、小舞蹈病、妊娠舞蹈病。

（7）血液病：棘红细胞增多症等。

（8）药源性：多巴胺能药物；抗癫痫药物，如苯妥英钠、卡马西平；类固醇类药物，如口服避孕药、合成代谢性类固醇；抗酸药如西咪替丁；降血压药，如二氮嗪（氯甲苯噻嗪）、甲基多巴、利舍平；强心药，如地高辛；血管扩张药，如氟桂利嗪；抗结核药，如异烟肼；三环类抗抑郁剂，如丙咪嗪、阿米替林、氯丙咪嗪及多塞平（多虑平）等。

（9）中毒性疾病：锂、铊、铅、锰、汞中毒，一氧化碳中毒及甲苯中毒等均可能发生舞蹈样运动。

一、小舞蹈病

小舞蹈病是由 Thomas Sydenham（1624—1689）发现的一种儿童时期发病的舞蹈症，故称为 Sydenham舞蹈病。

小舞蹈病又称风湿性舞蹈病、β 溶血链球菌感染性舞蹈病。常为急性风湿病的一种表现。其临床特征为不自主的舞蹈样动作、肌张力降低、肌力减弱、自主运动障碍和情绪改变。本病可自愈，但复发者并不少见。

小舞蹈病目前已趋减少。据国外统计，在 1940 年前，儿科医院的住院患者中有 0.9% 是因舞蹈病而入院的，1950 年后，降至 0.2%。

（一）病因和发病机制

本病与风湿病密切相关，它往往是风湿热的一种表现。多数人有 A 组链球菌感染史。易感儿童经 A 组 β 溶血性链球菌感染后，部分患者出现血清抗神经元抗体增高。这类抗体错误地识别了尾状核、丘脑下核神经元的抗原，引起炎症反应而致病。

无并发症的急性舞蹈病很少死亡，故病理资料很少。但多数作者认为本病主要的病理变化为大脑皮质、基底节、黑质、丘脑底核及小脑齿状核等处散在的动脉炎和神经细胞变性，偶亦可见到点状出血，有时脑组织可呈现栓塞性小梗死。软脑膜可有轻度的炎性改变，血管周围有小量淋巴细胞浸润。在本病尸检的病例中 90% 可发现有风湿性心脏病的证据。

（二）临床表现

多数为急性、亚急性起病。临床症状取决于病变的部位。基底节的病变时常出现本病所特有的舞蹈样动作；小脑的病变可引起肌张力降低和共济失调；皮质的病变则出现肌无力。早期症状常不明显，不易被发觉，表现为患儿比平时不安宁，容易激动，注意力涣散，学习成绩退步，肢体动作笨拙，书写字迹歪斜，手中所持物体经常失落和步态不稳等。这时父母或教师常可误认患儿有神经质或由顽皮所致。症状日益加重，经过一定时期后即出现舞蹈样动作，是一种极快、不规则的、跳动式的和无意义的不自主运动，不同于习惯性或精神性痉挛呈刻板样动作。舞蹈样动作的严重度和频度因人而异。常起于一肢，逐渐扩及一侧，再蔓延至对侧。若局限于一侧者称半侧舞蹈病。舞蹈样动作总以肢体的近端最严重，且上肢重于下肢。上肢各关节交替发生伸直、屈曲、扭转等动作；手指不停屈伸和内收。肘和肩关节的不自主运动，轻者只有轻度的痉挛，重者则出现严重的挥舞，以致常常发生撞伤。伸手时出现特殊的姿势，腕关节屈曲，掌指关节过伸，手臂旋前。两上肢平举或举臂过头时可出现手掌和前臂过度内旋，称为旋前肌征。此征于举臂过头时最为明显。与患者握手时，可发现其握力不均匀，时大时小，变动不已，称为“挤奶女工捏力征（sign of milkmaids grip)”。下肢的不自主运动表现为步态颠簸，常常跌倒。躯干亦可绕脊柱卷曲或扭转。面肌的舞蹈样动作表现为装鬼脸，颜面表情频繁皱额、努嘴、眨眼、吐舌、挤眉等。舌肌、咀嚼肌、口唇、软腭及其他咽肌的不自主运动则引起舌头咬破，构音困难，以及咀嚼和吞咽障碍。头部亦可左右扭转或摆动。呼吸可因躯干肌与腹肌的不自主运动而变为不规则。不自主运动多是全身性的，但上肢常重于下肢或面部。有35%的患者不自主运动以一侧肢体更重或仅限于一侧肢体。舞蹈样动作可在情绪激动或作自主运动时加剧，平卧安静时减轻，睡眠时完全消失。自主运动可因肌张力降低、共济失调或真性肌无力而发生障碍，动作不能协调，自主动作可因不自主运动的发生而突然中断，每一动作均突然冲动而出，很不自然。肌力常显得减弱，严重者俨若瘫痪，称麻痹性舞蹈病（paralytic chorea)。肌张力普遍降低，各关节可过度伸直。腱反射迟钝或消失。极个别患者可出现钟摆样的膝腱反射。锥体束征阴性，全身深浅感觉均无异常。

精神改变轻重不等。多数患者有情绪不稳定，容易兴奋而致失眠，有的则骚动不安或出现狂躁、忧郁和精神分裂症样的症状，亦可出现妄想、幻觉或冲动行动。周围的嘈杂声音或强光刺激均可使患者的骚动及舞蹈样动作明显加重。

曾有报道儿童舞蹈病患者并发有中央视网膜动脉梗死。多数作者认为此系患者并发有隐性心脏瓣膜病而引起视网膜动脉的栓塞所致。另一种可能为局部的血管炎而引起血栓形成。

全身症状可甚轻微或完全阙如。刚起病时可无发热，但至后期则可出现发热、皮肤苍白及低血色素性贫血等症状。伴有风湿性心脏病者可有心脏扩大或杂音，还可有急性风湿病的其他表现，如发热、关节炎、扁桃体炎、皮下结节等。可有抗“O”、血沉、C反应蛋白升高，无并发症的舞蹈症患者，血、尿、血沉及C反应蛋白常可正常。部分患者可有嗜酸粒细胞增多。

脑脊液检查极少有异常，但亦有报告小舞蹈病患者的脑脊液中有轻度细胞数增多。

有55%～75%的舞蹈症患儿有脑电图异常。但多甚轻微，于病程高峰时脑电图异常的发生率最高，临床症状恢复后，脑电图亦逐渐恢复。这种异常改变并非特异性，包括有顶枕区高幅弥漫性慢波，α节律减少，局灶性或痫样发放以及偶然出现的14Hz或6Hz正相棘波的发放。

（三）诊断

根据起病年龄，典型的舞蹈样动作、肌张力降低、肌力减退等症状，诊断并不困难。如有急性风湿病的其他表现（关节炎、扁桃体炎、心脏病、血沉增快等）则诊断更可肯定。有25%～30%的小舞蹈病患者，既无风湿热的其他证据，又无其他少见的可以引起舞蹈病的原因，这些患者实际上仍属风湿性舞蹈病，不过舞蹈样动作是风湿热的首现症状而已。小舞蹈病需与习惯性痉挛、慢性进行性舞蹈病即Huntington舞蹈病及狂躁性精神病鉴别。习惯性痉挛也多见于儿童，有时易与小舞蹈病混淆，但前者不自主运动是刻板式的、重复的、局限于同一个肌肉或同一肌群的收缩，肌张力不降低，无风湿病的典型症状或旋前肌征。慢性进行性舞蹈病多见于中年以上，有遗传史，不自主运动以面部为主，常伴有痴呆或其他精神症状。本病有典型的舞蹈样动作，不难与躁狂性精神病鉴别。

（四）治疗

首先应防治风湿热。风湿热确诊后应给予青霉素治疗，一般用普鲁卡因青霉素肌内注射，40万～

80 万 U，每日 1 ~ 2 次，2 周为 1 个疗程，亦有主张长期应用青霉素以预防风湿热的发生。青霉素过敏者，可予口服红霉素或四环素。此外需同时服用水杨酸钠 1.0g，每日 4 次；或阿司匹林 0.5 ~ 1.0g，每日 4 次。小儿按 0.1g/（kg · d）计算，分次服用，于症状控制后减半用药。治疗维持 6 ~ 12 周。风湿热症状明显者，可加用泼尼松或泼尼松龙，10 ~ 30mg/d，分 3 ~ 4 次口服，以后逐渐减量，总疗程需 2 ~ 3 个月。

在舞蹈病发作期间应卧床休息，避免强光、嘈杂等刺激。床垫床围亦柔软，以免四肢因不自主运动受伤。饮食以富营养及易于消化吸收的食物为主。有吞咽困难者给以鼻饲。对不自主运动，可用硫必利，自 0.1g 开始，每日 2 ~ 3 次；也可用氟哌啶醇，自每次 0.5mg 开始，每日口服 2 ~ 3 次，以后逐渐增加至不自主运动控制为止。亦可选用氯丙嗪 12.5 ~ 50mg，苯巴比妥 0.015 ~ 0.03g，地西泮 2.5 ~ 5mg，硝西泮 5 ~ 7.5mg 或丁苯那嗪（tetrabenazine）25mg，每日口服 2 ~ 4 次。但氟哌啶醇及氯丙嗪均有诱发肌张力障碍的可能，故在用药中应严密观察。个别患儿应用苯巴比妥后可有更加兴奋与不自主运动反而加剧的反常反应，应即改用他药。有严重躁动不安者，可给地西泮 10mg，静脉徐缓注射，或用氯丙嗪 25mg 肌内注射。上列各药的剂量应视儿童的年龄大小酌情增减，以达到安静为止。目前多使用非典型抗精神病药物，如利培酮，自每次 0.5mg 开始，每日 2 次。视病情控制情况调整药物剂量。

有研究发现，丙种球蛋白可缩短小舞蹈病的病程和严重度。用药剂量为 0.4g/（kg · d），5d 为 1 个疗程。也有报道认为继发于心脏移植术的舞蹈症对激素治疗有效。

部分患者舞蹈动作恢复后，经一定时日可复发，故应予定期随访观察。

（五）预后

本病预后良好，约 50% 的病例经 3 ~ 10 周的时间可自行恢复，但亦有持续数月或 1 年以上者。偏侧投掷运动常有很高的自发缓解率。1/5 ~ 1/3 的患者可在间隔不定的时间后再次复发。间歇期可经数周、数月或数年不等。女性患者舞蹈病可于以后初次妊娠中或口服避孕药中复发或首次发作，在妊娠期发作者称妊娠舞蹈病。伴发风湿性心脏病者预后较差。有的患者可遗传有性格改变或神经症。在小舞蹈病的患者中，如不给予适当治疗，有 55% ~ 75% 最后表现风湿热的证据，另有 25% ~ 35% 不论有无风湿热的其他表现，以后均出现心脏瓣膜的损害。

二、亨廷顿舞蹈病

亨廷顿病是一种常染色体显性遗传的神经系统变性病，由 George Huntington（1850—1916 年）首先描述，是最常见的遗传性舞蹈病患者常在成年发病。尽管也有青少年和老年人发病的报道，但其平均发病年龄为 40 岁。患者常伴有认知功能下降和精神症状，现在也以其名字命名该疾病为 Huntington 病（Huntington disease，HD）。该病能无情地进展，通常在发病后 15 ~ 20 年死亡。西方国家患病率为 4/10 万 ~ 10/10 万，全世界均有该病的报道，是遗传性舞蹈症的最常见的疾病。

研究发现，HD 的外显率较高。HD 基因的突变率较低，约为每代 5/100 万。散发病例（既无阳性家族史）的 HD 约占整个 HD 患者的 1%。

（一）病因和发病机制

1993 年 Gusella 等发现 HD 系由 4 号染色体的 IT15 突变所致。该基因包括 10 366 个碱基，其中还有由 18 个 A 构成的 poly A，可读框包括了 9 432 个碱基编码、3 144 个氨基酸，由此构成了分子量约 34 800的蛋白质，称为 Huntington 蛋白，相应基因即 IT15 基因，称为 Huntington 基因。起始密码子位于可能的转录起始点下游等 316 碱基处，终止密码子为 UGA。

Gusella 等认为 IT15 基因是引起 HD 发生的基因，是因为在整个 IT15 基因序列编码多聚谷氨酰胺蛋白基因可读框的 5 起始端有一个 p［CAG（胞嘧啶 - 腺嘌呤 - 鸟嘌呤）］n 的三脱氧核苷酸重复拷贝。正常人重复的拷贝数都低于 30 个，而在 HD 患者则出现重复的拷贝增多，在 42 ~ 66 个或 66 个以上，或在 37 ~ 86 个，正常人与患者之间 p（CAG）n 的拷贝数无重叠现象。

HD 的一个较显著的临床特点是其遗传早发现象（anticipation），是指在同一家系中，后代患者症状随着世代的传递而越加严重，发病年龄早于上一代的现象。在 HD 家系中 CAG 的重复数目与 HD 的发病年龄呈反比，因此，三核苷酸重复拷贝数的多少随世代增加，基因所编码的亨廷顿蛋白对机体产生的危害程度由拷贝数的多少来决定的。由于脱氧三核苷酸重复的扩增，增加了该区域的不稳定性，因而，发生“再扩增”的可能性也随之增加。这样在世代的传递中，拷贝数越增越多，而稳定性也越来越低，构成了恶性循环（区别于点突变的静态）。与之相关的病情严重度也就越重，发病年龄也越早。

在病理生理的发病机制中是由于基底节-丘脑-皮质环路的损害所致。

有两个投射系统连接基底神经节的传入和传出结构：①纹状体和苍白球内节及黑质网状部之间的单突触“直接”通路，此通路为抑制性的，以 GABA 和 P 物质作为神经递质；②通过苍白球外节和丘脑底核的“间接通路”，在这条同路中，纹状体与苍白球外节之间和苍白球外节与底丘脑核之间的投射都是抑制性的和 GABA 能的，而丘脑底核-苍白球内节通路则是谷氨酸能的。激活直接通路可抑制输出核的活动，从而使丘脑皮质投射神经元脱抑制。反之，激活间接通路对苍白球内节和黑质网状部具有兴奋效应，从而对丘脑皮质神经元起抑制作用。

在 HD 早期，纹状体到苍白球外节（LGP）投射系统选择性的退行性变，造成纹状体神经元到苍白球外节的神经元选择性地减少，导致 LGP 神经元对 STN 抑制活动增强，结果使 STN 释放冲动减少，也即对基底神经节（MGP，黑质的 SNr 和 SNc）兴奋性冲动释放减弱，并继而引起丘脑腹外侧核（VL）对皮质反馈性抑制增强。这就可造成偏身舞蹈或偏身投掷（hemiballismus）。

（二）病理

本病主要是侵犯基底节和大脑皮质。尾核及壳核受累最严重，小神经节细胞严重破坏，大神经节细胞仅轻度受侵。尾核皱缩并发生脱髓鞘改变，伴有明显的胶质细胞增生。尾核的头部因严重萎缩以致侧脑室前角的下外侧缘失去其正常的凸出形态，变成扁平甚至凹陷。脑室普遍扩大。苍白球的损害比纹状体还要轻得多，只显示有轻度的神经节细胞丧失。基底节系统的其他部分或为正常或接近正常。大脑皮质（特别是额叶）也有严重损害，其突出的变化为皮质萎缩，特别是第 3、第 5 和第 6 层的神经节细胞丧失及合并有反应性胶质细胞增生。

（三）临床表现

最主要的症状为舞蹈病及痴呆。常于成年期起病后，症状不断进展。不自主运动往往比精神衰退先出现，但有些病例可恰恰相反。患者最初只诉述行动笨拙和不安，并可间歇性出现轻度的耸肩、手指的抽搐和扮鬼脸等不自主动作。随后，舞蹈样动作日益严重，此种不自主运动可侵犯面肌、躯干肌及四肢肌。舞蹈样动作是迅速的、跳动式的和多变的。不自主动作有时虽可重复，但绝不是刻板不变的。面肌受累时则患者可扮出各种鬼脸，舌肌及咽喉肌受累时则发生构语困难甚至吞咽障碍。上肢则出现不规则的屈曲和伸展，手指亦可出现指划运动，以致上肢的随意运动发生障碍。由于下肢的不自主屈伸以及躯干和头部的不自主扭转，患者失去平衡，以致不能起坐或行走，常突然跌倒。不自主运动可局限于一个肢体的其他部分。舞蹈样动作不能自行克制，可因情绪紧张而加重，静坐或静卧时减轻，睡眠时完全消失。

肌张力多为正常，但少数患者以震颤麻痹症样的肌强直为突出症状，而舞蹈症状甚轻微或完全缺如。这种强直型的慢性进行性舞蹈症被认为是苍白球受累的结果。青少年 HD 患者中少动-强直型较成年 HD 患者多见，而成年患者中少动-强直型少见。

精神衰退出现于每一个患者，显示器质性智能障碍的特征，即记忆力减退和注意力不能集中等。精神衰退多在不知不觉中进展，往往在舞蹈病出现后多年才变得明显，最后则成痴呆。在本病的终末期，痴呆多甚明显。亦可出现精神症状如情绪不稳、猜疑妄想、夸大妄想及幻觉等。病情总是不断进展，本病一般都可持续 10 至 20 年，平均于起病后 15~16 年死亡。

个别患者除了不典型的慢性进行性舞蹈征外尚可出现癫痫，包括肌阵挛性发作等。青少年 HD 患者较成人发病的患者更易发生癫痫，病情常较重，生存期较短。也可发生遗传性共济失调、偏头痛及肌病等。

血尿、脑脊液的常规检查均属正常。脑电图可有弥漫性异常。头颅 X 线平片正常。但头颅 CT 检查因尾核严重萎缩而显示脑室扩大，且侧脑室的形状呈特征性的蝴蝶状。气脑造影亦可有同样发现。用氟脱氧葡萄糖作 PET 检查可发现患者或其后代的尾核及壳核的葡萄糖代谢降低。

（四）诊断

本病诊断一般都不难，主要依据是：①遗传性；②中年（35～40 岁）起病；③舞蹈症状进行性加重；④进行性痴呆。但亦可有散发性病例。有些可首先出现智能低下而无舞蹈症状，这样的病例早期诊断则甚困难，只有长期观察待其出现不自主运动时才能确诊。若首现的症状为舞蹈症状而无痴呆者，早期诊断可发生困难，往往被误诊为“神经性抽搐”或“习惯性痉挛”。若细加观察这两个病还是可以鉴别的。

基因诊断：PCR 方法检测 IT15 基因的 CAG 重复拷贝数。正常人不超过 36 个拷贝。有家族史的可疑患者，若得 40 个以上的重复扩展，则可诊断 HD；34～38 个没有诊断意义。对来自散发家系的新突变，其（CAG）n 三核苷酸重复拷贝数在 34～42 者也难以诊断；少于 34 个重复时，不能确诊 HD，但也不能完全除外。

（五）鉴别诊断

HD－like 综合征（HDL）：进行性舞蹈症状、认知功能下降、精神症状和常染色体显性遗传的家族史曾经是 HD 的诊断标准。但是，随着诊断性基因检测方法的出现，1% 的疑为 HD 的患者未发现 CAG 三核苷酸重复拷贝数扩增，这类患者通常被称为 HD－like 综合征，见表 6－1。

表 6－1　需要与 HD 相鉴别的 HDL 综合征

疾病名称	病因
HDL_1	在编码 Pr 蛋白的基因中插入八肽
HDL_2	编码亲联蛋白－3 基因中三核苷酸重复扩增
HDL_3	尚未鉴定出致病基因突变
HDL_4（SCA17）	编码 TATA－box 结合蛋白基因中三核苷酸重复扩增
遗传性朊蛋白病	编码 Pr 蛋白的基因突变
SCA_1	编码 ataxin －1 基因中三核苷酸重复扩增
SCA_3	编码 ataxin －3 基因中三核苷酸重复扩增
齿状核－红核－苍白球萎缩	编码 atrophin－1 基因中三核苷酸重复扩增
舞蹈－棘红细胞增多症	编码 chorein 的基因突变
$NBIA_2$	编码铁蛋白轻链的基因突变
NBIA/PKAN	PKAN2 基因突变

注：$NBIA_2$（neuroferritinopathy）：神经铁蛋白病；NBIA（neurodegeneration with brain iron accumulation）：伴有脑部铁沉积的神经变性病；PKAN（pantothenate－kinase associated neurodegeneration）：与神经变性相关泛酸激酶；SCA（spinocerebellar atrophy）：脊髓小脑变性。

HDL_1 和常染色体显性遗传的特异性家族性 Prion 病常需与 HD 相鉴别。编码 Pr 蛋白的基因中有一个 8 肽核苷酸序列重复插入（PRNP），其他类型的 PRNP 也可产生 HD 样综合征。家族性 Prion 病可产生多种临床表现，甚至在一个家系中也可产生多种临床表现。而 HDL_2、HDL_3 则多见于有非洲血统患者，亚洲人少见。在疑为 HD 的患者中未检出 ITl_5 基因异常时，需要检测这些疾病的基因，以防漏诊或误诊。脊髓小脑变性（SCA）－Ⅰ型、Ⅲ型及 HDL_4 也可通过相应的基因检测而明确诊断。棘红细胞增多症患者除舞蹈症状和阳性家族史外，常并发有周围神经损害，外周血中棘状红细胞的比例常超过 5%。而 $NBIA_2$、NBIA/PKAN 除基因突变异常外，头颅影像检查也可见特征性改变。

本病尚应与风湿性舞蹈病和老年性舞蹈病鉴别。风湿性舞蹈病发生于儿童，且非进行性疾病，虽也可伴有精神症状，但系短暂性的，与慢性进行性舞蹈病的精神症状逐渐发展成为痴呆者不同。老年性舞蹈病发生于老年人，往往由血管性疾病所引起，故起病急骤，且非家族性，舞蹈样动作为唯一症状，不伴有智能衰退。本病尚应与重症精神病由药物诱发的迟发性多动症及棘状红细胞增多症并发舞蹈症鉴别。

（六）治疗

尚无阻止或延迟 HD 发展的方法，治疗集中在对心理与神经症两方面的症状治疗，同时进行必要的支持治疗。

1. 心理治疗　要让患者帮助家族中其他患者及可能得病者树立信心，相互帮助，建成富有乐观主义的家庭。对于抑郁、焦虑的患者，可用三环类抗抑郁剂如阿米替林、丙咪嗪、氯丙咪嗪与多塞平（多虑平），也可选用抗抑郁剂，如舍曲林（sertraline）与帕罗西汀（paroxerine）。但必须注意抗抑郁剂的抗胆碱能作用可加重患者的异常运动和认知障碍。另需注意患者或有的自杀意向。对并发有痴呆的患者，尤须加强护理与支持治疗。

2. 药物治疗　宜着眼于既能减少舞蹈样动作又能改善活动质量，药物治疗宜从小剂量起用，缓慢加量，直至满意控制舞蹈样运动。

药物治疗可分为运动障碍的治疗、精神症状的治疗和行为障碍的治疗三种。

（1）舞蹈症状的治疗：可选用多巴胺耗竭剂（dopaminergic depletors），如丁苯那嗪（tetrabenazine）和利舍平（reserpine）。苯二氮䓬类（benzodiazepines），如氯硝西泮（clonazepam）、地西泮（diazepam）也可选用。有报道抗惊厥药（anticonvulsants），如苯妥英（phenytoin）、卡马西平（carbamazepine）、丙戊酸（valproic acid）也可试用。多巴胺受体阻滞剂（dopaminergic blockers），如硫必利、氟哌啶醇（haloperidol）和匹莫齐特（pimozide）也可选用。

1）丁苯那嗪：可耗竭脑中神经元内的多巴胺、5－HT 和去甲肾上腺素的贮存，可逆性抑制囊泡单胺转运体（VMAT2）功能，改变大脑控制运动的电信号的传导，从而减轻 HD 的舞蹈症状。疗效优于利舍平，较少产生低血压。

初始剂量：12.5mg/d；1 周后改为 12.5mg，每日 2 次；每周增加 12.5mg，直到舞蹈症状减轻或达最大耐受剂量——75～100mg/d，分 3 次服用。每日剂量不要超过 100mg。常见不良反应有失眠、抑郁、嗜睡、坐立不安和恶心；也可能使心情恶化，加重认知障碍，加重肌强直，生活能力下降，延长 QT 间期。一项随机、双盲、安慰剂对照的多中心研究证实了丁苯那嗪的疗效和安全性。对于 CYP2D6 代谢较差者，丁苯那嗪单次剂量不要超过 25mg，日剂量不超过 50mg，日剂量超过 50mg 者，需要行 CYP2D6 基因型分析。

2）利舍平：成人初始剂量为 0.05～0.1mg/d，口服，每周逐渐增加剂量，直到疗效好转或出现不良反应。

3）抗惊厥药物：主要用来减轻舞蹈时的肌肉痉挛，丙戊酸和氯硝西泮可有效治疗舞蹈症，且相对安全，可首先选用。①丙戊酸的作用可能与增加脑中 GABA 水平有关。成人的初始剂量为口服 250mg/d，最大剂量 2 000mg/d，分 2～3 次口服，不要超过 60mg/（kg·d）。②氯硝西泮能增强 GABA 的活性，对舞蹈症可能有效。不会诱发神经安定剂引起的 Parkinsonism 或增加迟发性运动障碍的发生，因此，可在使用多巴胺受体拮抗剂前试用该类药物。成人初始剂量：0.25～0.5mg/d，口服；最大剂量 2～4mg/d，分 2～3 次使用。可缓慢增加剂量，避免过度镇静作用。

4）神经镇静剂：由于可能会改善患者的舞蹈样动作，但会加重 HD 的其他症状，如运动迟缓和肌强直，进一步导致功能下降，不推荐首选。①利培酮（维思通）为 DAD_2 和 5－HT 受体拮抗剂，很少出现典型神经安定剂引起的 EPS。成人初始剂量 0.5～1mg/d，口服；逐渐增加剂量直至有效或出现不良反应，最大剂量不超过 6mg/d，分两次服用。②氟哌啶醇是经典的抗精神病药物，对多巴胺受体有拮抗作用，仅在最后才考虑使用该药物来治疗 HD。成人初始剂量 0.5mg/d，口服；谨慎增加剂量达 6～8mg/d 后逐渐减少剂量到最低有效维持剂量并取得令人满意的疗效。

（2）对运动过缓、运动不能——强直征群的治疗：可选用抗震颤麻痹药物如左旋多巴类、金刚烷胺或苯海索。用药也宜从低剂量开始。

（3）智能减退：可用多奈哌齐（安理申）、石杉碱甲（双益平）、茴拉西坦（三乐喜）等。有精神障碍者可选用氯氮平、喹硫平等治疗。

DBS 对部分患者可能有效，Thompson（2000）报道了 2 例儿童舞蹈症患者经 DBS 治疗舞蹈症状减轻。1 例患者出生时脑出血导致脑瘫。另一例 11 岁患者为 7 岁丘脑出血导致舞蹈症。Krauss（2003）报道苍白球刺激治疗 2 例继发于脑瘫的成人舞蹈症状和 2 例肌张力障碍者（儿童和成人各一例）。肌张力障碍显著改善，舞蹈症状改善不明显（2 例轻度改善，2 例无改善），Moro（2004）报道双侧苍白球内侧核刺激治疗 HD，可改善舞蹈症状，但刺激频率过高（130Hz）可能会加重运动迟缓，40Hz 时对运动徐缓作用甚微，但能显著改善与执行和判断功能相关区域的血流。

3. 细胞移植治疗　仍有争论，尚处于早期研究阶段，结论不一。Bachoud－Levi（2006）等将胎脑神经元细胞移植到宿主纹状体后可使患者的舞蹈症状、眼球运动功能、步态和认知功能稳定或改善，但肌张力障碍加重类似于未移植患者。但这些结果仅持续 5 年左右，然后症状继续进展。Keene（2008）通过 2 例尸解发现，移植的胎脑神经元能够分化和存活，但其不能与宿主的纹状体建立连接，这就解释了为什么移植治疗不能取得临床疗效。

4. 对症治疗　对于自理生活困难者，加强护理，注意营养，防止压疮等并发症。

三、妊娠舞蹈病

妊娠舞蹈病（chorea gravidarum）是一种少见的妊娠并发症，为一种晚发型的小舞蹈病，由妊娠所激发。对于本病的病因，曾有种种推测。有一部分患者过去有风湿热或猩红热的病史，约有 40% 的患者于幼年时曾有小舞蹈病病史，且本病并发风湿病的频率与小舞蹈病相似，因此较多的人认为本病的病因与风湿病有关。另有人于尸检时发现患者的大脑几乎到处都有充血和出血，还有人发现脑、肝、肾及脾都有变性和炎性的改变，但无心内膜炎的证据，因此认为本病系由妊娠高血压综合征或感染性疾病引起轻度脑炎所造成。认为妊娠高血压综合征引起本病的理由还有：患者没有感染或心脏病史，终止妊娠后，舞蹈样动作立即停止。

有少数作者认为妊娠舞蹈病可由精神因素、全身毒血症或感染所诱发。欧洲还有人认为妊娠舞蹈病是归因于胎儿的变态反应。总之，妊娠舞蹈病的真正病因尚不清楚，妊娠可能只是诱发因素，而非舞蹈病的根本原因。

本病最多见于 17～23 岁间的初产妇，再次妊娠可能复发，初发于 30 岁以上的妇女极为少见。其发生率为 2 000 次至 3 000 次分娩中一次。往往在妊娠的前半期特别是前 3 个月发病，在妊娠的后半期发病者实为罕见。

本病的临床症状与较重的小舞蹈病类似，当舞蹈样动作出现前数周往往先有头痛和性格改变，全身衰竭症状可能比小舞蹈病更早出现。有人报告，本病的病死率达 13.1%，胎儿的病死率约高两倍。但足月出生的婴儿绝大多数都是正常的，仅有少数报告婴儿有畸形。患者往往发生流产，舞蹈病可于妊娠期中或分娩后 1 个月内自行停止，亦有人报告于人工流产后立即停止者。

本病的治疗原则与小舞蹈病相同。妊娠舞蹈病的死率较高，因此有人极力主张于全身情况开始衰竭前尽早终止妊娠，但有人主张对于轻症病例用非手术疗法。早期应用镇静剂可减轻症状和防止进展。

四、老年性舞蹈病

为发生于老年的舞蹈动作，无家族史，病情较轻，无精神症状而且病程比较良性。本病的舞蹈动作，有时只出现于舌、面、颊肌区。为与慢性进行性舞蹈病相鉴别，把它列为一个独立的疾病单元。本病的病理改变与慢性进行性舞蹈病极为相似，但无大脑皮质的变性。然而，近年来不少人指出，慢性进行性舞蹈病也可在老年发病，遗传性疾病除有家族史外，还有一部分散发病例的事实。因此，老年性舞蹈病亦被认为是发生于老年的遗传性疾病。本病的诊断要点和治疗原则同其他舞蹈病。

五、半侧舞蹈病

半侧舞蹈病（hemichorea）为局限于一侧上、下肢的不自主舞蹈样运动。它可以是风湿性舞蹈病，慢性进行性舞蹈病的一个部分，亦可以是基底节发生血管性损害的结果。

多见于中年或老年的病例，突然起病的偏瘫或不完全性偏瘫及瘫侧肢体的舞蹈样动作。舞蹈样动作可于发病后立即发生，亦可数周或数月之后出现。偏瘫较完全者，常在偏瘫开始恢复后才出现舞蹈样动作。这种不自主运动通常以上肢最严重，下肢及面部较轻。严重的舞蹈样动作甚难与偏侧舞动症相鉴别。不自主运动持续的时间随病因不同而异，多数可随时间的延长而逐步减轻。

对于应用氯丙嗪、利舍平、地西泮、氟哌啶醇等药物治疗无效的患者，采用苍白球、丘脑腹外侧核的电凝或冷冻手术可有一定帮助。

六、Meige 综合征

Meige 综合征是成年人发病的局限性肌张力障碍。本病没有家族史。Meige 首先描述，主要表现为眼睑痉挛（blepharospasm）和口、下颌肌张力障碍（oromandibular dystonia），舌肌亦受累时称口、下颌肌、舌肌张力障碍。

（一）病因

本病病因不清。虽有相当一部分患者伴感情障碍，如抑郁、焦虑，可能的病因为：①脑干上部、基底节异常，中脑及基底节过度活化，使参与眼轮匝肌反射的脑桥髓内中间神经元过度活动所致；②多巴胺受体超敏；③基底节等脑内胆碱能系过度活跃。

（二）病理

Garcia－Albea 等报道的眼睑痉挛和 Meige 综合征的尸解病理无异常。Ahrocchi 等报道 1 例 Meige 综合征在纹状体背侧有斑块状神经元缺失和胶质增生。Zweig 等报道 1 例 Meige 综合征在脑干处核群（黑质致密部、蓝斑、缝核、脑桥脚核）中有较严重的神经元脱失；在黑质和蓝斑中有少量细胞外神经黑色素（neuromelanin）着色，黑质中神经原纤维缠结较少。

（三）临床表现

本病多见于老年人，一般在 50 岁以后起病，高峰发病年龄为 60 岁。女性多见，男女之比 1 ：2。

Meige 综合征的临床表现可分为 3 型：①眼睑痉挛型；②眼睑痉挛合并口、下颌肌张力障碍型；③口、下颌肌张力障碍型。Jankovic 称眼睑痉挛合并口、下颌肌张力障碍型为完全型，其余为不完全型。各型所占比例各家报道相差甚远，但均以眼睑痉挛型和眼睑痉挛合并口、下颌肌张力障碍型占绝大部分。

双眼睑痉挛为最常见的首发症状（占 76% ~77%），部分由单眼起病，渐及双眼。睑痉挛前常有眼睑刺激感，眼干、畏光和瞬目增多。睑痉挛的发作频率常由稀疏至频繁。痉挛可持续数秒至 20min，不经治疗可持续收缩造成功能性“盲”。患者常需用手将双上睑拉起且不敢独自出门或过马路。

口、下颌和舌痉挛常表现为张口、牙关紧咬、缩唇、噘嘴、伸舌等，致面部表情古怪特殊（Brueghel syndrome）。重者可引起下颌脱臼，牙齿磨损，尚可影响发声和吞咽，口、下颌的痉挛常由讲话、咀嚼触发。

除眼睑痉挛及口、下颌肌张力异常外，Meige 综合征尚可伴斜颈、头后仰前屈等。一般无智能障碍，无锥体束病变、小脑病变及感觉异常。1/3 的患者有情感障碍，如抑郁、焦虑、强迫人格、精神分裂的人格变化。

（四）诊断和鉴别诊断

老年患者有典型的眼睑痉挛和（或）口、下颌肌张力异常，而无服用抗精神病、抗帕金森病药物的病史，即应考虑 Meige 综合征的可能。需要鉴别的疾病有：①迟发性运动障碍：有长期服用吩噻嗪类、丁酰苯类抗精神病药物史，受累肌常以蠕动为主而非肌肉痉挛；②偏侧面肌痉挛：常局限于一侧及面神经支配肌，不伴口、下颌肌张力障碍的不随意运动，偶可累及双侧，但双侧痉挛不同步与 Meige 综合征不同；③神经症：可发生于任何年龄，常伴情绪不稳，睡眠障碍，症状变化多，波动大，心理治疗有效。

（五）治疗

目前尚无根治治疗。

国外广泛应用A型肉毒毒素行局部注射（BTX－A）。肉毒毒素既稳定又易纯化，注射后作用于神经肌肉接头部位，阻碍乙酰胆碱释放。方法：痉挛部位局部皮下注射，一侧0.5～2.5U，分4～5处注射，总剂量10～50U，疗效持续3～5个月，无全身不良反应，是目前被公认为最好的治疗方法，对80%以上的睑痉挛有效。舌肌注射尚可治疗不自主伸舌。

也可应用多巴胺拮抗剂、氟哌啶醇、丁苯那嗪、苯海索及苯二氮䓬类中的氯硝西泮。

（张 洁）

第三节 肌张力障碍

一、概述

肌张力障碍（dystonia）是一种不自主、持续性肌肉收缩引起的扭曲、重复运动或姿势异常综合征，是一种很常见的具有特殊表现形式的运动障碍性疾病，其特征性表现为主动肌和拮抗肌过度收缩或收缩不协调引起的不自主运动和异常姿势。肌张力障碍可以按年龄（儿童和成人）、分布（局灶、节段、多灶、全身或偏身的肌张力障碍）等来分类。原发型肌张力障碍又可分为遗传性和散发性。DYT－1和TORIA型基因是仅有的用于商业化实验的基因，但目前至少有15种其他的基因处于研究阶段。传统的治疗主要着重于最初的药理学、外科和支持治疗。自从20世纪80年代后期，BTX的应用给肌张力障碍治疗带来了革命性的跨越，其已应用于多种肌张力障碍的治疗。最近，外科手术以及脑深部电刺激对全身和局灶型肌张力障碍治疗有效，重新引起了临床医师的关注。

二、病因及分类

原发型肌张力障碍病因尚不清楚，可能与遗传因素、环境因素等相关。根据病因主要分为四大类：原发型肌张力障碍、肌张力障碍叠加综合征、遗传性肌张力障碍和继发型肌张力障碍。原发型肌张力障碍占肌张力障碍的70%，继发型占30%。继发型肌张力障碍中，5%源于一些遗传性疾病，2.5%源于退行性疾病，而环境和外源性因素所致者占80%，常见因素依次是药物引起的迟发性肌张力障碍（40%）、围生期脑缺氧（15%）、精神因素（13%）、外伤（10%）、脑炎（4%）、脑血管病（1%）、毒物接触（1%）。

研究表明肌张力障碍可能有以下几种发病机制：脑干和脊髓异常的相互抑制；感觉运动反馈与整合不完善；苍白球活动低下伴有皮质丘脑投射的过度兴奋等。

（一）根据病因分类

1. 原发型（特发性）肌张力障碍　可分为家族性（有家族遗传史）和散发性（无明确家族遗传史）。而多巴反应性肌张力障碍（dopa－responsive dystonia，DRD）是原发型肌张力障碍的一种变异型，以肌张力障碍与帕金森病为主要症状，伴有不同程度的症状波动（晨轻暮重）。对多巴胺极敏感，小剂量多巴胺可有持续性的戏剧性反应效果。

2. 继发型（症状性）肌张力障碍　儿童肌张力障碍最常见的病因是脑瘫，而成人可由外伤、脑炎等引起。约10%的使用某些抗精神病药物患者可以出现肌张力障碍的症状。

3. 肌张力障碍叠加型　肌张力障碍是主要的临床表现之一，但与其他的运动障碍疾病有关，没有神经变性疾病的证据，如DYT－3、DYT－5、DYT－11、DYT－12、DYT－14、DYT－15型肌张力障碍。

4. 发作性肌张力障碍　表现为突然出现且反复发作的运动障碍，发作间期表现正常。

依据诱发因素的不同分为3种主要形式：①发作性运动诱发的肌张力障碍（PKD，DYT－9），由突然的动作诱发；②发作性过度运动诱发的肌张力障碍（PED，DYT－10），由跑步、游泳等持续运动诱发；③发作性非运动诱发型肌张力障碍（PNKD，DYT－8），可因饮用酒、茶、咖啡或饥饿、疲劳等诱发（表6－2）。

表 6-2　肌张力障碍的病因学分类

疾病类型	临床特点	常见疾病
原发型肌张力障碍	除震颤外，没有其他异常的神经系统症状和体征；除一些患者有明确的遗传因素外，没有其他可知的病因；没有神经变性疾病的证据	局灶性肌张力障碍：颈肌张力障碍，眼睑痉挛，书写痉挛，遗传性肌张力障碍（如 DYT-1 和 DYT-6 肌张力障碍）
肌张力障碍叠加综合征	以扭转痉挛为突出表现，伴有其他运动障碍疾病；没有神经变性疾病的证据	多巴反应性肌张力障碍，急性肌张力不全-帕金森综合征，肌阵挛性肌张力障碍综合征
原发型发作性运动障碍和肌张力障碍	短暂的运动障碍，在发作期间可伴有或不伴有肌张力障碍（主要发生于有家族史的患者，也有散发个案报道）	发作性运动诱发肌张力障碍（DYT-9），发作性过度运动诱发的肌张力障碍和发作性非运动诱发性肌张力障碍
遗传性肌张力障碍	肌张力障碍发生在有其他神经系统症状体征的遗传性变性疾病	Wilson 病，亨廷顿病，神经铁蛋白病（neuroferritinopathy，是一种由编码铁蛋白轻链基因发生突变引起的）
继发型（症状性）肌张力障碍	肌张力障碍由其他疾病或脑损伤所致，包括异常的生产史和围生期病史，发育迟缓，发作时与年龄不相符合的部位（如成人以下肢肌张力障碍或儿童以头部肌张力障碍为首发症状），静止状态发生的肌张力障碍（而不是活动状态时发生），癫痫，异常的药物暴露，病情早期持续进展，早期出现严重的延髓功能障碍，持续性偏身肌张力障碍，合并有其他神经系统症状（除震颤外）或多系统受累	CNS 肿瘤、先天畸形或脑卒中，CNS 外伤，围生期脑损伤如瑞氏综合征，病毒性脑炎、亚急性硬化性全脑炎、朊蛋白病、肺结核、红斑狼疮、抗磷脂抗体综合征、梅毒、干燥综合征，药物诱导：左旋多巴、多巴胺拮抗剂［如神经松弛药、普鲁氯嗪（洛呕宁，止吐药）、甲氧氯普胺、5-羟色胺再摄取抑制剂（SSRIs）、丁螺环酮、可卡因、单胺氧化酶抑制剂、氟卡尼、钙通道阻滞剂、麦角碱、麻醉药，中毒，如一氧化碳、锰、氰化物、甲醇、戒酒药物双硫醒、二硫化碳］，代谢如甲状腺功能减退、副肿瘤综合征、脑桥中央髓鞘溶解症
肌张力障碍作为其他疾病的表现之一的疾病	在其他运动障碍疾病中的非主要的临床症状，包括变性和非变性疾病	帕金森病，进行性核上性麻痹，皮质基底核变性，抽动障碍

（二）根据年龄分型

（1）早发型：≤26 岁，一般先出现下肢或上肢的症状，常常进展累及身体其他部位。

（2）晚发型：>26 岁，症状常先累及颜面、咽颈或上肢肌肉，倾向于保持其局灶性或有限地累及邻近肌肉。

（三）根据病变部位分型

（1）局灶型：又称为头颈部局灶性肌张力障碍。

（2）节段型：两处相邻部位的肌张力障碍。

（3）多灶型：两个以上非相邻部位的肌群受累。

（4）偏身型：偏身受累，多为继发性肌张力障碍。

（5）全身型：下肢与其他任何局灶性或节段性肌张力障碍的组合。

三、临床特点

肌张力障碍的评价：肌张力障碍的最初评价目的是根据年龄、分布、流行病学建立的分类和诊断标准。

原发型全身性肌张力障碍常常开始于小孩，多从小腿发作起病。多数情况下，可扩散至肢体的其他部位。原发性局灶型肌张力障碍可累及面部、喉部、颈部肌肉。成人则以肢体肌张力障碍为典型表现。成人的原发型肌张力障碍扩散到其他部位的可能性比儿童少，但成人面、颈及上肢的严重肌张力障碍 15%～30% 可以发展到肢体其他部位。临床医师需要询问药物接触史、周围和中枢神经系统的外伤史、伴随的运动障碍或运动障碍家族史。DYT-1 肌张力障碍患者，进行遗传学检测可能会发现染色体

9q32－q34 上 GAG 缺失。因此建议对 26 岁以前发病的肌张力不全患者的扭转痉挛，应进行遗传学检测；对 26 岁以后发生的，且有相关阳性家族史的肌张力不全患者也应进行类似的检测。

特发性全身型肌张力障碍诊断标准：

（1）肌张力障碍是仅有的神经系统异常症状或体征，除可能伴发震颤外。

（2）缺乏影像学及实验室异常提示获得性或神经变性肌张力障碍的证据。

（3）对多巴胺治疗无反应。

（4）没有获得性或者环境因素所致的病因（如围生期缺氧、神经松弛药物的使用）。

临床常见肌张力障碍：

1. 扭转痉挛　又称扭转性肌张力障碍或变形性肌张力障碍，其特点是间歇性或持续性的肌肉痉挛，四肢近端和躯干绕身体纵轴畸形扭转，睡眠时消失。肌张力在扭转发作时增高，停止时正常。基因学研究认为，原发性扭转痉挛的致病基因有 15 个（DYT－1～DYT－15），其中最为常见的是位于 9q34 的 DYT－1 基因。基因的表现形式是常染色体显性遗传，外显率达 30%～40%，男女患病率相似。

2. 手足徐动症　或称指划动作，与肌张力障碍密切相关，可能为四肢远端的肌张力障碍。表现为手指或四肢远端缓慢的蚯蚓样扭曲运动，呈各种奇特姿势。

扭转痉挛和手足徐动症通常都由基底核损害引起，可分为原发性与症状性两种。扭转痉挛以原发性多见，儿童期起病，无智力障碍，可有家族史，病因不明。手足徐动症以症状性多见，病变主要在壳核，其病因有围生期缺氧、脑外伤、肝豆状核变性、脑卒中、Leigh 病、帕金森病、遗传性舞蹈病、中毒（锰、一氧化碳、二硫化碳）、药物（左旋多巴、神经安定剂、抗癫痫药）、感染或感染后、代谢障碍、纹状体黑质变性等。

3. 痉挛性斜颈　多于成年缓慢起病，系由颈肌阵发性的不自主收缩而引起头向一侧扭转或倾斜。当一侧胸锁乳突肌收缩时引起头向对侧旋转，颈部收缩向一侧屈曲：两侧胸锁乳突肌同时收缩时则头部向前屈曲：两侧头夹肌及斜方肌同时收缩时则头向后过伸。本病多由基底核变性引起，亦可为扭转痉挛或手足徐动症的组成部分。

四、治疗

肌张力障碍的治疗流程见表 6－3。

表 6－3　肌张力障碍的治疗流程

1. 诊断
   - a. 建立流行病学资料（原发、继发）和分布（全身、局灶）
   - b. 必要时进行遗传学检查
2. 口服药物试验
3. BTX 注射
   - a. BTX A 或 B 型
   - b. 用 EMG 描记
   - c. 如果注射无效且不良反应较少，可考虑增加剂量或校正肌内注射的部位
   - d. 如果怀疑耐药，可考虑检测可用的中和抗体
   - e. 如果耐药存在，考虑注射不同的 BTX 亚型或外科治疗
4. 外科手术
   - a. 周围神经切除
   - b. 脑外科手术：丘脑毁损术、苍白球毁损术
   - c. 脑深部电刺激
5. 支持治疗：理疗、矫形

由于缺乏有效的根治手段，因而治疗的关键就是选择控制症状的药物。对症治疗的最初目标是减少疼痛和痉挛，减轻异常运动，阻止挛缩，实现运动功能的最大改善，而且不良反应最小。

1. 药物治疗　多巴胺反应性肌张力障碍是由于14号染色体上GTP环水解酶I基因突变所致，在儿童期出现一次或多次的姿势异常、肌张力障碍、PD综合征，并有昼夜变化。这些患儿常常被误诊为脑瘫，小剂量的多巴胺有明显的疗效，能使大部分功能恢复正常。一般情况下左旋多巴的剂量应达到600mg/d。

肌张力障碍若伴有其他非典型的症状，如青年发病、其他神经系统症状、精神症状、系统性症状，需要排除肝豆状核变性。所进行的检查应包括血浆铜蓝蛋白、24h尿铜、裂隙灯检查有无K－F环。该病可以通过减少饮食中铜的摄入，应用青霉胺增加铜的排除来缓解症状。

治疗原发性肌张力障碍的药物有：抗胆碱能药物、多巴胺能药物、苯二氮䓬类、多巴胺耗竭剂、多巴胺拮抗剂等。在美国，治疗肌张力障碍的抗胆碱能药物是苯海索。每日的剂量为6～80mg，对40%～50%的7～9岁患者有效。还有研究表明对9～32岁的全身性肌张力障碍，安坦的有效率达71%，平均服药长达2.4年的患者安坦有效率为42%。每日的最大剂量是30mg，但有些人提出其治疗剂量可达5～120mg/d，平均达40mg/d。国外有文献报道，某些患者需要80～120mg/d的有效剂量。不良反应包括视力模糊、口干，短暂且轻微。越年轻的患者对大剂量和不良反应的耐受越好。这一药物比巴氯芬（baclofen）和氯硝西泮的效果更理想。抗胆碱能药物治疗肌张力障碍的作用机制不清。

苯二氮䓬类药物如氯硝西泮、地西泮、劳拉西泮对于治疗肌张力障碍可能有用，尤其是作为辅助治疗时。氯硝西泮可能对肌阵挛性肌张力障碍尤其有效，剂量为1～4mg/d，由于镇静作用限制了其剂量的使用的大小。有效作用主要体现在可减少焦虑、痉挛、疼痛。

巴氯芬是一种GABAB型激动剂，通过口服和鞘内给药对肌张力障碍有效。口服剂量范围30～120mg/d，但其镇静和戒断作用限制了其使用。儿童全身型肌张力障碍和成人局灶性肌张力障碍患者可能对巴氯芬有不同的反应，对不良反应的耐受性也不一致。鞘内巴氯芬注射对全身性肌张力障碍，尤其是伴随痉挛和疼痛的患者有效。鞘内给药采用永久性泵置入。

多巴胺耗竭剂，如丁苯那嗪（tetrabenazine）和甲酪氨酸已被用于缓解肌张力障碍的症状。但前者仅仅在加拿大和欧洲使用，而在美国并没有批准使用。这一药物的主要不良反应是镇静和抑郁，限制了其临床应用。

多巴胺受体拮抗剂曾经被经常用于治疗肌张力障碍，但因其不良反应如迟发性运动障碍、镇静作用、PD综合征而限制了其在临床的广泛使用。据文献报道，氯氮平，一种非典型的D_4多巴胺受体拮抗剂，能改善30%的局灶性和全身性肌张力障碍患者的症状及评分。镇静和低血压是常见的不良反应，还可伴有粒细胞减少，需要每周进行血细胞检查。

据报道其他如美西律和抗心律失常药物能改善肌张力障碍。美西律具有类似于利多卡因的抗心律失常作用药物，能改善部分睑痉挛和颈肌张力障碍的症状。静脉注射剂量的利多卡因，能短暂和快速的减少肌肉收缩，其常见不良反应是胃肠道不适、头晕、镇静作用。但这一结果没有得到进一步证实。

抗惊厥药物最常用于发作性非运动诱发性张力障碍。利鲁唑（riluzole）为一种谷氨酸受体拮抗剂被用于对药物耐受和BTXA耐受的颈肌张力障碍，对部分患者有效。

临床使用的常见药物见表6－4。

表6－4　临床常用药物

类型	药物剂量范围	不良反应
抗胆碱能类药物		
苯海索	6～80mg/d	视力模糊、口干、意识模糊、尿潴留
苯扎托品（benztropine）	4～8mg/d	
苯二氮䓬类		
氯硝西泮	1～4mg/d	镇静作用、共济失调、戒断

续 表

类型	药物剂量范围	不良反应
GABAB 激动剂		
巴氯芬	30～120mg/d	镇静、乏力
多巴胺能药物		
卡比多巴/左旋多巴	25/100，1～6 片/日	恶心、头晕
多巴胺耗竭剂		
丁苯那嗪	50～200mg/d	镇静、抑郁、帕金森综合征
甲酪氨酸	250～1 000mg/d	镇静、腹泻

早在 1980 年，BTX 注射戏剧性地改善了肌张力障碍症状，尤其是局灶型肌张力障碍，从而广泛应用于临床。BTX 来源于肉毒梭状芽孢杆菌，存在于 A～G 7 种免疫血清学中。BTX 的作用机制是阻止突触前膜乙酰胆碱释放入神经肌接头，从而导致局灶的肌肉无力，起到类似的化学去神经作用。BTX 由二硫键结合的一个重链和轻链组成。重链与突触前终末受体位点结合，起转运毒素到细胞的作用。轻链的功能是作为锌指结构蛋白水解酶作用。BTXA 早在 1989 年就被美国食品和药品管理局（FDA）批准用于治疗斜视、睑痉挛、偏面痉挛。2000 年，BTXA、BTXB 被批准用于治疗颈肌张力障碍。

BTX 的相对禁忌证常常基于不同的个体，若患者有渐冻症（MND）或神经肌接头疾病如重症肌无力（MG）、Lambert－Eaton 综合征需要注意。和氨基糖苷类药物共同使用时，由于氨基糖苷类药物增强了 BTX 的作用，使用时尤需注意。目前还不清楚 BTX 是否在人类乳汁中分泌，因而妊娠时要慎用。许多研究证明 BTX 注射对于局灶性肌张力障碍是安全而且有效的。事实上，尤其是眼睑痉挛、口下颌张力障碍和喉肌张力障碍，BTX 可以作为首要选择，许多颈肌张力障碍和局部肢体肌张力障碍的患者可以结合口服药物一起治疗，效果较好。BTX 的有效率达 70%～100%。通常在最初的两周出现症状改善，持续大约 3 个月。不良反应见表 6－5。注射局部的症状：疼痛、瘀斑、血肿为共同的不良反应。

表 6－5　BTX 的不良反应

BTX 对每一局灶型肌张力障碍类型的不良反应	不良反应
眼睑痉挛	睑痉挛、视物模糊、眼干
口、下颌张力障碍	吞咽困难、咀嚼困难、构音障碍
喉肌张力障碍	吞咽困难、声音嘶哑（尤其是内收肌张力障碍）、喘鸣
颈肌张力障碍	颈肌无力，吞咽困难、枕大神经和臂丛兴奋
肢体肌张力障碍	肌肉过度无力

2. 外科治疗　对于药物治疗和 BTX 治疗无效的患者，还有外科方法可供选择。外科治疗肌张力障碍有周围和中枢两种方法。BTX 注射大部分替代了颈肌张力障碍的周围神经切断术。此外，随着对 PD 外科治疗的病理生理机制的逐渐了解，脑深部电刺激可以用于肌张力障碍的治疗。

选择性的周围神经切断术被用于初发的颈肌张力障碍，不良反应包括颈肌无力和吞咽困难。部分患者手术后还需要注射 BTX。选择性的肌切除术可用于眼睑痉挛和颈肌张力障碍，但大部分已经被 BTX 注射替代。丘脑毁损术最初用于治疗 PD 的开关现象，且对 PD 震颤和肌张力障碍等症状有改善作用。现已被用来治疗全身或局灶的肌张力障碍，其有效率达 60% 左右。但不良反应也很显著，包括 15% 轻偏瘫和构音障碍，尤其见于双侧丘脑毁损术。其他的外科方法还有苍白球毁损术，不良反应相对较轻，但双侧苍白球的毁损也可能增加发生构音障碍和吞咽困难的风险。目前神经外科用得较多的是脑深部电刺激（丘脑或苍白球），因为脑深部电刺激具有可重复性和没有明显的发生吞咽困难和构音障碍的风险。对药物和 BTX 注射效果差的患者有效率达 50% 左右，尤其是对 DYT1 基因突变所导致的原发的全身性肌张力障碍以及继发的全身性肌张力障碍等效果较好。不良反应包括电极所致的感染和小的硬膜下血肿等。

3. 非药物治疗　理疗可作为药物和外科治疗的辅助治疗，已证明是有效的。虽然理疗的长期疗效有待进一步研究，但这种非侵入性的治疗方法具有潜在的增强其他治疗效果的作用。

4. 结论　近年来，肌张力障碍的治疗选择包括有药物、外科手术和支持治疗。对肌张力障碍的病理生理机制的了解也逐步深入。当前，外科治疗，尤其是脑深部电刺激对那些药物治疗效果差的严重的肌张力障碍，已戏剧性地改变了以往的治疗方法和选择。

（石　磊）

第七章

周围神经疾病

周围神经疾病也称多发周围神经病或末梢神经炎等，是神经系统常见的疾病，患病率在中年人达2.4%，55岁以上可达8%；糖尿病周围神经病患病率：45%～70%；导致周围神经病的原因超过百种，76%患者经过详细的询问病史、认真的神经系统检查、神经电生理检查和其他实验室检查可明确病因。

第一节　脑神经疾病

一、三叉神经痛

三叉神经痛是一种病因和发病机制尚不完全清楚的三叉神经分布区内的短暂、突发和反复发作的剧烈疼痛，又可称为原发性三叉神经痛。

（一）病因和发病机制

目前尚不完全清楚。以往认为原发性三叉神经痛通常无明确的原因和特殊的病理改变。有学者认为三叉神经痛是一种感觉性癫痫发作，发放部位可能在丘脑－皮质和三叉神经脊束核。近年来在感觉根切除术活检时发现部分神经纤维有脱髓鞘或髓鞘增厚、轴索变细或消失等改变，推测发作性疼痛可能与三叉神经脱髓鞘后产生的异位冲动发放或伪突触传递有关。部分患者影像学或手术发现后颅窝有小的异常血管团或动脉硬化斑块压迫三叉神经根或延髓外侧面，后者手术治疗效果，较好。部分患者手术后症状可复发，因此，以上原因难以解释。

（二）临床表现

1. 发病年龄　以中老年人多见，70%～80%在40岁以上。女性略多于男性，男：女为（2∶3）～（1∶2）。发病率为4.3/10万。

2. 疼痛的分布　大多数为单侧1支或2支，以第三支受累最多见，其次是第二支，第一支受累最少见。3支同时受累者极为罕见。

3. 疼痛的性质　三叉神经分布区内突发的剧烈的放射样、电击样、撕裂样或刀割样疼痛而无任何先兆，突然出现突然停止，每次持续数秒至1～2min。口角、鼻翼、上下颌以及舌等部位最明显。轻触即可诱发，故称为“触发点”或“扳机点”。严重者洗脸、刷牙、说话、咀嚼和哈欠等均可诱发，以至于不敢做以上动作，导致面部不洁和疼痛侧皮肤粗糙。每日可发作数次，持续数日、数周或数月不等。疼痛可引起反射性面肌抽搐，称为“痛性抽搐”。严重者伴有面部肌肉的反射性抽搐，口角牵向患侧，并可伴有面部发红、皮温增高、结膜充血和流泪等，可昼夜发作，夜不成眠或睡后痛醒。部分患者可伴有抑郁和情绪低落。

4. 病程　每次发作期可为数日、数周或数月不等；缓解期也可数日至数年不等。病程越长，发作越频繁、越重；很少自愈。

5. 体征　神经系统检查一般无阳性体征。

（三）辅助检查

影像学检查和脑脊液检查等并非三叉神经痛诊断的必须手段，检查的目的是除外多发性硬化、延髓空洞症、脑桥小脑角肿瘤及转移瘤等原因引起的继发性三叉神经痛。

（四）诊断和鉴别诊断

1. 诊断　主要根据疼痛的部位、性质、发作特点及伴有“扳机点”等，而神经系统检查无客观的阳性体征即可确诊。

2. 鉴别诊断　如下所述。

（1）继发性三叉神经痛：多表现为持续性疼痛，神经系统检查可发现面部感觉减退、角膜反射迟钝、咀嚼肌无力萎缩以及张口下颌偏斜等三叉神经麻痹的体征，常并发其他颅神经受累的症状和体征。常见的原因有多发性硬化、延髓空洞症、脑桥小脑角肿瘤及转移瘤等。脑脊液、颅底X线片、头部CT或MRI检查可有相关疾病的发现。

（2）舌咽神经痛：是局限在舌咽神经分布区内的发作性剧烈疼痛，主要部位在咽喉部、舌根和扁桃体窝，有时可累及外耳道。讲话和吞咽等动作可诱发疼痛的发作。疼痛性质和发作持续时间与三叉神经痛相似。两者在临床上难以鉴别时可用1%的丁卡因喷涂于咽喉壁，对鉴别诊断有帮助，舌咽神经痛可获得暂时缓解。

（3）牙痛：临床上极易误诊为三叉神经痛，部分患者因拔牙后仍然疼痛不止而确诊。牙痛多为持续性钝痛，局限在牙龈部，对冷热食水和食物刺激较敏感，局部X线检查有助于诊断。

（4）不典型面痛：又称Sluder病。疼痛位于颜面的深部，表现为持续性钝痛，程度较三叉神经痛轻；疼痛的范围明显超出三叉神经分布的区域，可集中于面部的中央区、眼眶和头后部，甚至影响背部。发作时可以伴有鼻塞和流涕。通常伴有精神因素。服用三叉神经痛的药物治疗通常无效，甚至可以加重。用棉签蘸以1%丁卡因或4%可卡因填塞于鼻中甲后部，可获得止痛效果，有助于诊断和鉴别诊断。

（五）治疗

治疗原则以止痛为目的。首先选用药物治疗，无效时可用神经阻滞疗法或手术治疗。

1. 药物治疗　如下所述。

（1）抗痫药物

1）卡马西平（carbamazepine）和奥卡西平（oxcarbazepine）：卡马西平是临床常用的抗惊厥药之一，作用于网状结构－丘脑系统，可抑制三叉神经系统（脊核－丘脑）的病理性多神经元放电或反射。服用方法：首服0.1g，每日2次；以后可每日增加0.1g，直至疼痛停止后逐渐减量，并采用最小有效量维持。一般为每日0.6～0.8g，最大量可达每日1.0～1.2g。70%～80%有效。不良反应有头晕、嗜睡、口干、恶心、皮疹、消化道障碍和血白细胞数减少等，停药后可恢复正常。如出现眩晕、走路不稳、再生障碍性贫血、肝功能障碍等严重不良反应则需立即停药。孕妇忌用。奥卡西平是卡马西平的替代药，前者的一片剂量相当于后者的1/3多，首次服用可从300mg起始，隔日增加0.3g直到疼痛减退或消失。服用期间应注意低钠血症等不良反应。

2）苯妥英钠（phenytoin）：是最早用于治疗三叉神经痛的抗癫痫药物。单独用药的有效率为25%～50%。每日0.1g，每天3次，如果无效可加大剂量，每日增加0.1g，最大量不超过每日0.6g，疼痛消失1周后逐渐减量。不良反应有头晕、嗜睡、齿龈增生及共济失调等。

3）氯硝西泮（clonazepam）：上述两药影响睡眠时可选用该药。每次2mg，每日4～6mg，或2mg睡前服用。40%～60%病例有效，症状可以完全控制，25%显著减轻。主要不良反应（特别是老年人）应注意嗜睡、共济失调及短暂性精神错乱等，停药后可消失。

（2）巴氯芬（baclofen）：是临床较常用的抗痉挛或痛性痉挛的药物，可能通过抑制三叉神经核的兴奋性递质而发挥抗三叉神经痛的作用。一般起始剂量5～10mg口服，每日3次。隔日增加10g，直到疼痛消失或不良反应出现。通常的维持量是每日5～60mg。由于它的半衰期相对较短，对难以控制的疼痛患者，可每隔4h服药1次。巴氯芬与卡马西平或苯妥英钠合用比单独应用更有效，主要用于单药治疗无效的患者。最常见的不良反应是嗜睡、头晕和胃肠道不适。约10%的病例因不能耐受不良反应而停药。长期服药后突然停药可偶尔出现幻觉和癫痫样发作，应在10～14d的时间里逐渐减量至停药。

（3）其他治疗用药：扶他捷、阿司匹林及泰诺等。

（4）大剂量维生素B_{12}：国外文献曾报告大剂量维生素B_{12}肌内注射，可以使多数患者疼痛明显减轻和缓解。近年国内文献也有类似的报道，但机制尚不清楚。肌内注射的剂量为每次1 000～3 000μg，每周2～3次，连用4～8周为1个疗程。如果复发可重复使用，剂量和疗程与以往的用法相同。

2. 神经阻滞疗法　将药物注射到三叉神经的分支、半月节、三叉节后感觉根，以达到阻断其传导作用。并非治疗的首选或常规的方法。适应证为药物治疗无效或不能耐受其不良反应者；拒绝手术治疗或身体健康情况不适合手术者；作为过渡治疗为手术创造条件等。注射的药物有无水乙醇、酚、甘油、维生素B_{12}等。目前因甘油疗效持久，故都推荐甘油。方法为将注射药物直接注射到三叉神经分支或半月神经节内，使之凝固性坏死，阻断神经传导，使注射区面部感觉缺失而获得止痛效果。但疗效并不持久，仍不能解决疼痛的复发。

3. 经皮半月神经节射频热凝疗法　在X线监视下或在CT导向下将射频针经皮插入三叉神经半月节处，用射频发生器加热，使针头处加热至65～75℃，维持1min。可选择性破坏半月节后无髓鞘的Aδ及C细纤维（传导痛温觉），保留有鞘的Aα及β粗纤维（传导触觉），疗效可达90%以上。适于年老健康状况差不能耐受药物治疗和手术的患者。部分患者治疗后可出现面部感觉异常、角膜炎、咀嚼肌无力、复视和带状疱疹等并发症。长期随访复发率为21%～28%，但重复应用仍然有效。

4. 手术治疗　早年采用的经典手术是三叉神经节后感觉根部分切断术，止痛效果肯定。近年来三叉神经微血管减压术因其创伤小、止痛效果好而逐渐在临床得到推广。手术暴露脑桥入口处的三叉神经感觉根及压迫该处神经的异常走行或扭曲的血管，将此血管分开，并用涤纶薄片、涤纶棉、不吸收海绵或纤维等将两者隔开，即可达到良好的止痛效果。近期疗效可达80%以上，长期随访复发率约为5%。并发症有听力减退或消失、气栓、眼球活动障碍（暂时性）、面部感觉减退和带状疱疹等。5. 立体定向放射治疗　近年来国内外开展γ刀照射治疗三叉神经痛，适于药物和神经阻滞治疗无效、手术治疗失败或复发、身体情况不适合手术者，能较有效地缓解疼痛发作，远期疗效有待于大样本的研究和追踪。

二、特发性面神经麻痹

特发性面神经麻痹（idiopathic facial palsy）又称为面神经炎或贝尔麻痹（Bell palsy），是茎乳孔内面神经急性非特异性炎症所致的面神经麻痹。

（一）病因及病理

尚不完全清楚。部分患者通常在风吹或受凉以及病毒（带状疱疹病毒）感染后发病。可能与局部营养神经的血管痉挛，导致面神经缺血、水肿及在面神经管内受压等有关。早期病理改变主要为面神经水肿和不同程度的髓鞘脱失，在茎乳孔内和面神经管内最明显，严重者可有轴索变性。

（二）临床表现

（1）通常急性或亚急性起病，数小时内可达高峰。任何年龄均可发病，以中年人多见；男性略多于女性。大多数患者表现为单侧受累，双侧通常是Guillain－Barre综合征的表现。

（2）症状和体征：大部分患者在起病前几日或病初有同侧耳后、耳内和乳突区疼痛或不适感。患侧面神经受累表现：额纹消失，皱额蹙眉困难；眼裂闭合不全或闭合不能，闭眼时患侧眼球向上外方转动，显露角膜下缘的白色巩膜，称为Bell征；患侧鼻唇沟变浅或消失，口角低，示齿时口角偏向健侧；口轮匝肌瘫痪时鼓气和吹口哨不能或漏气；颊肌受累可导致食物残渣滞留于患侧的齿颊之间。面神经在发出鼓索神经支前受累可出现舌前2/3味觉丧失；如在发出镫骨支以上受累可出现味觉障碍和听觉过敏。病变在膝状神经节时，还可有患侧乳突疼痛、耳郭和外耳道感觉减退或异常外耳道或鼓膜出现疱疹。称为 Hunt 综合征。

（三）辅助检查

1. 神经电生理检查　如下所述。

（1）肌电图：病变早期在面神经支配的肌肉可见自发电位，继之可出现运动单位时限增宽、波幅增高以及募集电位明显的失神经等神经源性损害的表现。

（2）运动末端潜伏期的测定：主要异常表现为运动末端潜伏期延长、复合肌肉动作电位波幅降低或消失，该检查除了有助于诊断外，还可帮助判断预后。波幅明显降低或消失者预后较差。

2. 影像学检查　头颅 CT 或 MRI 检查的目的是除外其他原因导致的继发性面神经麻痹。乳突的 X 线检查有助于判断是否同时伴有乳突炎。

（四）诊断和鉴别诊断

根据起病的特点、周围性面瘫的症状和体征即可确诊。但应与以下几种主要的疾病鉴别：

1. 急性 Guillain－Barre 综合征　面瘫多为双侧性，同时伴有肢体对称性下运动神经元损害的症状和体征，EMG 和 NCV 可提示周围神经传导速度减慢伴有或不伴有波幅降低、F 波出现率降低、潜伏期延长或消失等异常表现；脑脊液常规检查可见蛋白－细胞分离现象。

2. 耳源性面神经麻痹　通常由局部的炎症所致，通常包括中耳炎、乳突炎、迷路炎、腮腺炎或腮腺肿瘤、下颌化脓性淋巴结炎等。详细的询问病史和原发病相应的症状和体征有助于诊断。影像学检查特别是头颅 MRI 可为原发病的诊断提供客观依据。

3. 后颅窝病变　脑桥小脑角肿瘤、转移瘤、颅底脑膜炎等均可引起周围性面瘫，影像学检查和脑脊液的结果有助于诊断。

（五）治疗

治疗原则是减轻水肿、抑制炎症反应和促进神经功能恢复。

1. 药物治疗　如下所述。

（1）泼尼松：急性期可用 1～2 周；剂量 20～40mg 口服，每日 1 次或每次 10mg 每日 2～3 次，逐渐减量至停药。

（2）阿昔洛韦（acyclovir）：急性期可连续服用 3～7d，5mg/kg，每日 3 次，适用于带状疱疹感染引起的 Hunt 综合征。

（3）维生素 B_1 100mg、维生素 B_{12} 500μg，每日 1 次，肌内注射或按常规剂量口服。

2. 理疗　急性期在茎乳孔附近可行超短波透热疗法、热敷和红外线照射等，有助于水肿减轻和炎症的消退。恢复期做碘离子透入疗法、针灸和电针治疗等。

3. 康复治疗　康复师指导下，或自我功能训练，可面对镜子练习皱眉、闭眼、鼓腮、吹口哨和皱额等动作，还可自我面部肌肉按摩，每日数次，每次 5～10min。

4. 手术治疗　严重面瘫患者，经 2 年或两年半以上治疗仍未恢复者，可行面部整容手术。

5. 眼部并发症的预防　如患者不能闭目和瞬目，可采用眼罩、点眼药水或涂眼药膏等方法预防并发症。

（六）预后

大多数面神经麻痹患者的预后良好，通常与以下因素有关：①不完全性面瘫者起病后 1～3 周开始恢复，1～2 个月内逐渐恢复正常。②轻度面瘫和年轻患者预后好。③有受凉史，面瘫 1 周后镫骨肌反射仍存在者预后较好。④老年人伴有糖尿病、高血压及动脉硬化者预后较差。⑤完全性面瘫不恢复或不完全恢复时，可产生面肌痉挛和联带运动等并发症，而且通常遗留不同程度的后遗症。

三、偏侧面肌痉挛

偏侧面肌痉挛指仅限于一侧面部的阵发性、不自主的阵挛性抽搐。通常无神经系统其他阳性体征。偏侧面肌痉挛也可以是特发性面神经麻痹的暂时性或永久性后遗症。

（一）病因和发病机制

病因和发病机制目前尚不清楚。可能与面神经的异位兴奋点传导所致有关。部分患者是由于面神经进入脑干处被异常微血管袢、动脉硬化斑块压迫所致，减压手术可收到明显的疗效。少数患者可由椎－基底动脉系统的动脉瘤或脑桥小脑角肿瘤压迫所致。

（二）临床表现

起病隐袭，大多数中年以后发病，女性较男性多见。大多数为单侧受累。早期多从眼轮匝肌开始，表现为间歇性轻度抽搐，发作逐渐频繁，程度逐渐加重，而且缓慢地扩散到一侧面肌，口角肌肉最易受累，口角抽搐最易引起注意。严重者可累及同侧的颈阔肌。抽搐的程度轻重不等，精神紧张、情绪激动、劳累和自主运动均可使抽搐加重，入睡后症状消失。神经系统检查除面部肌肉不自主抽搐外，通常无其他阳性体征。

（三）辅助检查

1. 影像学检查　头颅 CT 或 MRI 检查的目的是除外其他原因导致的继发性面肌痉挛，如脑干异常微血管袢和动脉硬化斑块、椎－基底动脉系统的动脉瘤或脑桥小脑角肿瘤等，为减压手术提供客观依据。

2. 神经电生理检查　常规肌电图和神经传导速度除可见运动单位不自主发放外，其余正常。瞬目反射个波潜伏期正常，但可见波幅增高。

（四）诊断和鉴别诊断

根据本病发作的特点、面肌痉挛的表现和神经系统检查无其他阳性体征即可确诊。但需与以下疾病鉴别：

1. 继发性面肌痉挛　各种原因所致的脑干病变、脑桥小脑角肿瘤、延髓空洞症和颅脑外伤等均可出现面肌抽搐。局限性面肌抽搐也可是部分性运动性癫痫的表现。详细的神经系统检查、头颅 CT 和 MRI 及脑电图检查有助于鉴别。

2. Meige 综合征　也称眼睑痉挛－口下颌肌张力障碍综合征。好发于老年女性，通常伴有双侧眼睑痉挛、口舌和喉肌张力障碍。

3. 功能性眼睑痉挛　好发于老年女性，通常仅累及双侧眼睑，而颜面下部通常不受累。

4. 习惯性面肌抽搐　常见于儿童和青壮年。与精神因素有关，通常表现为双侧短暂的面部肌肉收缩。

5. 药物所致的面肌运动障碍　奋乃静、三氟拉嗪等三环类抗精神病类药物及甲氧氯普胺等可导致面肌不自主运动。服药史是确诊的依据。

（五）治疗

1. 药物治疗　原则是对症治疗，试以最小的剂量取得最佳的效果。

（1）氯硝西泮：最常用的治疗肌张力障碍药物之一，口服 0.5mg，每日 2～3 次，逐渐增加剂量至发作控制或出现不良反应，国外成人最大剂量可达 20mg。

（2）卡马西平：口服 0.1g，每日 3 次，剂量逐渐增加至每日 0.8～1.2g，70% 左右的患者有效（不良反应见三叉神经痛的治疗）。

（3）苯妥英钠：口服 0.1～0.2g，每日 3 次（不良反应见三叉神经痛的治疗）。

（4）巴氯芬（Baclofen）：小剂量开始服用，可逐渐加至每日 30～40mg。

2. A 型肉毒毒素（botulinum toxin type A，BTX）　局部注射。在选择的肌肉终板处根据病变的程度选择小剂量 BTX。平均疗效可维持 3～6 个月。常见的并发症是暂时性眼睑下垂、口角下垂；偶尔可见一过性吞咽困难。

3. 手术治疗　以上治疗无效者可行手术治疗，主要的术式有：①面神经主干或分支切断术，其目的是破坏面神经的传导功能，使其支配的肌肉瘫痪，而达到疗效，但也有复发的病例报告。②微血管减压手术，治愈率可达60%。

四、舌咽神经痛

舌咽神经痛是一种局限于舌咽神经分布区的短暂的、反复发作的剧烈疼痛。本病首先由 Weisenburg 于 1910 年报道，1927 年 Dandy 采用舌咽神经根切断术治疗本病获得了成功，因而开始被视为一个独立疾病。

（一）病因和发病机制

舌咽神经痛分为原发和继发两种。部分原发性舌咽神经痛的病因可能为椎动脉或小脑后下动脉压迫于舌咽神经及迷走神经上，解除压迫后症状可缓解。而部分病例并无明确的原因，可能与局部无菌性炎症或其他理化刺激有关。舌咽及迷走神经的脱髓鞘性变引起舌咽神经的传入冲动与迷走神经之间发生“短路”，引起舌咽神经痛，受损的神经膜对去甲肾上腺素变得敏感，诱发伤害性冲动，引起发作性疼痛。继发性舌咽神经痛指在舌咽神经通路上由任何刺激性因素所造成的舌咽神经痛，占舌咽神经痛的15%～25%。可继发于外伤、局部感染、肿瘤、过长的茎突或骨化的茎骨舌骨韧带。

（二）临床表现

1. 原发性舌咽神经痛　起病年龄多在35岁以后，男性较女性为多见，多数仅累及单侧。疼痛的性质与三叉神经痛相似。疼痛位于扁桃体、舌根、咽、耳道深部，可因吞咽、谈话、呵欠、咳嗽而发作，伴有喉部痉挛感，心律失常如心动过缓甚至短暂停搏等症状，少数患者在发作时或发作后短暂时间内出现晕厥。间歇发作，每次持续数秒至数分钟。间歇期相对较长，多数间歇期在0.5～9年间。神经系统检查，舌咽神经的运动、感觉功能均属正常。在同侧咽喉、舌根、扁桃体窝等部位可有痛的触发点，吞咽、与食物或液体接触均可触发。将表面麻醉药可卡因涂于患侧的扁桃体及咽部，可暂时阻止疼痛的发作。间歇期检查无异常。

2. 继发性舌咽神经痛　除有以上特点外，还有疼痛时间长和无明显间歇期等特点。可卡因涂于患侧的扁桃体及咽部不能减轻疼痛或阻止疼痛发作。仔细查体可发现其他脑神经如迷走神经、舌下神经等损害的体征。影像学检查常可发现舌咽神经附近病灶。

（三）诊断和鉴别诊断

根据本病的临床特点诊断并不困难。确定诊断后应进一步确定是原发性还是继发性舌咽神经痛。若疼痛持续，则需与鼻咽癌侵及颅底以及耳咽管肿瘤、扁桃体肿瘤相鉴别。此时，除仔细查体外，可进行颅底摄片、颈静脉孔像、CT及MRI检查，必要时行脑脊液检查及鼻咽部活检。

1. 三叉神经痛　两者的疼痛部位及触发因素不同。三叉神经痛多发生在第Ⅱ，Ⅲ支分布区，舌咽神经痛多发生在咽喉部、舌根部、扁桃体区、耳深部、下颌角下方。三叉神经痛患者面部特别是口周区轻度触觉刺激可以诱发疼痛发作，说话、咀嚼、刷牙、洗脸均可诱发三叉神经痛；舌咽神经痛多由吞咽和与食物及液体接触而诱发。有时讲话、呵欠、咳嗽、喷嚏亦可诱发，故患者多不敢咽下口水。但有少数舌咽神经痛患者并发三叉神经痛。三叉神经痛发病以老年为主，舌咽神经痛发病以中年为主。

2. 颞下颌关节痛　20　40岁女性常见，临床表现为颞下颌关节咬合运动时出现疼痛、运动异常、弹响或杂音等3大主症关节处可有压痛，X线检查可见颞下颌关节间隙变窄或增宽、髁状突畸形增生、骨质破坏和运动受限或过大等。

3. 非典型面痛　多见于青壮年，疼痛的部位多由颜面开始，向颞部、顶部、枕部和颈肩部扩散。疼痛较深在、弥散和不易定位，讲话、咀嚼和吞咽等并不诱发，无扳机点。疼痛发作缓慢，持续时间较长，轻重不一，多为钝痛，也可为刺痛或烧灼痛。发作时常伴有同侧自主神经症状，如流泪、颜面潮红、鼻塞等。

（五）治疗

治疗原发性三叉神经痛的药物亦可应用于本病，卡马西平每次100mg，每日2～3次口服，可使疼痛发作次数减少，疼痛减轻或消失。最有效及彻底的治疗方法为经颅内切断病侧的舌咽神经根及迷走神经的最上端的1~2根丝。有人主张，如在术中发现有血管压迫舌咽神经，做微血管减压术以解除压迫，亦可有效。

（石 磊）

第二节 脊神经疾病

一、单神经病及神经痛

单神经病（mononeuropathy）是单一神经病损产生与该神经分布一致的临床症状。神经痛（neuralgia）是受损神经分布区疼痛，分为特发性与症状性两类。特发性神经痛是受损神经分布区的特发性疼痛，通常神经传导功能正常，无病理形态学改变；症状性神经痛是多种病因所致神经病的早期症状，可以无明显感觉及运动功能缺失，需要仔细查找脊椎或神经通路上邻近组织的病变。

（一）病因

单神经病主要由于创伤、缺血、物理性损伤和肿瘤浸润等局部病因所致，也可由全身代谢性或中毒性疾病引起。

（1）创伤：是单神经病最常见的原因。外伤过程中的骨折、脱位、穿通伤及压迫性麻痹均可引起单神经病。急性创伤多为机械性，根据临床表现和病理所见可分为：①神经失用（neurapraxia）：是神经外伤导致的暂时性神经传导阻滞，可分为2种，一种为神经短暂缺血而无解剖改变，引起轻度短暂传导阻滞；另一种为节段性脱髓鞘，轴索正常，症状可在2~3周内恢复。②轴索断伤（axonotmesis）：轴索断离使远端发生沃勒变性，围绕轴索的Schwann细胞和基底层、神经内膜结缔组织正常，轴索可再生恢复功能。③神经断伤（neurotmesis）：轴索和周围结缔组织支架均断离，仅少部分轴索可再生达到原靶器官，大多数轴索芽支因迷走而形成神经瘤，故恢复慢而不完全。

（2）嵌压综合征（entrapment syndrome）：可以引起单神经病。压迫神经病是因为肿瘤、骨痂、滑膜增厚和纤维带等的压迫所致的周围神经损伤。在上下肢的神经通路中可能通过骨性神经纤维间隙，或纤维间隙、肌肉间隙等，这些间隙由于先天、后天的，或绝对的、相对的狭窄，以及某些动力学因素可造成神经的嵌压。轻微压迫引起脱髓鞘，严重者导致轴索变性。神经通过狭窄的解剖通道并经历反复缩窄性压迫可导致脱髓鞘，称为嵌压性神经病（entrapment neuropathy）。这类疾病常见的有腕管综合征，胸腔出口综合征，肘管综合征，前骨间神经、后骨间神经麻痹，腓管、跗管综合征以及梨状肌综合征等。

（3）肿瘤浸润：多指恶性肿瘤侵犯周围神经，如肺尖肿瘤造成的臂丛神经的压迫称为Pancost综合征，卵巢癌造成的坐骨神经痛等。

（4）血管炎：可导致神经的营养血管循环障碍，引起缺血性神经病。如结节性多动脉炎、系统性红斑狼疮等。

（5）炎性致病因子：如细菌、病毒、寄生虫等均可侵犯周围神经。

（6）免疫机制引起的神经脱髓鞘性传导阻滞，如多灶性运动神经病（multifocal motor neuropathy，MMN)，伴有神经节苷脂周围神经抗体GM1的存在。

（7）原因不明的单神经病。

（二）治疗

单神经病因病因而异，可根据神经外伤程度和性质选择治疗，神经断伤需进行神经缝合，瘢痕压迫做神经松解术，急性压迫性神经病出现感觉刺激症状，无麻痹体征可保守治疗。神经外伤急性期应用皮质类固醇如泼尼松30mg/d以及B族维生素、神经生长因子等有助于恢复。

1. 桡神经麻痹　桡神经由$C_{5\sim8}$组成，支配上肢肱三头肌、肘肌、肱桡肌、旋后肌、指伸肌及拇长展肌等，主要功能是伸肘，伸腕和伸指。

（1）病因：桡神经上段紧贴于肱骨中段背侧桡神经沟，由上臂内侧行至外侧，肱骨干骨折时极易损伤，或骨折后骨痂形成压迫受损；睡眠时以手臂代枕、手术时上臂长时间外展、上臂放置止血带不当等均可导致损伤，铅中毒和乙醇中毒也可选择性损害桡神经。

（2）临床表现：运动障碍典型症状是垂腕，损伤部位不同，表现各异。

1）高位损伤：桡神经在腋下发出肱三头肌分支以上受损产生完全性桡神经麻痹症状，上肢各伸肌完全瘫痪，肘、腕和掌指关节均不能伸直，前臂伸直时不能旋后，手掌处于旋前位；肱桡肌瘫痪使前臂在半旋前位不能屈曲肘关节；垂腕时腕关节不能固定使握力减低，伸指和伸拇肌瘫痪。

2）在肱骨中 1/3 处发出肱三头肌分支以下受损时，肱三头肌功能完好。

3）若损伤肱骨下端或前臂上 1/3 时，肱桡肌、旋后肌、伸腕肌功能保存。

4）前臂中 1/3 以下损伤仅伸指瘫痪而无垂腕。

5）接近腕关节的损伤由于各运动支均已经发出，可不产生桡神经麻痹症状。桡神经感觉支分布于上臂、前臂、手和手指背面，但由于临近神经的重叠，感觉手背拇指和第一、第二掌间隙极小的区域。桡神经再生功能良好，治疗后可恢复功能，预后良好。

2. 正中神经麻痹　正中神经由 $C_6 \sim T_1$ 组成，支配旋前圆肌、桡侧腕屈肌、各指屈肌、掌长肌、拇对掌肌及拇短展肌。主要功能是前臂旋前和屈腕、屈指。该神经位置较深，一般不易损伤。

（1）病因：正中神经损伤常见的原因是肘前区静脉注射药物外渗，以及腕部被利器割伤，肱骨或前臂骨折及穿通伤，腕管综合征压迫所致。

（2）临床表现：运动障碍表现为握力和前臂旋前功能丧失。

1）上臂受损时，正中神经支配的肌肉完全麻痹，前臂旋前完全不能，屈腕力弱，拇指、示指、中指不能屈曲，握拳无力；拇指、食指也不能过伸，拇指不能对掌和外展，大鱼际肌萎缩，状如猿手；因手指功能受到严重损害，持物困难。手指大部分感觉丧失，表明手的伤残很重。

2）损伤位于前臂中 1/3 或下 1/3 时，旋前圆肌、腕屈肌、指屈肌功能仍可保存，运动障碍仅限于拇指外展、屈曲和对掌。

感觉障碍区主要在桡侧手掌及拇指、食指、中指的掌面，无名指的桡侧一半和示指、中指末节的背面。正中神经富于交感神经纤维，故损伤后易发生灼性神经痛。

腕管综合征（carpal tunnel syndrome）的压迫可致正中神经麻痹，腕管由腕屈肌支持带与腕骨沟围成，正中神经走行其间，受压可发生桡侧三指的感觉障碍及麻木、疼痛和鱼际肌瘫痪。多见于中年女性，右侧多见。劳动后加剧，休息后减轻。治疗应局部制动，掌侧用夹板固定腕关节于中间位，可服用吲哚美辛、布洛芬等非类固醇抗炎剂。严重者可在腕管内注射泼尼松龙 0.5mL 加 2% 普鲁卡因 0.5mL，每周 1 次。2 次以上无效时，并肌电图显示鱼际肌呈失神经支配，宜手术治疗。

3. 尺神经麻痹　尺神经由 $C_8 \sim T_1$ 组成，支配尺侧腕屈肌、指深屈肌尺侧一半、小鱼际肌、拇收肌及骨间肌等；并支配小指和环指尺侧及尺侧一半手背的感觉。

（1）病因：尺神经损害可见于压迫、外伤、麻风等，它在肱骨内上髁后方及尺骨鹰嘴处最表浅，刀伤或骨折易受累；肱骨内上髁发育异常及肘外翻畸形、长期以肘支撑劳动易损伤之。肘管综合征也很常见，在上肢单神经病的发病率仅次于腕管综合征。

（2）临床表现：尺神经损伤的典型表现是手部小肌肉运动功能丧失，影响手指的精细动作。

1）尺侧腕屈肌麻痹而桡侧腕屈肌有拮抗作用，使手向桡侧偏斜。

2）拇收肌麻痹而拇展肌有拮抗作用，使拇指处于外展状态。

3）由于伸肌过度收缩，使手指的基底节过伸，末节屈曲，小鱼际平坦，骨间肌萎缩凹陷，手指分开、合拢受限，小指动作丧失，呈外展位，各指精细动作丧失，第 4 ~ 5 指不能伸直呈屈曲位，状如爪形手。

4）尺神经在前臂中 1/3 和下 1/3 受损时，仅见手部小肌肉麻痹。感觉障碍在手背尺侧一半、小鱼际、小指和无名指尺侧一半。尺神经、正中神经、肌皮神经和肱动脉的起始段彼此紧密地连在一起，成为一血管神经束，常合并受伤。

（3）治疗：肘管综合征处理包括：肘部用夹板固定，并用非类固醇抗炎剂，如 3～4 个月后无效，应考虑手术减压。

4. 腓总神经损害　腓总神经由 L_4～S_3 组成，在大腿下 1/3 从坐骨神经分出，在腓骨头处转向前方，分出腓肠外侧皮神经分布于小腿的侧面，然后形成腓浅神经和腓深神经，前者支配腓骨长肌和腓骨短肌，后者支配胫骨前肌、踇长伸肌、踇短伸肌和趾短伸肌。可使足背屈、足外展及内收、伸踇趾等。

（1）病因：腓浅神经和腓深神经可因外伤、牵拉受损。腓总神经绕过腓骨颈部最易受损，可因穿通伤腓骨头骨折、铅中毒、各种原因的压迫（如石膏固定，盘腿坐、跪位和蹲位的时间过久）等引起。

（2）临床表现：腓总神经麻痹（common peroneal nerve palsy）的临床特点是：①足和足趾不能背屈，足下垂，步行时举足高，足尖先落地，呈跨阈步态；不能用足跟行走。②感觉障碍在小腿前外侧和足背。

（3）治疗：腓神经麻痹内翻垂足可行局部封闭，2% 普鲁卡因 5～10mL，加的士宁 1mg 在腓骨小头前方阳陵泉穴封闭，或用加兰他敏 2.5mg 封闭，促使肌力恢复。针灸、理疗及药物离子透入等也可应用。严重内翻垂足可带小腿矫形器或穿矫形鞋，完全麻痹保守治疗无效者可行手术矫正。

5. 胫神经损害　胫神经由 L_4～S_3 组成，胫神经支配小腿三头肌、腘肌、跖肌、趾长屈肌、胫骨后肌和足底的所有短肌。

（1）临床表现

1）足和足趾不能背屈、足尖行走困难、足内翻力弱。

2）感觉障碍主要在足底。

（2）治疗：腓总神经和胫神经麻痹的治疗包括：

1）急性期可用肾上腺皮质激素，如泼尼松每次 10mg，每日 3 次；地塞米松 5～10mg 静脉滴注或局部封闭，每日 1 次；神经营养药可用 B 族维生素、神经生长因子等。

2）垂足内翻严重者可行局部封闭，用 2% 普鲁卡因 5～10mL，加士的宁 1mg 在腓骨小头前侧阳陵泉穴位封闭；也可用加兰他敏 2.5mg 封闭，以促使肌力恢复；也可采用针灸、理疗及药物离子透入等。

3）腓神经麻痹产生内翻垂足，可带小腿矫形器或穿矫正鞋；完全麻痹保守治疗无效者可行手术矫正。

6. 枕神经痛　枕大神经、枕小神经和耳大神经分别来自 $C_{2\sim3}$ 神经，分布于枕部，该分布区内的神经痛统称枕神经痛（occipital neuralgia）。

（1）病因：可为上段颈椎病、脊柱结核、骨关节炎、脊髓肿瘤、硬脊膜炎、转移性肿瘤等，也可由上呼吸道感染或扁桃体炎引起，或病因不明。

（2）临床表现

1）枕神经痛以一侧较多，起于枕部，可向头顶（枕大神经）、乳突部（枕小神经）或外耳（耳大神经）放射，呈持续性钝痛，可有阵发性加剧，也可呈间歇性发作，头颈部活动、咳嗽、喷嚏时可加剧，在枕外隆凸下常有压痛。

2）枕神经分布区可有感觉过敏或减退。

（3）治疗：除针对病因外，可用止痛剂、局部封闭、理疗等对症治疗。

7. 肋间神经痛　肋间神经痛（intercostals neuralgia）是指肋间神经支配区内的疼痛综合征。原发性者罕见，多为继发性病变。

（1）病因：有胸腔疾病如胸膜炎、肺炎和主动脉瘤等；胸椎及肋骨外伤继发骨痂形成或骨膜炎，胸椎及肋骨肿瘤或畸形，胸髓肿瘤或炎症等；带状疱疹性肋间神经痛在相应肋间可见疱疹，疼痛可出现在疱疹之前，消退之后仍可存在相当长的时间。

（2）临床表现

1）疼痛位于一个或几个肋间，多呈持续性，可有阵发性加剧。

2）呼吸、咳嗽和喷嚏等可加剧疼痛。

3）可有相应肋间的皮肤感觉过敏和肋骨边缘压痛。

（3）治疗

1）病因治疗：如切除肿瘤、抗感染治疗等；常见为带状疱疹病毒，可选用阿昔洛伟（acyclovir）静脉滴注，或α－干扰素肌内注射等。

2）对症治疗：可用止痛剂、镇静剂、B族维生素和血管扩张剂地巴唑、烟酸和654－2等。

3）胸椎旁神经根封闭、胸椎旁交感神经节封闭和肋间神经封闭等。

8. 股外侧皮神经病　股外侧皮神经病（lateral femoral cutaneous neuropathy）或感觉异常性股痛（meralgia paresthetica）是最常见的一种皮神经炎。

（1）病因：主要病因是受压或外伤、各种传染病、乙醇及药物中毒、动脉硬化、糖尿病、肥胖、腹部肿瘤和妊娠子宫压迫等，有的病因不明。该神经为单纯感觉神经，由L_2、L_3神经组成，通过腹股沟韧带下方，在离髂前上棘以下5～10cm处穿出大腿的阔筋膜，分布于股前外侧皮肤。

（2）临床表现

1）男性多于女性，为3∶1，常发生于一侧，可有家族倾向。

2）主要症状是大腿外侧面感觉异常，如蚁走感、烧灼感、麻木针刺感等，或出现局部感觉过敏、感觉缺失、疼痛；常呈慢性病程，预后良好。

（3）治疗

1）治疗糖尿病、动脉硬化、感染和中毒等全身性疾病，肥胖者减肥后症状可减轻或消失。

2）可用B族维生素100mg加654－2 10mg，或2%普鲁卡因5～10mL，在腹股沟下5～10cm该神经穿过阔筋膜部位行浸润封闭，可有较好效果。

3）疼痛严重者可给予口服止痛剂、镇静剂及抗痫药苯妥英钠、卡马西平，或神经营养药如B族维生素。

4）理疗、针灸、推拿和按摩等可能有效。

5）疼痛严重、保守治疗无效者可考虑手术治疗，切开使该神经受压的阔筋膜或腹股沟韧带。

9. 坐骨神经痛　坐骨神经痛（sciatica）是沿坐骨神经通路及其分布区内的疼痛综合征。坐骨神经是由L_4～S_3，神经根组成，是全身最长最粗的神经，经臀部分布于整个下肢。

（1）病因及分类：病因可分为原发性和继发性两大类。原发性坐骨神经痛或坐骨神经炎，原因未明，可能因牙齿、鼻窦、扁桃体等感染病灶，经血流而侵犯周围神经引起间质性神经炎；继发性坐骨神经痛是因坐骨神经在其通路上受周围组织或病变的压迫所致。按病变的部位可分为根性和干性坐骨神经痛。

1）根性者主要是椎管内和脊椎病变，远较干性者多见；最常见为腰椎间盘脱出症，其他如腰椎肥大性脊柱炎、腰骶段硬脊膜神经根炎、脊柱骨结核、椎管狭窄、血管畸形、腰骶段椎管内肿瘤或蛛网膜炎等。

2）干性者主要是椎管外病变，常为腰骶丛和神经干邻近病变，如骶髂关节炎、骶髂关节结核或半脱位、腰大肌脓肿、盆腔肿瘤、子宫附件炎、妊娠子宫压迫、臀部肌内注射不当或臀部受伤、感染等。

（2）临床表现

1）常见于成年人，青壮年多见。沿坐骨神经径路的典型放射性疼痛为其特点，病变多为单侧性。疼痛位于下背部、臀部，并向股后部、小腿后外侧、足外侧放射，呈持续性钝痛，并有阵发性加剧，为刀割或烧灼样痛，夜间常加重。

2）行走、活动或牵拉坐骨神经可诱发或加重疼痛，患者常采取减痛姿势，如患肢微屈并卧向健侧；在仰卧起立时病侧膝关节弯曲；坐下时先是健侧臀部着力；站立时脊柱向患侧方侧凸。

3）沿坐骨神经的压痛局限于L_4、L_5棘突旁、骶髂点、臀点、股后点、腓点、腓肠肌点、踝点等。坐骨神经牵拉试验引发的疼痛为牵引痛，如直腿抬高试验（Lasegue征）、交叉性直腿抬高试验等；还可发现轻微体征，如患侧臀肌松弛、小腿萎缩、小腿及足背外侧感觉减退、踝反射减弱或消失等。压颈静脉试验（压迫两侧颈静脉至头内感发胀时）亦可激发或加剧下肢疼痛。干性坐骨神经痛的压痛以臀部以下的坐骨神经径路明显，一般无腰椎棘突及横突压痛，压颈静脉及颏胸试验阴性。

（3）诊断和鉴别诊断：根据疼痛的分布、加剧及减轻的诱因、压痛部位、Lasegue 征阳性、感觉和踝反射减退等，诊断不难。临床上需与腰肌劳损、臀部纤维组织炎、髋关节炎等鉴别，因这些病损也可引起下背部、臀及下肢疼痛，但其疼痛和压痛都在局部，无放射、感觉障碍及肌力减退、踝反射减退等。为明确病因应详细询问有关病史，检查时注意脊柱、骶髂关节及骨盆内器官的情况；并区别根性与干性坐骨神经痛。必要时可进行脑脊液、X 线片、CT 或 MRI 等检查。

（4）治疗：首先应针对病因。腰椎间盘突出和坐骨神经痛的急性期应卧硬板床休息，使用止痛剂，对严重病例可静脉滴注地塞米松 10 ~ 15mg/d，7 ~ 10d；一般口服泼尼松 10mg，每日 3 ~ 4 次，10 ~ 14d 为 1 个疗程；也可用 1% ~ 2% 普鲁卡因或加泼尼松龙各 1mL 椎旁封闭。可配合针灸及理疗，腰椎间盘突出经保守治疗大多可缓解；疗效不佳时可用骨盆牵引或泼尼松龙硬脊膜外注射；个别无效或慢性复发病例可考虑手术治疗。

10. 股神经痛　股神经由 $L_{2\sim4}$ 神经组成，是腰丛中最大的分支，股神经受到刺激可产生股神经痛（femoral neuralgia），又称 Wassermann 征。

（1）病因：股神经及其分支的损伤可见于枪伤、刺割伤、骨盆骨折、股骨骨折、中毒、传染病、骨盆内肿瘤和炎症、静脉曲张和股动脉动脉瘤等。

（2）临床表现

1）股神经损伤时步态特殊，患者尽量避免屈曲膝部，行走时步伐细小，先伸出健脚，然后病脚拖拉到一起，不能奔跑和跳跃。皮支损伤可产生剧烈的神经痛和痛觉过敏现象。

2）令患者俯卧位，检查者向上抬其下肢，则在大腿的前面及腹股沟部出现疼痛；如患者蹲坐在两脚上也可引起疼痛而需伸直，膝腱反射消失；感觉障碍在大腿前面及小腿内侧，可伴有水肿、青紫和挛缩等营养性改变。

（3）治疗

1）去除病因：如神经离断伤需行神经缝合，瘢痕等压迫应行神经松解术，盆腔肿瘤、股动脉瘤应行手术切除，解除对神经的压迫；神经外伤可用肾上腺皮质激素消除局部水肿和粘连，有助于外伤恢复；与止痛剂合用有明显的止痛作用。

2）神经营养药：如维生素 B_1、维生素 B_6、维生素 B_{12}，ATP、地巴唑和神经生长因子等。

3）镇痛药：如索米痛片、阿司匹林和布洛芬等。

二、臂丛神经痛

臂丛由 $C_5 \sim T_1$ 脊神经的前支组成，主要支配上肢的感觉和运动。受损时可产生其支配区的疼痛，称为臂丛神经痛（brachial neuralgia）。

（一）原发性臂丛神经痛

1. 定义　原发性臂丛神经痛又称臂丛神经炎（brachial neuritis），泛指肩胛带及上肢疼痛、肌无力和肌萎缩综合征，又称“神经痛性或称肌萎缩”。其病因未明，多认为是一种变态反应性疾病，可能与感染和疫苗接种有关。

2. 临床表现　本病起病急性或亚急性，疼痛剧烈，先起于一侧锁骨及肩部，然后向上臂、前臂及手放射。发病前后可有发烧，可伴患手麻木、上肢无力。可侵及臂丛的任意束支，以尺神经及正中神经受侵机会较多。患肢外展、下垂时疼痛加重，故病人多以手扶或悬吊患肢，继之出现肩部及上肢麻痹、肌萎缩。查体可见锁骨上区压痛明显，有放射痛，被动外展、上举上肢可诱发剧痛。患肢感觉减退，前锯肌、冈上肌、冈下肌、三角肌麻痹或萎缩。发病过程先是痛，其次出现运动障碍及肌肉萎缩。持续数周或数月才缓解。

3. 辅助检查　穿脑脊液检查：蛋白和细胞可轻度升高；肌电图可有失神经性改变。

4. 诊断　臂丛神经炎的诊断要点是：

（1）有感染或异种血清、疫苗接种史，多见于成年人。

（2）急性、亚急性起病，病前及发病早期多伴有发热及全身症状。

（3）病初以肩和上肢疼痛为主，继之出现肌无力和肌萎缩。

5. 治疗　可在门诊治疗，一般预后良好。

（1）急性期患肢应休息，可上肢屈肘宽带悬吊于胸前。

（2）局部理疗：如蜡疗、超短波、拔火罐等有良效。

（3）针灸取穴肩、曲池、外关、列缺、后溪等。

（4）肾上腺皮质类固醇激素有消肿止痛作用，可用强的松 30～40mg1 次/天，口服。

（5）神经营养药：胞磷胆碱 250mg 1 次/天、维生素 B_{12} 500μg 1m 1 次/天、维生素 B_1 20mg 3 次/天口服。

（6）神经阻滞疗法：以 5% 利多卡因 5mL 于前、中斜角肌间沟入路阻滞臂丛及颈交感神经节。在臂丛处还可注入地塞米松 2.5～5mg，每周 2 次，连续 3～5 次。疼痛剧烈时时可用卡马西平 0.1mg，3 次/天口服。

（二）继发性臂丛神经痛

继发性臂丛神经痛的病因多为臂丛邻近组织病变压迫。神经根压迫可因颈椎病，颈椎间盘突出，颈椎的结核、肿瘤、骨折、脱位，颈髓肿瘤及蛛网膜炎等引起。压迫神经干者有胸腔出口综合征、颈肋及颈部肿瘤、腋窝淋巴结肿大（如转移性癌肿）、锁骨骨折、肺沟瘤等，或因臂丛神经外伤引起。各种原因所致臂丛神经痛的临床表现是：肩部及上肢不同程度的疼痛，呈持续性或阵发性加剧；夜间及活动肢体时疼痛明显。臂丛范围内有感觉障碍、肌萎缩和自主神经障碍，腱反射减低。治疗和预后因病因而异。

（曹志勇）

第三节　吉兰－巴雷综合征

一、概述

吉兰－巴雷综合征（Guillain－Barre syndrome，GBS）是一类免疫介导的急性炎性周围神经病。临床特征为急性起病，临床症状多在 2 周左右达到高峰，表现为多发神经根及周围神经损害，常有脑脊液蛋白－细胞分离现象，多呈单时相自限性病程。根据不同临床表现，可分为急性炎性脱髓鞘性多发神经根神经病（acute inflammatory demyelinating polyneuropathies，AIDP）、急性运动轴索性神经病（acute motor axonal neuropathy，AMAN）、急性运动感觉轴索性神经病（acute motor－sensory axonal neuropathy，AMSAN）、Miller Fisher 综合征（Miller Fisher syndrome，MFS）、急性泛自主神经病（acute sensory neuropathy，ASN）等亚型。GBS 的年发病率为（0.6～1.9）/10 万人，男性略高于女性，各年龄组均可发病。欧美发病国家发病高峰在 16～25 岁和 45～60 岁两个阶段。我国以儿童及青壮年多见。一般认为本病无明显季节性，我国 GBS 发病多在夏、秋季节有数年一次的流行趋势。

二、病因及发病机制

病因尚不完全清楚。70% 的 GBS 患者发病前 8 周内有前驱感染史，通常见于病前 1～2 周，少数病人有手术史或疫苗接种史。空肠弯曲菌（campylobacter jejuni，CJ）感染最常见，占 30%，常与 GBS 急性运动轴索型神经病（AMAN）有关。巨细胞病毒（cytomegalovirus，CMV）感染与严重感觉型 GBS 有关，多数患者较年轻，发病症状严重，常出现呼吸肌麻痹，脑神经及感觉受累多见。发生于传染性单核细胞增多症发病前后的 GBS 常伴 EB 病毒（Epstein－Barr virus，EBV）感染。其他病原体如肺炎支原体、乙型肝炎病毒（HBV）、人类免疫缺陷病毒（HIV）及 Lyme 螺旋体发生 GBS 的均有报道。

目前认为 GBS 是一种自身免疫性疾病。分子模拟学说认为，病原体某些成分的结构与周围神经的组分相似，机体发生错误的免疫识别，自身免疫性 T 细胞及自身抗体对周围神经组分进行免疫攻击，导致周围神经脱髓鞘。实验性自身免疫性神经炎（experimental autoimmune neuritis，EAN）动物模型证实，将 EAN 大鼠抗原特异性 T 细胞被动转移给健康 Lewis 大鼠，经 4～5 日潜伏期可发生 EAN，转移少量 T 细胞可见轻微脱髓鞘，转移大量 T 细胞可见广泛轴索变性，可能由于继发于严重炎症反应及神经水肿的"旁观者效应"，可导致严重瘫痪。EAN 与脱髓鞘病变为主的 AIDP 相似，与轴索变性为主的 AMAN 不同，病变严重程度与诱发因子引起免疫反应强度有关。巨噬细胞表面 Fc 受体可使巨噬细胞通过特异性结合抗体与靶细胞结合并损害之，是抗体介导免疫损害的典型过程，导致 GBS 脱髓鞘及单个核细胞浸润典型的病理改变。

GBS 是自限性疾病，抑制性 T 细胞可能对疾病恢复起作用，抑制性细胞因子如 IFN－α 在 EAN 恢复期占主导地位，治疗 EAN 可减轻病情。巨噬细胞或 Schwann 细胞释放的前列腺素 E 也有免疫抑制作用，自身反应性 T 细胞通过细胞凋亡可终止免疫反应。

三、病理

GBS 典型的病理改变为血管周围的炎性细胞浸润，合并有节段性脱髓鞘，以及不同程度的沃勒变性。AIDP 病变在镜下可见周围神经节段性脱髓鞘和血管周围淋巴细胞、巨噬细胞浸润和形成血管鞘，严重病例可见多形核细胞浸润，病变见于脑神经，脊神经前、后根，后根神经节及周围神经等，运动及感觉神经同样受损，交感神经链及神经节也可受累，不同病例受损神经不同可能是 GBS 症状及电生理类型多样性的原因。前角细胞或脑神经运动核可见不同程度肿胀、染色质溶解，程度取决于轴索损伤部位和程度，如轴索变性靠近神经细胞可引起细胞死亡，后角细胞病变较前角细胞轻，严重轴索变性肌肉病理呈神经源性肌萎缩。免疫组化光镜偶可发现周围神经 IgM、IgG 及补体 C3 沉积，可证实 GBS 和 EAN 急性期巨噬细胞及胶质细胞 HLA 和黏附分子表达。电镜可见血管周围巨噬细胞"撕开"髓鞘和吞饮髓鞘过程，AIDP 轴索保持完整，髓鞘与轴索间无免疫细胞。

四、临床分型

（一）AIDP

AIDP 是 GBS 中最常见的类型，也称经典型 GBS，主要病变为多发神经根和周围神经节段性脱髓鞘。

1. 临床特点　如下所述。

（1）任何年龄、任何季节均可发病。

（2）前驱事件：常见有腹泻和上呼吸道感染，包括空肠弯曲菌、巨细胞病毒、肺炎支原体或其他病原菌感染，疫苗接种，手术，器官移植等。

（3）急性起病，病情多在 2 周左右达到高峰。

（4）弛缓性肢体肌肉无力是 AIDP 的核心症状。多数患者肌无力从双下肢向上肢发展，数日内逐渐加重，少数患者病初呈非对称性；肌张力可正常或降低，腱反射减低或消失，而且经常在肌力仍保留较好的情况下，腱反射已明显减低或消失，无病理反射。部分患者可有不同程度的脑神经的运动功能障碍，以面部或延髓部肌肉无力常见，且可能作为首发症状就诊；极少数患者有张口困难，伸舌不充分和力弱以及眼外肌麻痹。严重者可出现颈肌和呼吸肌无力，导致呼吸困难。部分患者有四肢远端感觉障碍，下肢疼痛或酸痛，神经干压痛和牵拉痛。部分患者有自主神经功能障碍。

2. 实验室检查　如下所述。

（1）脑脊液检查：①脑脊液蛋白细胞分离是 GBS 的特征之一，多数患者在发病几天内蛋白含量正常，2～4 周内脑脊液蛋白不同程度升高，但较少超过 1.0g/L；糖和氯化物正常；白细胞计数一般 $<10\times10^6$/L。②部分患者脑脊液出现寡克隆区带。③部分患者脑脊液抗神经节苷脂抗体阳性。

（2）血清学检查：①少数患者出现肌酸激酶（CK）轻度升高，肝功能轻度异常。②部分患者血清抗神经节苷脂抗体阳性。③部分患者血清可检测到抗空肠弯曲菌抗体，抗巨细胞病毒抗体等。

（3）部分患者粪便中可分离和培养出空肠弯曲菌。

（4）神经电生理：主要根据运动神经传导测定，提示周围神经存在脱髓鞘性病变，在非嵌压部位出现传导阻滞或异常波形离散对诊断脱髓鞘病变更有价值。通常选择一侧正中神经、尺神经、胫神经和腓总神经进行测定。神经电生理检测结果必须与临床相结合进行解释。电生理改变的程度与疾病严重程度相关，在病程的不同阶段电生理改变特点也会有所不同。神经电生理诊断标准：①运动神经传导：至少有2根运动神经存在下述参数中的至少1项异常：A. 远端潜伏期较正常值延长25%以上；B. 运动神经传导速度较正常值减慢20%以上；C. F波潜伏期较正常值延长20%以上和（或）出现率下降等；D. 运动神经部分传导阻滞：周围神经近端与远端比较，复合肌肉动作电位（compound muscle action potential，CMAP）负相波波幅下降20%以上，时限增宽<15%；E. 异常波形离散：周围神经近端与远端比较，CMAP负相波时限增宽15%以上。当CAMP负相波波幅不足正常值下限的20%时，检测传导阻滞的可靠性下降。②感觉神经传导：一般正常，但异常时不能排除诊断。③针电极肌电图：单纯脱髓鞘病变肌电图通常正常，如果继发轴索损害，在发病10d至2周后肌电图可出现异常自发电位。随着神经再生则出现运动单位电位时限增宽、高波幅、多相波增多及运动单位丢失。

（5）神经活体组织检查：不需要神经活体组织检查确定诊断。腓肠神经活体组织检查可见有髓纤维脱髓鞘现象，部分出现吞噬细胞浸润，小血管周围可有炎性细胞浸润。剥离单纤维可见节段性脱髓鞘。

3. 诊断标准　如下所述。

（1）常有前驱感染史，呈急性起病，进行性加重，多在2周左右达高峰。

（2）对称性肢体和延髓支配肌肉、面部肌肉无力，重症者可有呼吸肌无力，四肢腱反射减低或消失。

（3）可伴轻度感觉异常和自主神经功能障碍。

（4）脑脊液出现蛋白-细胞分离现象。

（5）电生理检查提示远端运动神经传导潜伏期延长、传导速度减慢、F波异常、传导阻滞、异常波形离散等。

（6）病程有自限性。

4. 鉴别诊断　如果出现以下表现，则一般不支持GBS的诊断：①显著、持久的不对称性肢体肌无力。②以膀胱国直肠功能障碍为首发症状或持久的膀胱和直肠功能障碍。③脑脊液单核细胞数超过50×10^6/L。④脑脊液出现分叶核白细胞。⑤存在明确的感觉平面。需要鉴别的疾病包括：脊髓炎、周期性麻痹、多发性肌炎、脊髓灰质炎、重症肌无力、急性横纹肌溶解症、白喉神经病、莱姆病、卟啉病周围神经病、癔症性瘫痪以及中毒性周围神经病，如重金属、药物、肉毒毒素中毒等。

（二）AMAN

AMAN以广泛的运动脑神经纤维和脊神经前根及运动纤维轴索病变为主。

1. 临床特点　如下所述。

（1）可发生在任何年龄，儿童更常见，男女患病率相似，国内患者在夏秋发病较多。

（2）前驱事件：多有腹泻和上呼吸道感染等，以空肠弯曲菌感染多见。

（3）急性起病，平均6~12d达到高峰，少数患者在24~48h内即可达到高峰。

（4）对称性肢体无力，部分患者有脑神经运动功能受损，重症者可出现呼吸肌无力。腱反射减低或消失与肌力减退程度较一致。无明显感觉异常，无或仅有轻微自主神经功能障碍。

2. 实验室检查　如下所述。

（1）脑脊液检查：同AIDP。

（2）血清免疫学检查：部分患者血清中可检测到抗神经节苷酯GM1、GD1a抗体，部分患者血清空肠弯曲菌抗体阳性。

（3）电生理检查：电生理检查内容与AIDP相同，诊断标准如下：①运动神经传导：A. 远端刺激时CAMP波幅较正常值下限下降20%以上，严重时引不出CMAP波形，2~4周后重复测定CAMP波幅无改善。B. 除嵌压性周围神经病常见受累部位的异常外，所有测定神经均不符合AIDP标准中脱髓鞘的电生理改变（至少测定3条神经）。②感觉神经传导测定：通常正常。③针电极肌电图：早期即可见运动单位募集减少，发病1～2周后，肌电图可见大量异常自发电位，此后随神经再生则出现运动单位电位的时限增宽、波幅增高、多相波增多。

3. 诊断标准　参考AIDP诊断标准，突出特点是神经电生理检查提示近乎纯运动神经受累，并以运动神经轴索损害明显。

（三）AMSAN

AMSAN以广泛神经根和周围神经的运动与感觉纤维的轴索变性为主。

1. 临床特点　如下所述。

（1）急性起病，平均在6～12d达到高峰，少数患者在24～48h内达到高峰。

（2）对称性肢体无力，多有脑神经运动功能受累，重症者可有呼吸肌无力，呼吸衰竭。患者同时有感觉障碍，甚至部分出现感觉性共济失调。常有自主衰竭功能障碍。

2. 实验室检查　如下所述。

（1）脑脊液检查：同AIDP。

（2）血清免疫学检查：部分患者血清中可检测到抗神经节苷脂抗体。

（3）电生理检查：除感觉衰竭传导测定可见感觉神经动作电位波幅下降或无法引出波形外，其他同AMAN。

（4）腓肠神经活体组织检查：腓肠神经活体组织病理检查不作为确诊的必要条件，检查可见轴索变性和神经纤维丢失。

3. 诊断标准　参照AIDP诊断标准，突出特点是神经电生理检查提示感觉和运动神经轴索损害明显。

（四）MFS

与经典GBS不同，以眼肌麻痹、共济失调和腱反射消失为主要临床特点。

1. 临床特点　如下所述。

（1）任何年龄和季节均可发病。

（2）前驱症状：可有腹泻和呼吸道感染等，以空肠弯曲菌感染常见。

（3）急性起病，病情在数天至数周内达到高峰。

（4）多以复视起病，也可以肌痛、四肢麻木、眩晕和共济失调起病。相继出现对称或不对称性眼外肌麻痹，部分患者有眼睑下垂，少数出现瞳孔散大，但瞳孔对光反应多数正常。可有躯干或肢体共济失调，腱反射减低或消失，肌力正常或轻度减退，部分有延髓部肌肉和面部肌肉无力，四肢远端和面部麻木和感觉减退，膀胱功能障碍。

2. 实验室检查　如下所述。

（1）脑脊液检查：同AIDP。

（2）血清免疫学检查：部分患者血清中可检测到空肠弯曲菌抗体。大多数MFS患者血清GQ1b抗体阳性。

（3）神经电生理检查：感觉神经传导测定可见动作电位波幅下降，传导速度减慢；脑神经受累者可出现面神经CMAP波幅下降；瞬目反射可见R1、R2潜伏期延长或波形消失。运动神经传导和肌电图一般无异常。电生理检查非诊断MFS的必需条件。

3. 诊断标准　如下所述。

（1）急性起病，病情在数天内或数周内达到高峰。

（2）临床上以眼外肌瘫痪、共济失调和腱反射减低为主要症状，肢体肌力正常或轻度减退。

（3）脑脊液出现蛋白－细胞分离。

（4）病程呈自限性。

4. 鉴别诊断　需要鉴别的疾病包括与GQ1b抗体相关的Bickerstaff脑干脑炎、急性眼外肌麻痹、脑干梗死、脑干出血、视神经脊髓炎、多发性硬化、重症肌无力等。

（五）急性泛自主神经受累为主

较少见，以自主神经受累为主。

1. 临床特点　如下所述。

（1）前驱事件：患者多有上呼吸道感染及消化道症状。

（2）急性发病，快速进展，多在1～2周内达高峰，少数呈亚急性发病。

（3）临床表现：视物模糊，畏光，瞳孔散大，对光反应减弱或消失，头晕，体位性低血压，恶心呕吐，腹泻，腹胀，重症者可有肠麻痹、便秘、尿潴留、阳痿、热不耐受、出汗少、眼干和口干等。自主神经功能检查可发现多种功能异常。

（4）肌力正常，部分患者有远端感觉减退和腱反射消失。

2. 实验室检查　如下所述。

（1）脑脊液出现蛋白－细胞分离。

（2）电生理检查：神经传导和针电极肌电图一般正常。皮肤交感反应、R－R变异率等自主神经检查可见异常。电生理检查不是诊断的必需条件。

3. 诊断标准　如下所述。

（1）急性发病，快速进展，多在2周左右达高峰。

（2）广泛的交感神经和副交感神经功能障碍，不伴或伴有轻微肢体无力和感觉异常。

（3）可出现脑脊液蛋白－细胞分离现象。

（4）病程呈自限性。

（5）排除其他病因。

4. 鉴别诊断　其他病因导致的自主神经病，如中毒、药物相关、血卟啉病、糖尿病、急性感觉神经元神经病、交感神经干炎等。

（六）ASN

少见，以感觉少见受累为主。

1. 临床特点　如下所述。

（1）急性起病，在数天至数周内达到高峰。

（2）广泛对称性四肢疼痛和麻木，感觉性共济失调，明显的四肢和躯干深、浅感觉障碍。绝大多数患者腱反射减低或消失。

（3）自主少见受累轻，肌力正常或有轻度无力。

（4）病程为自限性。

2. 实验室检查　如下所述。

（1）脑脊液出现蛋白－细胞分离。

（2）电生理检查：感觉神经传导可见传导速度轻度减慢，感觉神经动作电位波幅明显下降或消失。运动神经传导测定可有脱髓鞘的表现。针电极肌电图通常正常。

3. 诊断标准　如下所述。

（1）急性起病，快速进展，多在2周左右达高峰。

（2）对称性肢体感觉异常。

（3）可有脑脊液蛋白－细胞分离现象。

（4）神经电生理检查提示感觉神经损害。

（5）病程有自限性。

（6）排除其他病因。

4. 鉴别诊断　其他导致急性感觉神经病的病因，如糖尿病痛性神经病，中毒性神经病，急性感觉自主神经元神经病，干燥综合征合并神经病，副肿瘤综合征等。

五、治疗

（一）一般治疗

1. 心电监护　有明显的自主神经功能障碍者，应给予心电监护；如果出现体位性低血压、高血压、心动过速、心动过缓、严重心脏传导阻滞、窦性停搏时，须及时采取相应措施处理。

2. 呼吸道管理　有呼吸困难和延髓支配肌肉麻痹的患者应注意保持呼吸道通畅，尤其注意加强吸痰及防止误吸。对病情进展快，伴有呼吸肌受累者，应该严密观察病情，若有明显呼吸困难，肺活量明显降低，血氧分压明显降低时，应尽早进行气管插管或气管切开，机械辅助通气。

3. 营养支持　延髓支配肌肉麻痹者有吞咽困难和饮水呛咳，需给予鼻饲营养，以保证每日足够热量、维生素，防止电解质紊乱。合并有消化道出血或胃肠麻痹者，则给予静脉营养支持。

4. 其他对症处理　患者如出现尿潴留，则留置尿管以帮助排尿；对有神经性疼痛的患者，适当应用药物缓解疼痛；如出现肺部感染、泌尿系感染、褥疮、下肢深静脉血栓形成，注意给予相应的积极处理，以防止病情加重。因语言交流困难和肢体无力严重而出现抑郁时，应给予心理治疗，必要时给予抗抑郁药物治疗。

（二）免疫治疗

1. IVIg　推荐有条件者尽早应用。方法：人血免疫球蛋白，400mg/（kg·d），1次/天，静脉滴注，连续3～5d。

2. PE　推荐有条件者尽早应用。方法：每次血浆交换量为30～50mL/kg，在1～2周内进行3～5次。PE的禁忌证主要是严重感染、心律失常、心功能不全、凝血系列疾病等；其副作用为血流动力学改变可能造成血压变化、心律失常，使用中心导管引发气胸和出血以及可能合并败血症。

3. 糖皮质激素　国外的多项临床试验结果均显示单独应用糖皮质激素治疗GBS五明确疗效，糖皮质激素和IVIg联合治疗与单独应用IVIg治疗的效果也无显著差异。因此，国外的GBS指南均不推荐应用糖皮质激素治疗GBS。但在我国，由于经济条件或医疗条件限制，有些患者无法接受IVIg或PE治疗，目前许多医院仍在应用糖皮质激素治疗GBS，尤其在早期或重症患者中使用。对于糖皮质激素治疗GBS的疗效以及对不同类型GBS的疗效还有待于进一步探讨。

一般不推荐PE和IVIg联合应用。少数患者在1个疗程的PE或IVIg治疗后，病情仍然无好转或仍在进展，或恢复过程中再次加重者，可以延长治疗时间或增加1个疗程。

各种类型的GBS均可以用PE或IVIg治疗，并且有临床有效的报道，但因发病率低，且疾病本身有自愈性倾向，MFS、泛自主神经功能不全和急性感觉型GBS的疗效尚缺少足够的双盲对照的循证医学证据。

（三）神经营养

始终应用B族维生素治疗，包括维生素B_1、维生素B_{12}（氰钴胺、甲钴胺）、维生素B_6等。

（四）康复治疗

病情稳定后，早期进行正规的神经功能康复锻炼，以预防失用性肌萎缩和关节挛缩。

六、预后

病情一般在2周左右达到高峰，继而持续数天至数周后开始恢复，少数患者在病情恢复过程中出现波动。多数患者神经功能在数周至数月内基本恢复，少数遗留持久的神经功能障碍。GBS病死率为3%，主要死于呼吸衰竭、感染、低血压、严重心律失常等并发症。

（曹志勇）

参考文献

[1] 王伟，卜碧涛，朱遂强．临床医师诊疗丛书：神经内科疾病诊疗指南（第3版）．北京：科学出版社，2016.

[2] 刘鸣，谢鹏．神经内科学．北京：人民卫生出版社，2014.

[3] 贾亭街．缺血性心脑血管病的防治．兰州：兰州大学出版社，2014.

[4] 王拥军．神经内科学高级教程．北京：人民军医出版社，2014.

[5] 王增武，等．脑血管病临床检查与治疗．北京：世界图书出版公司，2014.

[6] 陈灏珠，林果为，王吉耀．实用内科学．北京：人民卫生出版社，2014.

[7] 尹涛．脑血管病．北京：中国医药科技出版社，2016.

[8] 吴江，贾建平．神经病学．北京：人民卫生出版社，2016.

[9] 周继如．实用临床神经病学．北京：科学出版社，2015.

[10] 张润宁．常见脑血管疾病临床诊治．石家庄：河北科学技术出版社，2013.

[11] 田新英．脑血管疾病．北京：军事医学科学出版社，2015.

[12] 张云云．神经定位诊断学．北京：人民卫生出版社，2012.

[13] 樊新生．实用内科学．北京：科学出版社，2015.

[14] 孙斌．脑血管病基础与临床．北京：金盾出版社，2014.

[15] 董为伟．神经系统与全身性疾病．北京：科学出版社，2015.

[16] 德斯兰．神经病学．北京：北京大学医学出版社，2014.

[17] 坎贝尔．Dejong神经系统检查．北京：科学出版社，2014.

[18] 王吉耀．内科学（第2版）．北京：人民卫生出版社，2012.

[19] 蒲传强，崔丽英，霍勇．脑卒中内科治疗．北京：人民卫生出版社，2016.

[20] 杨卉．神经内科进修医生的带教体会．中医药管理杂志，2016（11）：139－140.